骨盤と仙腸関節の機能解剖

著：John Gibbons
監訳：赤坂清和

医道の日本社
Ido･No･Nippon･Sha

Copyright © 2017 John Gibbons.

All right reserved. No portion of this book, except for brief review, may be reproduced, stored in a retrieval system, or transmitted in any form or by any means–electronic, mechanical, photocopying, recording, or otherwise–without the written permission of the publisher. For information, contact Lotus Publishing or North Atlantic Books.

First publishing in 2017 by
Lotus Publishing
Apple Tree Cottage, Inlands Road, Nutbourne, Chichester, PO18 8RJ and
North Atlantic Books
Berkeley, California

Drawing   Amanda Williams
Photograph   Ian Taylor

Japanese translation rights arranged with North Atlantic Books / Lotus Publishing through Japan UNI Agency, Inc., Tokyo
Japanese edition copyright ©IDO-NO-NIPPON-SHA,Inc., 2019
All right reserved.

監訳者のことば

　外来患者のうち、腰椎骨盤帯に痛みを訴える患者は大きな割合を占めている。そして、世界中の多くの臨床家がこの問題に対峙し、腰椎や骨盤帯、特に仙腸関節に関連すると考えられる症状を改善するための臨床活動を行っている。

　そのようななかで、英国オックスフォードのJohn Gibbonsはバイオメカニクスや運動学などの科学的な論文や解剖学、オステオパシーなどの知識を駆使して患者の治療成果を上げている。そして、英国内外で腰椎骨盤帯、仙腸関節に対するクリニカルリーズニングを応用させた評価と治療方法の研修会を展開し、その研修会の好評については日本でも聞かれるようになってきている。

　彼が『強める！殿筋』に続いて本書を執筆したことは、読者に骨盤帯に対する治療における本書の役割の重要性を理解してほしいと感じているからにほかならない。

　本書は、仙腸関節の解剖学、運動学、安定性に影響を及ぼすマッスルインバランスと筋膜スリング、歩行と仙腸関節の運動、脚長差に対する運動連鎖など、多くの観点から総合的に骨盤帯における理解を深めることができる書籍に仕上がっている。そして、それらの知識を基盤とした骨盤帯の評価と治療についてまとめ上げられている。多くの臨床家が本書を読むことにより骨盤帯の治療効果について恩恵を得ることができるはずである。

埼玉医科大学大学院
赤坂清和

息子であるThomas Rhys Gibbonsに、

私のすべての愛と彼の幸福、成功、

そしてすばらしい人生への願いを込めて、本書を捧げる。

CONTENTS

監訳者のことば 003

まえがき 006

謝辞 008

訳者一覧 009

第1章 骨盤および仙腸関節の解剖学 011

第2章 骨盤および仙腸関節の動き 021

第3章 仙腸関節の安定性、マッスルインバランスと筋膜スリング 033

第4章 歩行・歩行周期と骨盤との関係 073

第5章 脚長差と関連する骨盤と運動連鎖 081

第6章 脊柱における力学の法則 097

第7章 マッスルエナジーテクニックと骨盤との関係 121

第8章 股関節、および股関節と骨盤の関係 157

第9章 殿筋群と骨盤の関係 171

第10章 腰椎、および腰椎と骨盤の関係 191

第11章 仙腸関節スクリーニング 199

第12章 骨盤の評価 205

第13章 骨盤の治療 249

付録1 機能異常検査表 277

付録2 アウターコア安定化エクササイズシート 283

参考文献一覧 287

索引 292

まえがき

　私は、自分自身の処女作である『Muscle Energy Technique:A Practical Guide for Physical Therapist』(Lotus Publishing刊)の最終章の文章を校正していて、気がついた。短縮した拮抗筋によって潜在的に筋力低下となり、治療を必要とする筋が身体にはたくさんあることに。私はその本のなかで、特に股関節屈筋の短縮による拮抗筋である殿筋の筋力低下や抑制について書いた。この本の最終章をまとめることにより、私は殿筋に関する新しい本を執筆し完成させることを決心した。

　その後、殿筋についての本を書いている間、ほとんどの章のなかで「殿筋は骨盤帯と仙腸関節とに多くの関連を持つ」ことを発見した。私はきっと、骨盤帯と仙腸関節に関する本も執筆するだろうという不思議な観念を持った。

　私にとって4冊目となる本書の初期の考えは、頭のなかで回り続けた。そのため本書の構想には数カ月間の検討を要し、執筆し始めたのは2014年7月であった。私が先に出版した『The Vital Glutes: Connecting the Gait Cycle to Pain and Dysfunction』(North Atlantic Books刊。邦訳は『強める！殿筋』〔医道の日本社刊〕)に費やした時間と努力があまりにも大きなものであったので、当初は執筆を続けられるかどうか確信はなかった。しかしながら、7月のある週に大殿筋に関する本の印刷が始まったことが、本書の執筆を後押ししてくれた。その結果、私は新しい本を──身体のなかで最も無視された部分である骨盤帯、そして特に仙腸関節について執筆することに集中できるようになった。

　私はこれまで数年間にわたって骨盤帯と腰部の領域についての講習会の講師を務めてきたが、仙腸関節に関する書籍を常々執筆したいと考えていた。その講習会資料は、情報が増加していったため、年々厚くなっていった。そして今こそ、この局所的で魅力的な身体部位に対する執筆を継続する最適の時期であるのではないかと考えていた。

　私は、身体の潜在的な参考基準となり得る仙腸関節について好んで考えてきた。本書を執筆したもう一つの理由は、大学で理学療法を学んでいた私の友人の一人によってもたらされた。大学に入学したばかりのとき、股関節についての講義が行われ、次の学期では腰椎についての講義となることが発表された。その友人は股関節と腰椎の間にある骨盤と仙腸関節が気にかかり、「その間の部分についての講義はどうなるのですか」と質問した。これに対して講師はこう答えたという。「股関節と腰椎の間は動かないから、その部分は気にしなくて良い」と。

　ここ数年間で我々の知識は新しくなり、骨盤帯を形成する魅力にあふれた関節は実際にいくらか運動することが分かっている。私の講習会に参加した受講者、クリニックに訪れた患者やアスリートは、私がオステオパスの資格を持っていることを知っている。こうした人々は、すべてのオステオパスが腰椎とともに骨盤帯や仙腸関節に対して長年学習していると考えていると思う。多くの患者が腰背部、頚部、骨盤帯に痛みがあるために、オステオパスやカイロプラクターのいるクリニックで診療を受けている。私は長年多くのオス

テオパスやカイロプラクターを教えてきたが、皆、異なる養成方法によって育成されていることに気づかされてきた。それは特に骨盤帯の中心となる知識と理解について問うときに明らかとなるのだが、このことには彼らの養成校による影響があるのではないかと考えてきた。

特に私がオステオパスに言及する理由は、彼らが知識に関連して感受する方法について、ショックを受けるとともに失望しているからである。

オックスフォード大学で4日間の上級研修会を開催したときのことが思い起こされる。このコースは、骨盤帯と仙腸関節の領域に特化した治療に関する研修会だった。多くのスポーツ療法士や理学療法士とともに、資格を取得したばかりの4名のオステオパスが参加していた。4日間の研修会が進むうちに、彼ら全員は個別ではあったが、私が提示して見せた骨盤帯、仙腸関節、股関節、そして腰椎に対する評価と治療について全く学んだことがなく、彼らの5年間の集中した養成課程でも教育されていないことが分かった。4名のオステオパスは2カ所の異なる養成校の出身であったにもかかわらず、私が提示した基礎的な触診、評価、そして治療方法について4名ともが全く学んでいなかったことは私を驚かせただけではなく、失望させた。

しかしながら、研修会の最後には、彼らオステオパスと同様に参加していた治療家たちが、自らのクリニックで遭遇する特異的な腰痛や骨盤痛を呈するアスリートや患者を評価し治療する方法をかなり理解できた。このことに私は大変満足し、喜んだ。

願わくば本書が、あなたが治療しているアスリートや患者たちに関して自問している問題点について、すべてではないかもしれないが、そのいくつかについて解答を与え、もしくは骨盤帯と仙腸関節に関する自分自身の研究の間により理解が深まる手助けができることを期待するものである。それとも、あなたは治療家ではなく、腰部や骨盤帯に痛みがある誰かかもしれないが、どうしてそのような痛みがあるのかについて、あるいは、より重要と考えられるのは、そのような痛みについて自分自身でどのように対応できるかについて、理解を深めることであると考えている。

どちらにせよ、あなたが本書を読むことにより、あなたにとって必要なことを発見し得ることを、私は切に希望している。

謝　辞

まず感謝したいのは、Lotus Publishingの Jon Hutchingsである。

彼は、私が執筆したいという夢を継続させるための自信を与えてくれた。彼の存在なしでは、本書を含めた私のこれまでの本を執筆することは困難であり、したがって出版されることもなかったであろう。

Jon、これらの本を一緒に完成させるために私に与えてくれた信頼に、今一度感謝申し上げたい。

さらに、本書のために多くの時間を費やして、写真を撮影し、そして編集してくれたIan Taylorに感謝している。さらに編集者である Steve Brierley、彼の忍耐と本書への奉仕は多大のものがあった。

私は徒手療法のこの分野における4名の特別な先駆者である、Andry Vleeming、Diane Lee、Philip Greenman、そしてWolf Schamberger に対して感謝している。これらの模範となる人物による献身と参加なしには、本書は執筆することはできなかった。私は彼らにとても感謝している。

筋骨格理学療法士であり、私のオステオパシーの初期のトレーニングを担当してくださった Gordon Bosworthに特に感謝している。彼に関しては前書でも謝辞を書かせていただいたが、私の骨盤帯と仙腸関節に対する評価と治療はすべてGordonによる知識と技術を受け継いだものであり、今回もここに含めるべきであると考えるからである。この魅惑的ではあるが複雑な領域に対して、私が学習し理解を深めることを導いてくれたことに心より感謝している。

私は彼のことを最も偉大な理学療法士の一人であると考えている。たとえ最も偉大でなかったとしても、間違いなく私が出会ったなかでは最も尊敬に値する理学療法士である。そのときから、そして現在でも彼は私に刺激を与え続けてくれている。現在の私があるのは、彼が指導してくれたお陰であると考えている。

本書の制作において得られた刺激と道徳的な支援により、私の姉のAmanda Williams とその夫のPhilip Williamsそして、彼らの子供たちであるJamesとVictoria、そして私の母のMargaret Gibbonsに感謝しなければならない。

私の息子で執筆時には14歳であり、本書を捧げるべきThomas Rhys Gibbonsにも感謝している。彼こそ私の人生であり、私が達成した成功を見てほしいと希望し、同様に彼からも（執筆者としてとは限らないが）刺激を受けたいと考えている。

これら愛されるべき人々に対して、短いながらも敬意を述べられることに感謝している。

たった一つ残念に思うのは、過去の人となってしまった私の父、John Andrew Gibbons のことである。しかしながら、彼は今も笑顔で私たちを見守ってくれていると信じている。

最後に、私の人生のなかで（家族以外では）最も長く一緒にいる彼女にお礼を述べたい。ありのままに言えば、私の人生にとって最も重要な人物だろう。

それは、私のフィアンセであるDenise Thomasだ。本書を執筆している今に至るまで7年間一緒にいて、とても素敵な時間を過

ごしている。本書の写真のモデルを務めてく
れて感謝しているし、そして、彼女のサポー
トすべてに感謝している。

John Gibbons

訳者一覧

監訳・第13章	赤坂清和	（埼玉医科大学大学院理学療法学教授）
第1章	姉帯沙織	（埼玉医科大学保健医療学部理学療法学科非常勤講師）
第2章	姉帯飛高	（順天堂大学医学部解剖学・生体構造科学講座）
第3章	乙戸崇寛	（埼玉医科大学大学院理学療法学准教授）
第4章	永井秀幸	（埼玉医療福祉専門学校）
第5章	澤田　豊	（埼玉医科大学保健医療学部理学療法学科講師）
第6章	長谷部悠葵	（埼玉医科大学総合医療センターリハビリテーション科）
第7章	服部　寛	（埼玉医科大学かわごえクリニックリハビリテーション科）
第8章	大久保雄	（埼玉医科大学保健医療学部理学療法学科講師）
第9章	溝口靖亮	（埼玉医科大学病院リハビリテーション科）
第10章	雨宮克也	（埼玉医科大学かわごえクリニックリハビリテーション科）
第11章	戸塚裕亮	（赤心堂病院リハビリテーション科）
第12章	田村暁大	（国際医療福祉大学成田保健医療学部理学療法学科）

Chapter 1 Anatomy of the Pelvis and the Sacroiliac Joint

第1章 骨盤および仙腸関節の解剖学

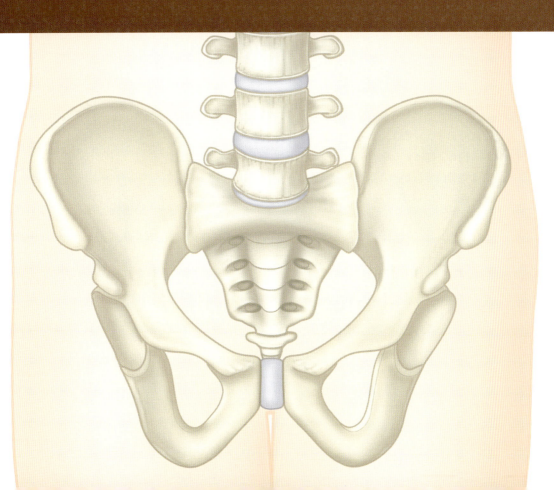

骨盤帯は、仙骨、尾骨、寛骨（腸骨、坐骨、恥骨の3つから成る）より構成される。成人の骨盤は、図1.1に示される4つの関節、すなわち左右の仙腸関節、仙尾連結、恥骨結合より構成される。

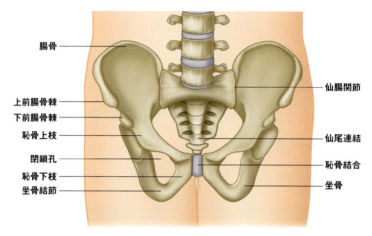

図1.1 骨盤帯は4つの関節を形成する

生まれたときには腸骨、坐骨、恥骨は硝子軟骨により分けられているが、思春期の終わり頃までにこれらの骨は自然と癒合し、年齢が20〜25歳になる頃までには完全に骨化する。

これらの3つの骨は、骨癒合が始まると総体的に寛骨と呼ばれるようになる。寛骨の外側部は寛骨臼であり、大腿骨頭とともに腸骨大腿関節、すなわち股関節を形成する（図1.2）。

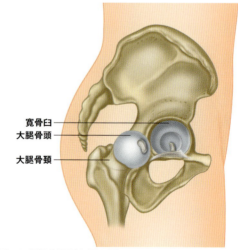

図1.2 腸骨大腿関節（股関節）

寛骨

腸骨

腸骨は扇型をしており、寛骨の3つの骨のうち最も大きく、上部に位置し、寛骨臼と呼ばれる股関節の深いカップのようなソケットの約2/5に当たる部分を形成している。

腸骨は仙骨とともに仙腸関節を形成する。このL字型の関節は腸骨の後上方部に位置し、前額面上で垂直な短腕と矢状面上で水平な長腕から構成される（図1.3）。

殿部に片方の手を置くと、腸骨の上方に曲線の稜線を感じることができる。ここが、腸骨稜として知られる部分である。

腸骨稜から、腸骨の前下方に指を動かすと、上前腸骨棘と呼ばれる骨の突起を感じることができる。この領域は縫工筋などの軟部組織が付着している。

上前腸骨棘からわずかに下方へいくと、下前腸骨棘と呼ばれる、別の骨指標に触れることができる。ここには大腿直筋の一部が付着する。

腸骨の曲線の後方を下方に触診していくと、上後腸骨棘の骨の隆起を感じることができる。こちらも軟部組織が付着する部分である。

上前腸骨棘と上後腸骨棘の2つの骨隆起は、骨盤帯の位置を評価する際に、触診のランドマークとして一般に用いられる（図1.4）。

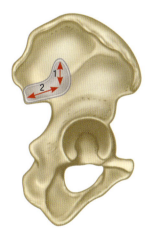

図1.3 腸骨のL字型の関節面における短腕（1：垂直方向）と長腕（2：水平方向）

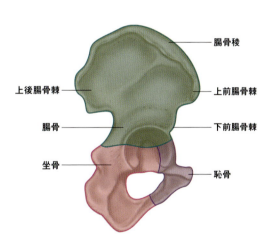

図1.4 腸骨稜の解剖学的ランドマーク：上前腸骨棘、下前腸骨棘、上後腸骨棘

坐骨

坐骨は、腸骨よりも狭く、腸骨の下で恥骨の後ろに位置している。

坐骨には、図1.5に示すように、坐骨結節と呼ばれる、容易に触診可能なランドマークがある。そこは、ハムストリングスが付着する部分である。

坐位時に体重を支持するのは、尾骨に加えて坐骨結節の部分である。坐骨は、寛骨を形成する3つの骨のなかで最も強く、寛骨臼（ヒップソケット）の約2/5を構成する。

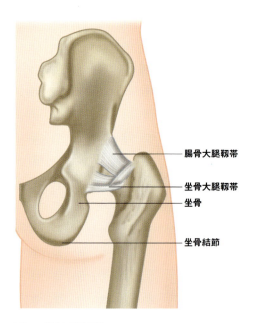

図1.5 坐骨と坐骨結節

恥 骨

恥骨は、3つの骨のなかで最も小さく前方にあり、寛骨臼の約1/5を構成する。

恥骨の体部は、広く、強く、平坦である。そして、反対側の恥骨とともに、恥骨結合を構成する。

この関節は、線維軟骨結合（半関節）に分類され、広範囲の線維軟骨によって中央で連結されている（図1.6）。

恥骨の上方には、恥骨結節と呼ばれる骨突起がある。この構造物は、鼡径靱帯の付着部となり、骨盤帯の位置を評価する際の触診ランドマークとして用いられる。

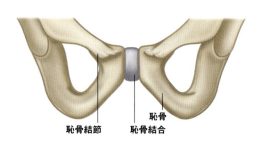

図1.6 恥骨と恥骨結節、および恥骨結合

仙 骨

仙骨は、腰椎の基部に位置する大きな三角形の骨であり、骨盤腔の後部を構成する。仙骨は、出生時は5つの個々の骨だが16〜18歳の間に癒合し始め、34歳に達するまでに一つの骨として完全に癒合すると考えられている。

個体間の仙骨の形状の差異ならびに左右の構造的差異については、詳細に報告されている。仙骨と腸骨の連結は、仙腸関節を構成する。

仙骨の上方は、仙骨底と呼ばれ、本来のS1から構成される。仙骨底は前方へ傾斜し、凹面を形成する。仙骨の反対側は仙骨尖と呼ばれ、S5から構成される（図1.7）。自然状態での仙骨の前傾角度は、一般に40〜44度傾斜していると考えられている（図1.8）。この角度には諸説あるが、おおむね30〜50度の間とされている。

さらに、ニューテーション（後述する「うな

ずき」の動き。p.22）と呼ばれる特有の動きは、座位からの起立において6〜8度関与すると考えられている。座位時の初期屈曲から立位時の伸展（腰椎前弯）といった、腰椎の前弯変化により、座位から立位への動作を行うにつれて仙骨の前傾角度は増加する。

仙骨は別の見方をすれば腰椎の延長と考えることができ、両側の仙腸関節は一般に非定型椎間関節と呼ぶものと類似している。仙骨は一つの椎骨であり、左右の仙腸関節を椎間関節として考えることができる。上部の関節面は腸骨、下部の関節面は仙骨の構成要素である（p.17の図1.11）。

尾骨

尾骨は、脊柱の延長および終点である。これらは、3〜5つ（通常は4つ）の脊椎分節で、尾椎と呼ばれる。多くの教科書では、これらは癒合していると述べられているが、実際は別個になっているという報告もある（図1.9）。

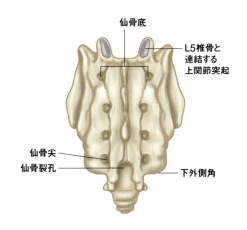

図1.7 仙骨の解剖学的ランドマーク（後面）

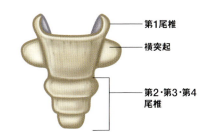

図1.9 尾骨と個々の分節

S1からS3の間に位置する仙骨の側面には、弓（翼）がある。この仙骨の耳のようなL字型の領域は腸骨との関節、すなわち仙腸関節を構成する。腸骨に関する先の文章にて、垂直な短腕と水平な長腕が互いにジグソーパズルのように自然に噛み合うことを述べている（図1.8）。

尾骨に直接付着する筋には多くのものがある。例えば、骨盤底筋群は尾骨の前面に付着し、大殿筋といくつかの靱帯は尾骨の後面に付着する。同様に、仙尾靱帯や仙棘靱帯、仙結節靱帯の一部の線維といった靱帯が尾骨に直接付着する。

また、尾骨は左右の座骨結節とともに三脚構造の一部を成し、座位における体重支持の役割を果たしている。

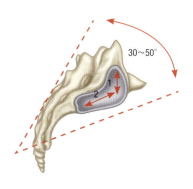

図1.8 仙骨の短腕（1：垂直）と長腕（2：水平）、および仙骨の前傾角度（側面）

恥骨結合

恥骨結合は、左右の恥骨を連結しており、非滑膜性線維軟骨性半関節に分類される。

成人では、この関節は0.08インチ（2mm）の動き（シフト）と1度の回転のみ可能であると考えられている。しかし、この値は、妊娠中や出産中の女性においては増加する。恥骨結合が可能な動きは、関節の形状や、内転筋群および腹部筋の筋活性の影響も受ける。

両側の恥骨の端部は、恥骨結合の中心に位置する線維軟骨と連結する硝子軟骨によって覆われている。関節は、強い上下の靱帯と、薄い後方の靱帯を持つ（図1.10）。

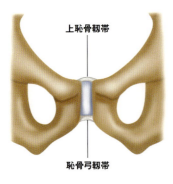

図1.10 恥骨結合と関連する靱帯

恥骨結合の構造は、脊柱の椎間円板と同様と考えることができる。中央の線維軟骨性の円板は、圧縮力に抗するだけでなく、衝撃吸収と受動的安定性に寄与する。この類似性のため、特に外傷的または反復的な剪断力を受ける恥骨炎では、恥骨結合の関節円板は変性と外傷の両方により脆弱となる。

恥骨結合は機能的に、張力、剪断力および圧縮力に抗するのを助け、妊娠の間、著しく広がる。

なお、出産中に恥骨が分離したという、ヒポクラテスの信念に挑戦した解剖学者アンドレアス・ヴェサリウスが、1543年にこの部分を関節として初めて認識した。

仙腸関節

腰痛と仙腸関節との関係は、ヒポクラテスの時代（紀元前460〜377年）にまで遡る。当時の医師たち（産科医）は、正常の仙腸関節は不動と考えていた。筆者は、骨盤帯の機能と役割、特に仙腸関節についての一般的コンセンサスが得られ、活用できるすべての情報により、過去数十年を経て大きく進歩したこの領域について語ることに大きな喜びを感じている。それでもやはり、時間が経つにつれていくつかの概念は進歩することが予測され、本書も将来的に更新する時期が訪れることだろう。

筆者は骨盤帯のコースを講義しており、特に仙腸関節については長年に渡りオックスフォード大学で講座を開催してきている。このことは、筆者がこれまで整骨医や理学療法士からカイロプラクティック、多くのスポーツセラピストなど、数千人の治療家と意見を交換してきたことを意味している。

正直に申し上げると、骨盤の領域は受講生（主に治療家）を悩ませる比較的難しいテーマであると、筆者は考えている。つまり、仙腸関節は多くの治療家にとって、「謎」に満ちていると認識されているのだ。そして、筆者が

自分自身のクライアントであるアスリートや患者に、仙腸関節について説明しようとするのはさらに難しいことなのである。

骨盤帯コースに参加している大多数の治療家は、彼らが日常で診療する仙腸関節機能異常を示していると考えられる患者やアスリートの症状について教えてくれる。過去には、仙腸関節に問題のある患者は、家庭医や治療家の同僚により直接紹介されていた。

Vleemingら（2007）は骨盤の可動性について、特に荷重位で客観的に評価することが難しく、自動運動と他動運動の際に仙腸関節で感じる運動を証明することは困難であると述べている。

上記の引用を念頭に置くと、人体において魅力的ではあるが、間違いなく複雑であるこの領域を講義で教えることが、思っているほど容易ではないということが想像できるだろう。

仙腸関節の解剖学

図1.11に示す仙腸関節は、仙骨と腸骨の間に位置し、関節包と滑液、関節軟骨そして滑膜を持つ、真の滑膜性関節である。

仙腸関節は独特で、腸骨側の関節軟骨は主に線維軟骨で構成されているが、仙骨側では硝子軟骨で構成されている。

この関節軟骨は、腸骨側よりも仙骨側の方が0.04〜0.12インチ（1〜3mm）厚くなっている。KampenとTillman（1998）は、成人では関節における仙骨表面の軟骨の厚さは0.16インチ（4mm）に達するが、腸骨表面では0.04〜0.08インチ（1〜2mm）を超えないと報告している。腸骨側における軟骨の厚さの不足は、仙腸関節硬化症の原因となる因子の一つである可能性がある。

仙腸関節は、腎臓に似た耳状のL字型の外観をしており、垂直な短腕と水平な長腕（前述）を有する。

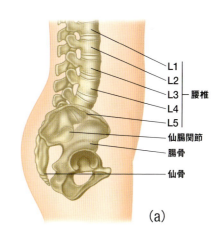

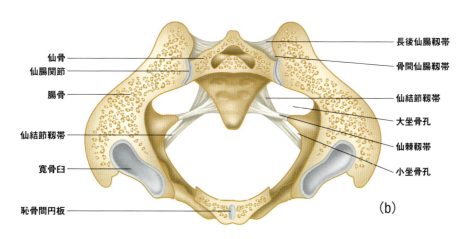

図1.11 仙腸関節の解剖学　a：側面　b：横断面

仙腸関節の形状に関しては個人差があることが、臨床的に証明されている。さらに、同一人物の仙腸関節のなかでも、左右の関節面の間には大きな構造的差異が存在する可能性がある。同一人物の仙腸関節、さらには上後腸骨棘でさえ、一般に外観は非対称であることについて明確な証拠もある。そして、それは疼痛や機能異常の症状を示していない（すなわち無症状）患者やアスリートの場合でもあり得る。

仙腸関節では、矢状面における屈曲と伸展（前屈と後屈）、前額面における側屈、水平面における回旋というように、身体の3つの面すべてにおいて運動することができる。仙腸関節は2～18度の間で動くことができると議論されているが、多くの臨床医によって提供されたより最近のエビデンスによれば、仙腸関節はおおよそ2～4度の回転と0.04～0.08インチ（1～2mm）の並進をする。いくつかの研究により、運動は可能であるが、ごくわずかであることが示されている。Egundら（1978）とSturessonら（1989, 2000a, 2000b）は、仙腸関節の動きは最大で約2～4度の回転と0.08インチ（2mm）の並進であることを発見した。

加齢の過程において、仙腸関節の特性は変化する。

新生児の仙腸関節の表面は一般に平坦だが、歩き始めてから思春期に進むにつれて、この表面には明確な隆起や溝が形成され、平坦な外観を失う。これらの隆起や溝は、実際にある程度互いに適合しており、仙腸関節の全体的な安定性を潜在的に助け、ある程度の運動を可能にしている。

DeStefano（2011）は『グリーンマンのマニュアル・メディスンの原理』というテキストのなかで、「老化過程において、仙骨と腸骨の向かい合う面の溝が増えることにより、可能な

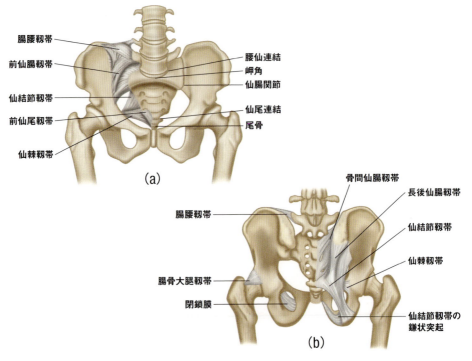

図1.12 仙腸関節の安定性にかかわる靱帯　a：前面　b：後面

運動が減少し、それとともに安定性が増加するように見える」と述べている。また、「腰痛の発生率が最も低い年齢（25 〜 45歳）は、仙腸関節において最大可動範囲が得られるときと同じ年齢であることが興味深い」とも述べている。

3つの主要な骨盤関節（2つの仙腸関節および恥骨結合）の関係ならびに股関節との関係により、これらの関節のいずれかに機能異常が生じた場合には、他の2、3の関節に直接的な影響を与える。

仙腸関節の靱帯

仙腸関節には非常に強い靱帯があるので関節は安定しているが、ごく稀に転位を起こすことがある。

仙腸関節の安定性は、一部は靱帯付着によりもたらされる。これらの特有の靱帯は、剪断力への抵抗力だけでなく、関節の完全性も与えている。仙骨と寛骨を直接結びつける靱帯には以下のものがある（図1.12）

- 仙結節靱帯
- 仙棘靱帯
- 骨間仙腸靱帯
- 長後仙腸靱帯

また、腸腰靱帯は仙腸関節だけでなく、腰椎の安定性にも寄与している。

仙結節靱帯

仙結節靱帯は、上後腸骨棘と後仙腸靱帯に付着している。その靱帯はさらに坐骨結節まで続いてこれに付着し、3部に分かれる。外側帯は上後腸骨棘から坐骨結節まで付着し、内側帯は尾骨から坐骨結節まで付着し、上方帯は上後腸骨棘と尾骨を結ぶ。

次の4つの筋は、仙結節靱帯に直接付着し、そして仙腸関節全体の安定に貢献する。

- 大腿二頭筋
- 大殿筋
- 多裂筋
- 梨状筋

Vleemingら（1989a）は、およそ50％の割合で仙結節靱帯の下限は、直接大腿二頭筋長頭の起始腱に連続していることを明らかにした。つまり、この筋は、仙結節靱帯を介して仙腸関節を安定させるために機能し得ることを示している。

仙結節靱帯の役割の一部は、ニューテーションとして知られる仙骨の前方へのうなずき運動に抗することである。この靱帯は、仙骨に対する寛骨の後方回旋も抑制している。もし何らかの理由で仙結節靱帯が（仙棘靱帯とともに）弛緩すると、緊張低下は寛骨の後方回旋をもたらし、仙骨のニューテーションの増大をも引き起こす。

仙棘靱帯

仙棘靱帯は、仙骨と尾骨の外側面から坐骨棘に付着している。その靱帯は、仙結節靱帯とともに薄い三角形状であり、大坐骨切痕を大坐骨孔へと変える。ある点では、その仙棘靱帯の機能は仙結節靱帯のそれと類似している。つまり仙骨に対する寛骨の後方回旋を防ぎ、寛骨に対する仙骨のニューテーション（前方運動）も制限する。

骨間仙腸靱帯

骨間仙腸靱帯は、仙骨の仙骨粗面と腸骨を水平に走って結ぶ、密で、短く厚い、強力なコラーゲン線維の集合から構成される。この靱帯は仙骨と腸骨の間の狭い奥深くにあり、

深層成分と表層成分がある。骨間仙腸靱帯の主な機能は、仙骨と腸骨を強力に結び合わせることで仙腸関節の離解、あるいは外転を防ぐことであり、同時にインターロッキング機構が安定するよう手助けする。

長後仙腸靱帯（後仙腸靱帯）

長後仙腸靱帯は、正中・外側仙骨稜から上後腸骨棘まで付着している。多裂筋や脊柱起立筋群と同様に、この靱帯と胸腰筋膜の連結もある。

長後仙腸靱帯は、寛骨の前方回旋と同様に、主に仙骨のカウンターニューテーション（後方ニューテーション）に抗する。したがって、この靱帯は、仙骨ニューテーションあるいは寛骨の後方回旋時に、自然に弛緩する。

仙骨のねじれが存在し、仙骨底が「後方」にある場合、この長後仙腸靱帯は常に緊張状態にあり、触察すると圧痛が見つけられることがある。

Lee（2004, P22）は、「皮膚で覆われた長後仙腸靱帯は、腰仙骨・骨盤帯機能異常の患者に頻繁に見られる疼痛部位である。腰椎と仙腸関節両方による痛みの性質を考慮すると、この長後仙腸靱帯の触察時の圧痛は必ずしもこの組織が原因だとは限らない」と述べている。

腸腰靱帯

腸腰靱帯はかなり強力な靱帯構造であり、L4とL5の横突起から腸骨の内唇にかけて付着する。

この靱帯は5部に分けられるが、全体として、骨盤において腰仙椎の安定に貢献する椎骨－骨盤間の3つの靱帯（前述の仙棘靱帯と仙結節靱帯とこの腸腰靱帯）のうちの一つである。本質的には骨盤と下位腰椎間の連結を安定させることにより、腰仙連結の動きを制限するのが、腸腰靱帯の主な機能である。

仙腸関節の機能

仙腸関節の主な役割は、上半身の重量を下肢へ移動することにある。体重は脊柱を通じて腰椎、仙骨、仙腸関節を渡って坐骨結節へ、そして股関節の寛骨臼へ移動する。この骨性の連結機構が、仙腸関節の体重支持関節としての役割を証明している（図1.13）。仙腸関節は歩行や起立、あるいは着座時に、反対方向へ力を移動することも可能であり、つまり反力は下肢を通じて寛骨と仙骨へ向かい、そして腰仙連結を通じて上方へ放散する。

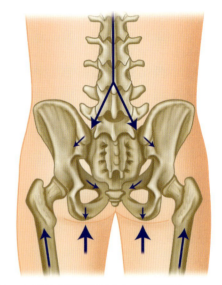

図1.13 骨盤と仙腸関節を介した体重移動出力

仙腸関節の第二の役割は、衝撃緩衝作用（主に踵接地時）と考えられる。腰椎と特に下位腰椎椎間板に強いられる、大きなストレスを軽減してくれる。私たちは従来、仙腸関節が病的変化を伴う場合、下位腰椎椎間板の病変や変性の増悪を示唆してきた。Lee and Vleeming（2007）は歩行機構について検討し、骨盤内の力を効果的に腰椎と下肢との間で伝達するために、仙腸関節は十分な順応性を備えていることを証明している。

第 2 章 骨盤および仙腸関節の運動

Chapter 2　Motion of the Pelvis and the Sacroiliac Joint

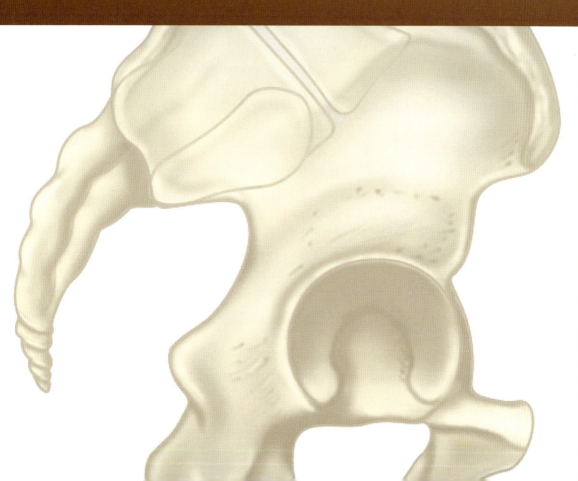

第2章 骨盤および仙腸関節の運動

　この領域の臨床家や研究者たちは、骨盤帯複合体で生じ得るおよそ14種類もの機能異常の存在を示唆してきた。これは、骨盤帯に存在する潜在的機能異常はそれだけ多く、論理的には同じくらい多くの正常運動が存在することを示唆するものである。

骨盤の運動

　基本的に、骨盤帯には3つの主要な運動がある。

- 寛骨上での仙骨の運動から成る仙腸運動
- 仙骨上での寛骨の運動から成る腸仙運動
- 対側の恥骨に対する一側恥骨の運動である恥骨結合運動

仙腸運動

　仙腸運動には、寛骨上での仙骨の運動であり、①前／前方運動、あるいはニューテーション（仙骨屈曲と考える）、②後／後方運動、あるいはカウンターニューテーション（仙骨伸展と考える）といった、2つの主要な運動様式がある。この仙骨の双方向性の運動は、体幹の前屈・後屈とともに生じるが、仙骨の片側性運動は、歩行初期および歩行周期などに、股関節と下肢の屈曲・伸展とともに生じる。

ニューテーション

　ニューテーションという言葉は「うなずき」を意味しており、仙骨底（仙骨の上面）は前下方に向き、同時に仙骨尖（仙骨の下部）および尾骨は寛骨に対して後上方へ動く（図2.1a）。

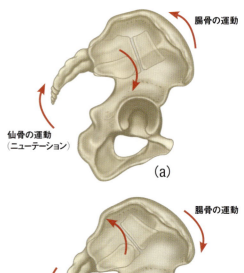

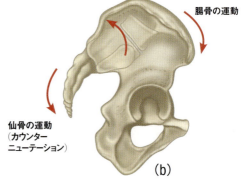

図2.1 a：仙骨のニューテーション　b：仙骨のカウンターニューテーション

　ニューテーション（前ニューテーションとも言う）中において、仙骨はL字型の関節面の短腕を下方へ、長腕に沿って後方に滑ると考えられている（図2.2）。

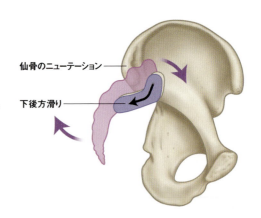

図2.2 仙骨ニューテーション。仙骨は短腕を下方へ、長腕を後方へ滑る

仙骨の楔型の形状は、関節面の稜や溝と同様に、ニューテーションを制限している。さらに、骨間仙腸靱帯や仙結節靱帯、仙棘靱帯は、ニューテーションの位置で緊張が高まると同時にこの動きを制限するが、この位置は最も安定した位置と考えられる。

　Vrahasら（1995）によると、ニューテーションは仙腸関節靱帯の大部分、そのなかでも広い骨間仙腸靱帯や後仙腸靱帯（長後仙腸靱帯を除く）を緊張させる代表的な運動であり、これは骨盤に生じる強い負荷を準備していると考えられている。

カウンターニューテーション

　カウンターニューテーションでは仙骨底は後上方へ移動し、同時に仙骨尖および尾骨は寛骨に対して前下方へ動く（図2.1〔b〕）。この運動（後方ニューテーションとも言う）が生じる間、仙骨はL字型の関節面の長腕に沿って前方へ、短腕を上方へ滑らせると考えられる（図2.3）。

　長後仙腸靱帯は、カウンターニューテーションのこの特有の運動を制限する。カウンターニューテーションでは、骨間仙腸靱帯と仙結節靱帯が弛緩するため、仙骨は不安定になると考えられる。

腸仙運動

　腸仙運動は、仙骨上における寛骨の運動である。両側の寛骨に生じる運動（前方・後方回旋）は、体幹の前屈・後屈とともに生じる。一方で、寛骨の片側の運動（前方・後方回旋）は、歩行周期など股関節と下肢の屈曲・伸展とともに生じる（仙骨の片側の運動と類似している）。

寛骨前方回旋運動

　股関節や下肢が伸展されると、寛骨はL字型の関節面の短腕を下方へ、長腕に沿って後方へ滑りながら、同時に前方へ回旋する（図2.4）。

　この寛骨の前方回旋運動は、仙骨のカウンターニューテーションと関連する。

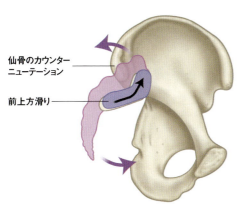

図2.3　仙骨のカウンターニューテーション。仙骨は長腕に沿って前方へ、短腕を上方へ滑る

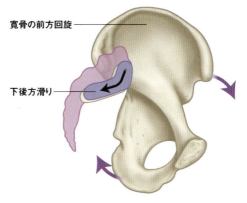

図2.4　寛骨の前方回旋。L字型の関節面が短腕を下方へ、長腕に沿って後方へ滑る

寛骨後方回旋運動

股関節と下肢が屈曲されると、寛骨はL字型の関節面の長腕に沿って前方へ、短腕を上方へ滑らせながら、同時に後方へ回旋する（図2.5）。

この寛骨の後方への動きは、仙骨のニューテーションを誘導する。

恥骨結合運動

前方では2つの腰骨が結合し、恥骨結合として知られる連結を形成する。正常歩行時、恥骨結合関節は2つの腰骨による運動のための回旋軸として機能する。

恥骨結合における運動は可能だが、通常は上下の強靱な靱帯により制限されている。この恥骨結合運動は主に歩行周期中で生じるが、片脚立位でバランスを保持しているときにも、この関節でも運動が起こる。

恥骨結合機能異常（Symphysis Pubis Dysfunction：SPD）は一般的に、上部の恥骨結合、あるいは下部の恥骨結合のどちらが固定されているか、その位置により分類される（図2.6）。

いくつかの調査では、数分間片脚立位を保っているときに、恥骨結合上部の運動（剪断）が生じることを示している。長時間にわたり片脚姿勢を続けていると、反復性のSPDが生じることがある。

SPDは一般的に妊娠と出産に関係があり、

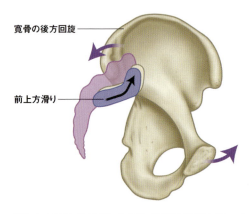

図2.5 寛骨の後方回旋。L字型の関節面が長腕に沿って前方へ、短腕を上方へ滑る

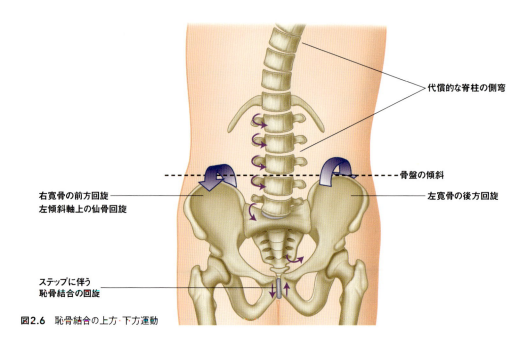

図2.6 恥骨結合の上方・下方運動

これは妊娠女性の5人に1人程度にさまざまな影響を与えると考えられ、そのうちの約5〜7％は出産後も痛みの症状が続いている。妊娠中と特に出産時は、骨盤内径を広げるために恥骨結合の運動性を高める必要があり、よって恥骨結合靱帯はこの結合が自然に離解できるように弛緩する。

仙腸運動と腸仙運動の組み合わせ

ここまで、ニューテーションとカウンターニューテーション中に生じる寛骨上での仙骨の運動（仙腸）と、寛骨がどのように仙骨上で回旋するか（腸仙）を確認してきた。次は、体幹の前屈・後屈中の仙腸関節、腸仙関節、腰椎椎間関節、股関節の運動についてまとめる。

骨盤帯、つまり2つの寛骨および仙骨が、股関節において一つのユニットとして回旋する場合、この運動は骨盤の前傾、あるいは後傾として知られている。

両側の運動――前屈

両側のニューテーションとカウンターニューテーションは、私たちが安定した二足姿勢で体幹を前後屈する際、仙骨が果たす自然な運動である。

体幹の前屈の初期においては、バランスを保つために重心をコントロールする目的で、骨盤帯は後方へシフトする。仙骨はニューテーションの位置にあり、全関節可動域を通してそこに留まる。左右の寛骨は大腿骨上を左右対称的に前方回旋し（骨盤前傾）、腰椎（L5）

が仙骨上で屈曲するにつれて、上後腸骨棘は頭側（上方）へ対称的に動いていく。体幹が前屈するにつれ、仙結節靱帯、大腿二頭筋、胸腰筋膜の緊張が高まるポイントに到達し、仙骨のニューテーションが終了する。この時点で寛骨は前方回旋を続けるが、たとえ仙骨がニューテーションの位置にあるように見えたとしても、体幹の最終屈曲位では、軟部組織（前述）、特にハムストリングスの緊張の増大により、仙骨は相対的カウンターニューテーションの位置にあると考えられる（図2.7）。

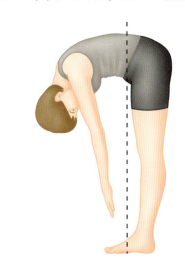

図2.7 体幹前屈時の両側性の運動

前屈位から立位に戻る過程では、仙骨は直立姿勢となるまでニューテーションの位置に留まる。そして、直立姿勢では仙骨は2つの寛骨によるサスペンションにより、わずかにカウンターニューテーションする（カウンターニューテーションについて言及しているが、仙骨はまだニューテーションの位置を保っていることに注意すること）。

両側の運動――後屈

後屈の初期において骨盤帯は前方へシフト

するが、同時に寛骨は大腿骨上で左右対称的に後方へ回旋（骨盤後傾）し、L5が仙骨上で伸展するまで胸腰椎の伸展が続く一方で、同時に上後腸骨棘が尾側方向（下方）へ回旋していくのを触診することができる（図2.8）。仙骨は後屈を通じてニューテーションの位置で留まり、この位置は仙腸関節の圧迫により最も安定すると考えられる。

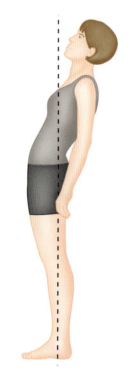

図2.8　体幹後屈時の両側性の運動

仙骨の片側（一側）の運動

歩行・歩行周期において仙骨は、体幹の前屈・後屈運動時の運動とは正反対の自然な運動が生じる。このとき、仙骨は両側性の運動ではなく、特異的な片側性（一側性）の運動様式となる。つまり、私たちがA地点からB地点まで歩行する場合、仙骨の片側（例えば左側）をニューテーション方向へ前方に運動させる必要があり、一方で同時期に対側（この場合、右側）はカウンターニューテーション（後ニューテーション）方向へ後方に運動させるのである。そして、このニューテーション・カウンターニューテーションが自然に仙骨の回旋運動を誘発すると、この運動はさらに複雑になる。問題は仙骨（あるいは、実際にはいくつかの椎骨）が回旋する場合、側屈とともに複合運動が生じることであり、（近年の研究による）一般的な定説では、側屈動作は仙骨の対側への回旋と組み合わせられる。これはタイプ1、あるいは「中立位における力学」（第6章 p.103～104）として一般的に知られている。例えるならば、仙骨は左側へ側屈するが、同時に対側（この場合は右側）へ回旋するように組み合わされている。

さらに分かりやすく説明するために、次の例を考えてみよう。仙骨の左側がニューテーションに向かって前方へ動くと、仙骨は右側へ回旋し（仙骨底は左側の深部で触診できる）、左側へ側屈する（図2.9）。仙骨の右側は、同様に右側へ回旋するが、仙骨底は後方ニューテーション（カウンターニューテーション、仙骨底は右側で浅部に触れられる）の位置にある。

上述の運動、すなわち一側への回旋と対側への側屈は仙骨捻転として知られており、この特異的な仙骨の運動は、傾斜軸上で生じると考えられる（図2.10）。

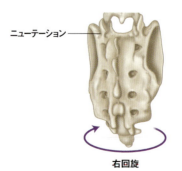

図2.9　仙骨の片側運動の例

仙骨軸

およそ6タイプの仙骨軸が存在する（図2.10）

- 上横断軸
- 中横断軸
- 下横断軸
- 左傾斜軸
- 右傾斜軸
- 垂直軸

本書では、多様な仙骨軸についてすべては取り扱わない。本書において、特に関連するものの一つは仙骨中横断軸であるが、それはMitchellによると仙骨の機能異常はこの水平軸周囲で触察、治療されるからである。さらに、この軸は歩行周期中において傾斜軸への変形を経ると考えられるが、それが本書で注目する特異的な軸である。

傾斜軸

左傾斜軸と右傾斜軸が存在することは、諸家により示唆されてきた（図2.10〔b〕）。左傾斜軸は、左仙骨底から右の下外側角を通過し、右傾斜軸は、右仙骨底から左の下外側角を通過する。

第3章においては、傾斜軸がどのように歩行時・歩行周期の仙骨運動のような運動連鎖の複合に活用されるか、確かめていく。まずは、仙骨による2つの自然な生理学的運動について注目していこう。「左傾斜軸上の左回旋」——これは一般に仙骨左捻転左傾斜軸（left-on-left：L-on-L）と呼ばれ、「右傾斜軸上の右回旋」は仙骨右捻転右傾斜軸（right-on-right：R-on-R）として知られている。

しかし、2つの非生理学的な仙骨運動も存在する。「右傾斜軸上の左回旋」——これは一般に仙骨左捻転右傾斜軸（left-on-right：L-on-R）と呼ばれ、「左傾斜軸上の右回旋」は仙骨右捻転左傾斜軸（right-on-left：R-on-L）として知られている。

私たちが「仙骨捻転」と述べる場合、それは例えるなら、①歩行周期に生じる仙骨の自然

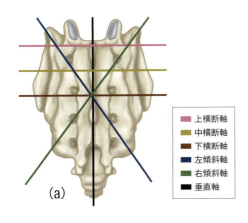

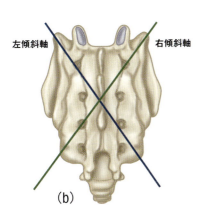

図2.10　a：仙骨軸　b：左傾斜軸と右傾斜軸

027

発生的な運動か、あるいは、②この特異的な位置、あるいはねじれの状態で固定された仙骨の機能異常、どちらか2つの状況のうちの一つを意味している。

生理学的運動（前方運動固定／ニューテーション）

仙骨捻転について確認する前に、仙骨の中立位を思い出してみよう（図2.11〔a〕〔b〕）。

仙骨左捻転左傾斜軸（L-on-L）

仙骨左捻転左傾斜軸における仙骨運動と捻転について少し議論してみたい。それは左傾斜軸上で左回旋位にある仙骨と関連している。この運動は仙骨が左回旋する場合に特有の動きであり、よって仙骨溝（仙骨底と腸骨との結合により自然に形成される）は右側の深部で触察できる。さらに下外側角は仙骨溝と同様に左側の後方（浅部）で触察され、それは右側の仙骨が左前方へニューテーションしていることを示している（図2.12〔a〕）。

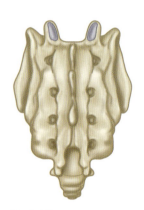

図2.11(a)　仙骨中立位

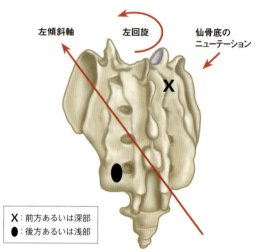

図2.12(a)　仙骨左捻転左傾斜軸における仙骨運動と捻転

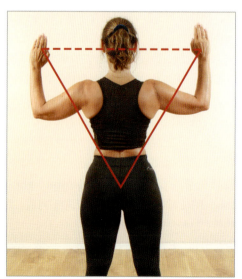

図2.11(b)　モデルで示された仙骨中立位

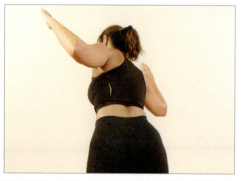

図2.12(b)　モデルで示された仙骨左捻転左傾斜軸。右側の仙骨がニューテーションする

仙骨左捻転左傾斜軸における仙骨捻転の特異的運動は、図2.12(b)に示している。

仙骨右捻転右傾斜軸（R-on-R）

仙骨右捻転右傾斜軸における仙骨捻転は、右傾斜軸上の右回旋と関連している。これは右回旋する仙骨に特有の運動であり、よって仙骨溝は左側の深部で触察される。下外側角と仙骨溝は右側の後方（浅部）で触察され、これは仙骨の左側が右側へ向かい、前方へニューテーションすることを示している（図2.13(a)）。

図2.13(b)のモデルは、仙骨右捻転右傾斜軸における仙骨捻転の特異的な運動を示している。

生理学的運動のまとめ

すでに述べたように、これらの特異的な動きはニューテーションの位置で固定されることもあるが、仙骨左捻転左傾斜軸と仙骨右捻転右傾斜軸は、仙骨上の自然発生的運動である。

もし仙骨が機能異常の位置、例えば仙骨左捻転左傾斜軸の状態にある場合、仙骨はこの位置で固定されることも潜在的には中立位に戻ることも可能でもある。これは、仙骨がこの運動ができることを意味している。しかし、仙骨の左側はニューテーションで固定されるので、カウンターニューテーション（後方ニューテーション）が不可能であり、仙骨右捻転右傾斜軸は起こらない。

第3章を読むことにより、大部分の筋骨格系の活動は歩行および歩行周期と関連があることを理解できるだろう。ヒトとして、歩行周期を通じて正常な歩行を可能とするために最重要であるため、私たちは特に仙骨左捻転左傾斜軸と仙骨右捻転右傾斜軸による仙骨の運動を保つ必要がある。仙骨がこれらの自然発生的な仙骨捻転運動をできない場合、結果的に機能異常が生じることになる。

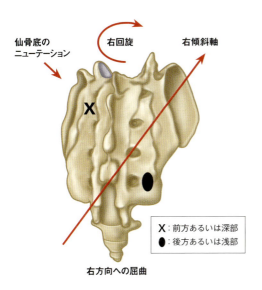

図2.13(a) 仙骨右捻転右傾斜軸における仙骨運動と捻転

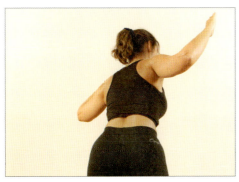

図2.13(b) モデルで示された仙骨右捻転右傾斜軸。左側の仙骨がニューテーションする

非生理学的運動（後方運動固定／カウンターニューテーション）

仙骨の非生理学的運動は、仙骨の傾斜軸上で生じる異常な運動であり、理解するには少々複雑である。この後方仙骨機能異常の患者を発見した場合、これはしばしば回旋運動を伴った屈曲増強（強制屈曲）の姿勢、例えば、床から重いものを拾うための回旋運動による腰椎および体幹によって引き起こされている傾向がある。

多くの読者はこの興味深い領域が複雑であるがゆえに、まだ筆者の意図を理解しがたいかもしれない。そして、次の概念について考え、理解するには時間を要するものと考えるが、比較的簡単に説明できるよう努めたい。

まず説明を始める前に、前のパラグラフで述べた他の2つの運動様式は前方あるいは前捻転であるが、これから運動は単純に後方あるいは後捻転であると考えてほしい。

仙骨左捻転右傾斜軸（L-on-R）

仙骨左捻転右傾斜軸における仙骨捻転は、右斜軸上の左回旋と関連し、仙骨が左回旋する場合に特有である。しかし、仙骨の左側の後方運動により仙骨溝と下外側角は左側の後方（浅部）で触察され、これは仙骨の左側がカウンターニューテーションしていることを表している（図2.14）。

この仙骨左捻転右傾斜軸に特有の運動については、モデルを用いて示した図2.14（b）で確認できる。

仙骨右捻転左傾斜軸（R-on-L）

仙骨右捻転左傾斜軸における仙骨捻転は、仙骨左捻転右傾斜軸と正反対の運動ということになる。

したがって、今回の仙骨捻転は左傾斜軸上

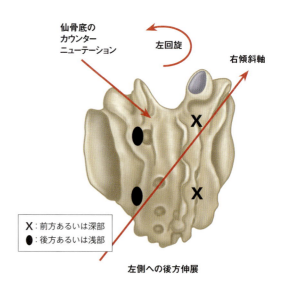

図2.14(a)　仙骨左捻転右傾斜軸

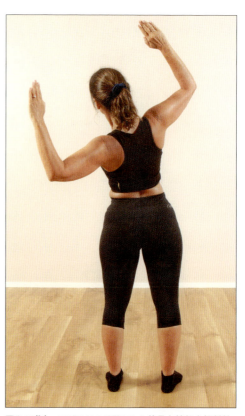

図2.14(b)　モデルにより示された仙骨左捻転右傾斜軸。仙骨のカウンターニューテーションは左側に見られる

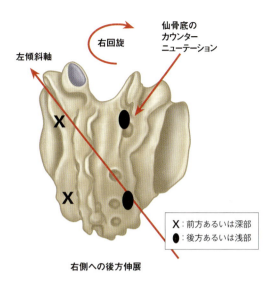

図2.15(a) 仙骨右捻転左傾斜軸

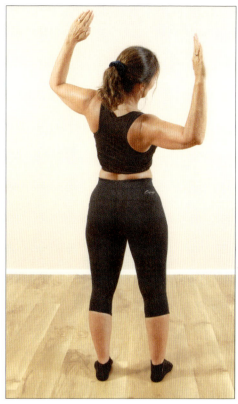

図2.15(b) モデルにより示された仙骨右捻転左傾斜軸では、仙骨のカウンターニューテーションは右側に見られる

での右回旋と関連しており、これは右側へ回旋している仙骨に特有である。仙骨の右側の後方運動により、仙骨溝と下外側角は右側の後方(浅部)で触察されるだろう。これは仙骨の右側がカウンターニューテーションしている(これを単純に後方運動と考える)ことを示す(図2.15〔a〕)。

図2.15(b)は、モデルを使って仙骨右捻転左傾斜軸特有の運動を説明している。

非生理学的運動のまとめ

ここまでの要点を簡潔に振り返っていく。これらの特異的な機能異常の理解がより深まるであろう。

仙骨左捻転右傾斜軸と仙骨右捻転左傾斜軸は仙骨の不自然な運動であり、ゆえにそれらは非生理学的とされる。これらの特異的な運動は、カウンターニューテーションあるいは後方ねじれの位置で固定されることがある。例えば、仙骨左捻転右傾斜軸の機能異常的位置にある場合、仙骨はその位置ですでに固定されていながら、同時にこの後方への運動を行うことができる。しかし、仙骨の左側が固定されニューテーションを行えないために、仙骨は仙骨左捻転左傾斜軸あるいは仙骨右捻転右傾斜軸といった、正常な生理学的運動を果たすことができない。これについてもう一つの考え方は、仙骨がカウンターニューテーションの固定された位置の後方へ保持されるため、仙骨の左側は前ニューテーションが行えない、あるいは単純に左側での前方移動ができない、ということである。

仙骨捻転のまとめ

表2.1 と表2.2は、仙骨の生理学的・非生理学的運動を要約している。この表には追加要素、つまりL5の位置、座位屈曲検査、腰椎スプリング検査、スフィンクス検査、腰椎の負荷、内果の位置が含まれている。

これらはすべて後章、特に第12章でより詳細に説明される（p.222～235）が、読者がこの後も継続して読み進めたいと思えるよう刺激することもこの章の狙いであるので、ここでも述べさせていただいた。

残りの章に進む前にまず、仙骨によるすべての生理学的、非生理学的運動を理解していただきたい。

表2.1　正常な生理学的運動:前/前方仙骨捻転

	仙骨左捻転左傾斜軸 ニューテーション	仙骨右捻転右傾斜軸 ニューテーション
深部の仙骨溝（中間位）	右側	―
浅部の仙骨溝（中間位）	左側	右側
下外側角後方	左側	右側
L5回旋	右側―ERS（R）（伸展右回旋右側屈）	左側―ERS（L）（伸展左回旋左側屈）
座位屈曲検査	右側	左側
腰椎スプリング検査	陰性	陰性
スフィンクス検査	仙骨溝レベル	仙骨溝レベル
腰椎の負荷	増強	増強
内果（脚長）	左側が短い	右側が短い

表2.2　非生理学的運動:後/後方仙骨捻転

	仙骨左捻転右傾斜軸 カウンターニューテーション	仙骨右捻転左傾斜軸 カウンターニューテーション
深部の仙骨溝（中間位）	右側	左側
浅部の仙骨溝（中間位）	左側	右側
下外側角後方	左側	右側
L5回旋	右側―FRS（R）（屈曲右回旋右側屈）	左側―FRS（L）（屈曲左回旋左側屈）
座位屈曲検査	左側	右側
腰椎スプリング検査	陽性	陽性
スフィンクス検査	左仙骨溝浅部（右仙骨溝深部）	右仙骨溝浅部（左仙骨溝深部）
腰椎の負荷	減少	減少
内果（脚長）	左側が短い	右側が短い

第3章 仙腸関節の安定性、マッスルインバランスと筋膜スリング

Chapter 3 | Sacroiliac Joint Stability, Muscle Imbalances, and the Myofascial Slings

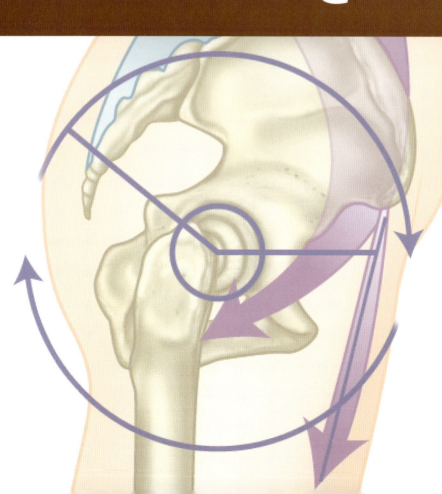

骨盤や腰部の痛みの増悪が継続する場合、私たちは体幹中心（core）や腰部─骨盤─仙骨の安定性を観察して理解することが必要である。その場合、特に骨盤帯や腰部に関連する疼痛を持つ患者やアスリートに対して、この知識をどのように治療計画へ取り入れるかを判断しなければならない。

骨盤（正確には仙腸関節）の安定性に影響を与える主要な要素は2つある。一つはフォームクロージャー（form closure）、もう一つはフォースクロージャー（force closure）である。これら2つのメカニズムは「セルフロッキングメカニズム」の理論を支持するものとして知られている。

フォームクロージャーは仙骨と寛骨の解剖学的アライメントから成り立っており、仙骨は骨盤の両翼の要である。仙腸関節は大きな負荷を伝達するため、その形態は負荷に適応する。仙腸関節面は比較的平坦であるため、この形状は圧迫力や屈曲モーメントを分散している。しかし、平坦な関節面は剪断力による傷害を受けやすい。仙腸関節は3つの方向からの剪断力から保護されている。まず第一に、仙骨が（三角形の）楔状であり、両側に位置する寛骨により安定化されている。この形状は「ローマ橋の要石」と類似しており、その表面に位置する靱帯の変化によって支持された状態が保持されている。第二に、他の関節と比較して関節軟骨は滑りにくく、規則的な形状ではない（第1章p.16～19）。第三に、仙腸関節の関節軟骨を覆う骨は関節まで覆われており、これは「尾根」または「溝」と呼ばれている。この特徴は不規則であるものの、お互いの要素を補完し合っている。こうした特徴的な構造は仙腸関節に圧力力が加わった場合に、それを安定化させることと密接な関連がある。

Vleemingら（1990a）によると、思春期後ほとんどの場合において、仙骨側の凹みに当たる部分の腸骨の表面に三日月状の尾根が形成される。この補足的な尾根と溝は、仙腸関節の安定性を高める連結構造であると現在も信じられている。

もし仙骨や寛骨の関節面が完全に適合していたら、実際に生じている可動性は得られないであろう。仙腸関節面の形状は完全な適合ではなく、たとえそれが小さくても可動性があるならば荷重時の安定性が要求される。これは、荷重時に生じる圧迫力の増加により生じるものである。靱帯、筋、そして筋膜は圧迫力に対する解剖学的構造を維持する役割を持つ。この仙腸関節が圧迫されるメカニズムは、一般的にフォースクロージャーと呼ばれる。仙腸関節が圧迫、摩擦の増加によりフォームクロージャーが強化される（図3.1）。Willardら（2012）によると、フォースクロージャーは、関節の「中立位（neutral zone）」を減少させて仙腸関節の安定性を高めている。

フォースクロージャーは以下のように行われる。第一の方法は仙骨のニューテーションであり、これは仙骨底の前傾か寛骨の後方回転によって起こる。これらいずれかの運動により、仙結節靱帯、仙棘靱帯、そして骨間仙腸靱帯の連結はフォースクロージャーを支持し、仙腸関節の圧迫力を高める。一方、カウンターニューテーションでは上記の靱帯の緊張が低下するため、仙腸関節の安定性は低下する。

Cohen（2005）は、寛骨と仙骨は約1/3の面積しか接触していないため、靱帯が仙骨と寛骨の安定した連結の役目を果たしていると述べている。

第二の方法は、体幹の深層にある筋と表層にある筋の活動または収縮（主に体幹の安定性にかかわる局所筋群と、体幹の動作にかかわる主動筋が協働するシステム）によって支持されるフォースクロージャーであるが、こ

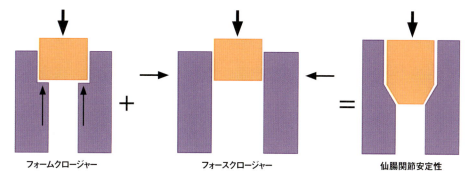

図3.1 フォームクロージャー、フォースクロージャーと仙腸関節安定性の関係

れはp.40以降で説明する。

フォームクロージャーとフォースクロージャーとは、セルフロッキングメカニズムにおける自動と他動の違いであることがVleemingら (1990a、1990b) によって特定された。以下は個人的に信用しているVleemingら (1995) による解説を引用する。

「仙腸関節の剪断力は、特徴的な解剖学的形状 (フォームクロージャー) と荷重環境 (フォースクロージャー) に適応した筋や靭帯によって生じる圧迫力のコンビネーションによって抑制される。もし、仙骨がフォームクロージャーによって完全に適合しているとすれば、外的な力はほとんど必要とされないであろう。しかし、このような構造では実際には仙腸関節の動きは不可能となるだろう」

仙腸関節の安定性

いくつかの靭帯、筋、そして筋膜システムは、骨盤のフォースクロージャーに貢献している。そしてこれらは、骨関節靭帯システムとして総合的に説明される。身体は効率的に作用し、寛骨と仙骨の剪断力は適切に調節され、負荷は体幹、骨盤、下肢へ伝達されることを再確認してほしい。

VleemingとStoeckart (2007) は、仙腸関節のフォースクロージャーにはさまざまな筋が関与し、腹直筋、縫工筋、腸骨筋、大殿筋、そしてハムストリングスのような筋も仙腸関節のモーメントに十分な影響を与えるレバーアームとなることに言及している。これらの筋の作用は、開放運動連鎖あるいは閉鎖運動連鎖であるか、また骨盤が十分に固定されているかによる。

あなたはこの本文を読むと間もなく、あるいは後の章にもまた記載しているが、仙腸関節を特に安定させる役割を持つ一つの筋があることを知ることになるだろう——この筋とは大殿筋である。いくつかの大殿筋線維は、胸腰筋膜として知られる結合組織と同様、仙結節靭帯に付着している。Vleemingら (1989a) は、12献体所見によりこれらの事実を示した。大殿筋はすべてのケースで仙結節靭帯へ直接付着していたのである。

胸腰筋膜を介した大殿筋と反対側の広背筋の連結は、後斜筋膜スリング (この章の後半にある「アウターコアユニット〔グローバルシステム〕」のパラグラフに記載) として知られている。これまでに大殿筋の低下あるいは潜在的な筋活動異常によるこの (後斜) 筋膜スリ

ングの機能低下によって、仙腸関節が損傷しやすくなることが示されている。大殿筋の低下、あるいは潜在的な筋活動異常は、歩行時あるは走行時において、反対側の広背筋の代償的過活動を潜在的に引き起こし、(歩行周期については第4章で説明する)これが仙腸関節へ高負荷となるため、荷重関節は代償的作用を減少させる自己安定性が要求される。

　この研究は、仙骨のうなずき(寛骨に挟まれた仙骨のニューテーション)が最も安定するための骨盤帯における位置について示している。すでに前の章で説明したように、仙骨のうなずきは座位から立位への動作、体幹の最大前屈または後屈において生じる。この仙骨のニューテーションに対して固定する骨盤後方に位置する主な靱帯(仙結節靱帯、仙棘靱帯、骨間仙腸靱帯)は、仙腸関節への圧迫力を結果的に増加させる。座位から立位へ姿勢を変化させた場合と同様、この増加した圧迫力により歩行時の仙腸関節に必要な安定性が供給される。

　Vleemingら(1989b)は、仙結節靱帯に対して直接的に、あるいは大腿二頭筋長頭や大殿筋を介して間接的にどのような負荷が生じるか、どうすれば仙骨底の前方回旋が有意に減少するかを示した。彼らは、摩擦係数が増加し、フォースクロージャーによる仙腸関節の動きが低下することを示した。

仙骨のニューテーションとカウンターニューテーション

　筆者はこれが特に重要であると考えている。読者には複雑な仙腸関節の動きの説明について考えてほしい。仙骨のニューテーションが仙骨底の前下方運動、カウンターニューテーションは後上方運動であるというEvan Osar (2012)の説明を紹介する。仙骨のニューテ

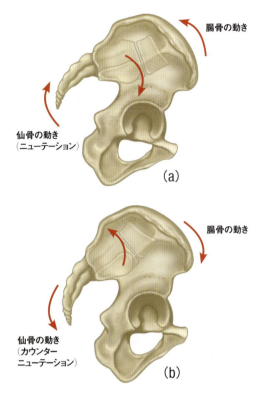

図3.2　a：骨盤の後方回旋と仙骨のニューテーション
b：骨盤の前方回旋と仙骨のカウンターニューテーション

ーションは、図3.2(a)に示すように片脚立位では仙腸関節がロックされるために必要である。仙骨のニューテーションができない場合は、片脚立位の不安定と古典的なトレンデレンブルグ歩行を引き起こす。一方、仙骨のカウンターニューテーションでは図3.2(b)に示すように、仙腸関節がロックされるように寛骨の前方回旋と股関節伸展が必要となる。仙腸関節をロックできないこと、あるいは仙骨のカウンターニューテーションの異常は、腰椎や骨盤の屈曲が代償的に増加し、腰部の永続的な不安定が生じる。

フォースクロージャー靱帯

フォースクロージャーに影響を与える主要な靱帯（図3.3）は①仙骨から坐骨結節へ付着し、「鍵靱帯」あるいは「誘導靱帯」と呼ばれる仙結節靱帯、②第3、第4仙椎から上後腸骨棘まで付着し、「後仙腸靱帯」として知られる長後仙腸靱帯である。

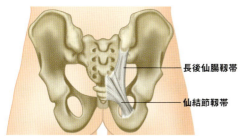

図3.3 仙結節靱帯（鍵靱帯）と長後仙腸靱帯

これらの靱帯が付着している骨の動き、あるいは筋の収縮によって靱帯の緊張あるいは伸長が生じた場合、関節面の圧迫力は増加する。仙結節靱帯の緊張が増加することができるのは以下の3通りである。

1. 仙骨に対する相対的な寛骨の後方回旋
2. 寛骨に対する相対的な仙骨のニューテーション
3. 仙結節靱帯に直接付着している4筋のうち、一つの筋収縮、すなわち大腿二頭筋、梨状筋、大殿筋、多裂筋

仙骨のカウンターニューテーション、寛骨の前方回旋を抑制するための主要靱帯は、長後仙腸靱帯（後仙腸靱帯）である。仙腸関節は、圧迫力が少なく固定されていないので、これらの靱帯は（仙骨のニューテーションと比較して）骨盤が水平あるいは垂直方向の負荷に対してより不安定となる。一般的に長後仙腸靱帯は疼痛の原因となり、上後腸骨棘の高さのすぐ下で触知できる。

これらの靱帯は骨盤を安定させることができない。そして、これらの靱帯はいくつかの筋収縮システムによって支持される。腰部と骨盤の安定性に貢献する筋には、インナーユニット（コア）とアウターユニット（筋膜スリングシステム）と呼ばれる2つのグループがある。インナーユニットは腹横筋、多裂筋、横隔膜、そして骨盤底筋——これらはコア、あるいは局在安定化筋として知られている。アウターユニットはいくつかの「スリング」あるいは筋のシステム（解剖学的に近隣に付着して機能的に関連しているグローバル安定筋やグローバル主動筋）から構成されている。インナーユニットやアウターユニットはp.45以降で考察する。

フォースカップル

定 義

フォースカップルとは、2つの力が等しくかつ反対方向へ生じ、その結果として純粋な回旋運動が生じている状態であるとAbernethyら（2004）は報告している。潜在的な筋のインバランスによって引き起こされる骨盤のあらゆる姿勢変化は、安静時の運動連鎖に引き続いて生じる。適切な姿勢や骨盤のアライメントの維持に貢献するいくつかのフォースカップルが存在する。この矢状面と前額面から見た骨盤の位置を調節しているフォースカップルは、図3.4（a）〜（f）と図3.5に示す。

第3章 仙腸関節の安定性、マッスルインバランスと筋膜スリング

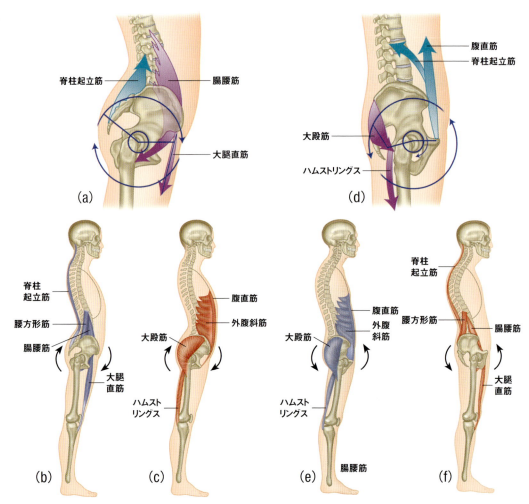

図3.4 a：矢状面（前方）骨盤フォースカップル b：前傾：筋は短縮位 c：前傾：筋は伸長位

図3.4 d：矢状面（後方）骨盤フォースカップル e：後傾：筋は短縮位 f：後傾：筋は伸長位

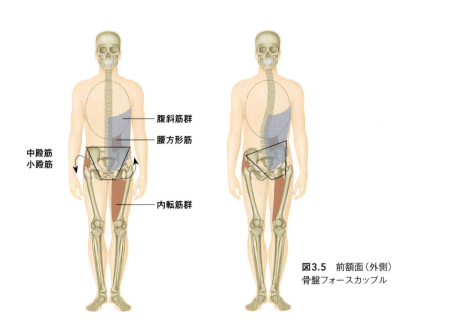

図3.5 前額面（外側）骨盤フォースカップル

038

姿 勢

定義

Thomas（1997）によると、姿勢とは身体の構え、または位置とされている。Martin（2002）によると、姿勢は以下の3要素を満たすものとされている。

1. 背臥位、座位、四つ這い位、立位など、あらゆる構えにおける身体アライメントの保持
2. 随意な動作や反応やステップなど、自発的あるいは目標へ向かって運動するための身体変化
3. バランスにおける予期しない身体動揺や外乱に対する反応

以上より、姿勢には静的状態と動的状態があり、バランスと同義語である。良好な姿勢とは静的な状態（座位や立位）を保持するだけではなく動作中も維持される。

もし良好な姿勢や姿勢調節が運動パフォーマンス中にも発揮されるならば、良好な静的姿勢は強く奨励される。一度良い姿勢が理解されれば、不良姿勢を同定して正しい方略に適応できる。

- 「良好な姿勢」とは、傷害や変形の進行、作業時や安静時のあらゆる構え（直立位、臥位、しゃがみ位、前屈位）に対して身体構造を支える筋の状態や骨格バランスの状態を表す。

- 「不良な姿勢」とは、身体の不完全な位置

関係より、身体を支持している構造組織に対する伸長の増加が起こり、その結果として支持基底面から重心が外れた身体バランスが低下した状態を表す。

不良な姿勢

不良な姿勢は多くの異なった要因によって生じる。身体、筋骨格システムの変形や不良な負荷でさえも要因となるだろう。座位は長い時間（おそらく8時間＋数時間）同じ姿勢を保持しているので、今日ではほとんどの人が抗重力能力や重心位置（Center of Gravity：COG）を修正する能力が低下している。姿勢の修正に伴い、姿勢調節筋は起きている姿勢を維持するためのバランス反応以外は不活動となり、姿勢調節筋のエネルギー消費量を節約する。理想的なアライメントから逸脱すると姿勢調節筋の活動は増加し、その結果エネルギー消費量は高くなる。

疼痛スパズムサイクル

虚血は不良姿勢の初期における主要な疼痛原因となる。筋への血流は、ゼロから50～60％の収縮強度に達するまでの間では筋収縮や筋活動のレベルと反比例する。いくつかの先行研究では10％を超える等尺性収縮ではホメオスタシスを維持できないと報告されている。

以下の例を見てみよう。頭部の重量はおおよそ身体重量の約7％である（肩と上腕は約14％）。これは176ポンド（80kg）の人では11～13ポンド（5～6kg）であることを意味する。もし、頭部や肩が前方へ移動したら、アライメントは崩れ、頚部伸筋の活動が劇的に増加し、その血流量は抑制されることになる。先行研究では、1インチ（約2.5cm）の頭

第3章

仙腸関節の安定性、マッスルインバランスと筋膜スリング

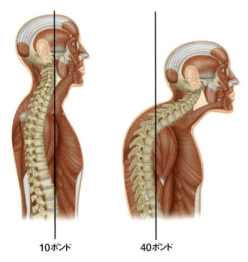

図3.6(a) 頭部前方位の結果

　私たちの知る神経筋システムは、遅筋線維と速筋線維から構成され、各々は身体機能における役割を持つ。遅筋線維（タイプ1）は姿勢保持のような低レベル活動を維持する一方、速筋線維（タイプ2）は力強く、粗大的な運動を行う。また、これらの筋群は2つのカテゴリー、緊張（姿勢）筋と相動筋に分類される。

緊張（姿勢）筋と相動筋

　部前方移動で約10ポンド（4.5kg）頭部重量が増加すると述べている。例えば、通常の姿勢で10ポンド（4.5kg）であった場合、1インチで20ポンド（9kg）となり、信じられないことに3インチ（約7.5cm）で40ポンド（18kg）の負荷まで増加することが図3.6(a)で示されている。

　この持続した等尺性収縮では筋が嫌気性作業を強いられ、乳酸が増加して蓄積する。もし、安静状態が与えられなければ、虚血筋では反射性収縮が始まる。この場合、疼痛スパズムサイクルへ突入する（図3.6(b)）。

　Janda（1987）は、この領域を発展させるため2つの筋群、すなわち緊張筋と相動筋に分類した。筋は機能的に緊張筋と相動筋に分類される。緊張筋は屈筋群から成り、それは後に局所構造となるものである。Mphredら（2001）は、緊張筋群は反復する、あるいはリズム的な活動や協調された屈筋の活動を含み、一方で相動筋は伸筋群から成り、生まれて間もなく出現する。相動筋は重力に対して遠心性に作用し、伸筋協調活動が含まれる。このような優位相や優位姿勢に対する筋群の分類を表3.1に示す。

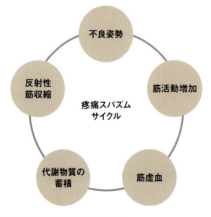

図3.6(b) 疼痛スパズムモデル

表3.1 身体の姿勢優位筋と相動優位筋

姿勢優位筋群	相動優位筋群
肩	
大胸筋、小胸筋 肩甲挙筋 僧帽筋上部 頚部伸筋群 斜角筋、後頭下筋群、胸鎖乳突筋	菱形筋 僧帽筋下部 僧帽筋中部 前鋸筋 上腕三頭筋 頚部屈筋群 舌骨上筋群、舌骨下筋群、頚長筋
前腕	
手関節屈筋群	手関節伸筋群
体幹	
腰部と頚部伸筋群 腰方形筋	胸椎伸筋群 腹筋群
骨盤	
大腿二頭筋 大腰筋 腸脛靭帯 大腿直筋 内転筋群 梨状筋、大腿筋膜張筋	内側広筋 外側広筋 大殿筋 小殿筋・中殿筋
下腿	
下腿三頭筋、ヒラメ筋	前脛骨筋、腓骨筋

先行研究では安定機能(姿勢)を持つ筋は負荷が生じた場合に短縮する傾向があり、他の活動する役割を持つ(相動)筋は伸長に続いて抑制される(表3.2)。短縮する傾向のある筋群は主要な姿勢筋であり、殿筋群弱化の潜在的抑制に関連する(これについてはこの後で説明する)。

ある筋は短縮するパターンの役割に例外がある一方、他の筋は延長する――いくつかの筋は構造を変化させる。例えば、何人かの研究者は、斜角筋は元来姿勢筋であるとする一方、相動筋であると主張している。私たちは特殊な検査より、機能は筋の枠組みのなかに存在しており、斜角筋は短縮位で硬く、しか

表3.2　筋の延長と短縮

	姿勢	相動
機能	姿勢	運動
筋の種類	遅筋線維	速筋線維
疲労	遅い	早い
反応	短縮	遅延

し時に延長し、機能は低下することを知っている。姿勢筋と相動筋の間には違いが存在する。しかし、多くの筋は遅筋線維と速筋線維が混在している特徴がある。例えば、ハムストリングスは姿勢安定機能を持ち、かつ多関節筋（1関節以上を走行する筋）であり、短縮しやすいことでも有名である。

姿勢筋群

緊張筋としても知られている。姿勢筋は、抗重力筋であり、故に多くは姿勢維持に含まれる。遅筋線維は姿勢を維持するために適している。すなわち、持続収縮するが一般的には短縮し、その後に硬化する。姿勢筋は、疲労に対応するため小さい運動ニューロンにより支配されている遅筋線維である。よって閾値は低く、これは神経活動が相動筋の閾値に達する前に発揮されることを意味する。この神経活動の枠組みは、姿勢筋が相動筋（拮抗筋）を抑制し、これにより収縮や活動を減少させるだろう。

相動筋

運動は相動筋の主な機能である。これらの筋はしばしば姿勢筋より表層にあり、多関節筋であることが多いが、速筋線維が有意であり随意的な反応調節が行われている。

短縮、硬化した姿勢筋は、しばしば相動筋に関連する筋群を抑制し、これらの筋機能は低下する。硬化傾向のある筋と低下傾向のある筋との関連は一方向性である。硬化傾向のある筋はより硬化し、その後、強化される。これは低下傾向のある筋が伸長され、その結果として低下する。例えば大腰筋や大殿筋、あるいは大胸筋、小胸筋や菱形筋について、どうしてこのような関係があるのか考えてみてほしい。

ストレッチ前後の筋活動

緊張の高い筋へのストレッチ前後の体幹筋活動、この場合は脊柱起立筋に関する筋電図（EMG）研究について見てみよう。表3.3では緊張の高い脊柱起立筋は体幹屈曲時に活動していることが示されている。ストレッチ後では、これらの筋は体幹屈曲（腹直筋のより大きな活動を許可した）と体幹伸展（背部の活動を増加）で抑制されている。

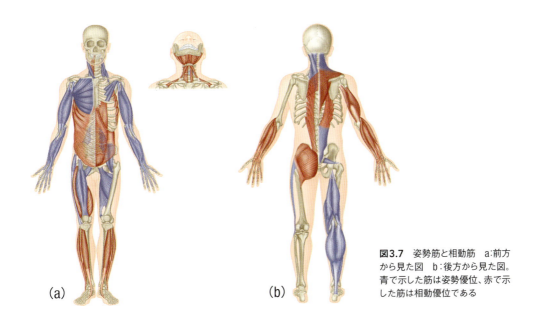

図3.7 姿勢筋と相動筋　a：前方から見た図　b：後方から見た図。青で示した筋は姿勢優位、赤で示した筋は相動優位である

マッスルインバランスの影響

　Janda（1983）の研究結果は、Sherrington（1907）の相反神経抑制の法則を通して阻害された主動筋だけではなく、通常それらが関連しない運動においても、硬化した筋や過活動筋になることを指摘した。これはマッスルインバランスを正しい方向へ修正しようとする場合、マッスルエナジーテクニック（MET）で過活動筋の伸長を試み、伸長された筋の強化を行おうとするだろう（METは第7章で説明する）。

　あなたがこれを読む前に以下の用語について考えてほしい。

表3.3　筋活動時のEMG記録

筋	1回目			2回目		
腹直筋						
脊柱起立筋						

（Hammer,W.I.1999.Functional Soft Tissue Examination and Treatment by Manual Methods:New Perspectives,2nd edn,GAaithersburg,MD:Aspen.より引用）

「硬化した筋により関節は機能障害が生じる位置へ移動する。これは低下した筋により引き起こされる」

よって、このような障害を引き起こす一つの可能性は単に以下のルールに適応される。「筋トレする前にストレッチしなさい」

もし、マッスルインバランスへの介入がされなかったら、身体は代償的姿勢を強制されるであろう。そして筋骨格システムへストレスを与えることになり、結果的には組織を破壊、刺激し、傷害を与える。あなたは緊張筋の短縮と相動筋の延長という筋骨格系劣化のサイクルのなかにいることになる(表3.4)。

マッスルインバランスは最終的には姿勢に影響を与える。すでに説明したように、姿勢筋は少ない神経支配領域であり、よって低い閾値である。相動筋の活動前に姿勢筋が活動するため、姿勢筋は相動筋(拮抗筋)を抑制し、潜在的収縮能や活動を減少させる。

筋が不良、あるいは反復した負荷を受けやすいとき、姿勢筋は短縮して相動筋は低下する。よって、長さ、つまり張力関連が変化する。結果として周囲の筋が軟部組織や骨格を移動させるために姿勢は直接影響を受ける。

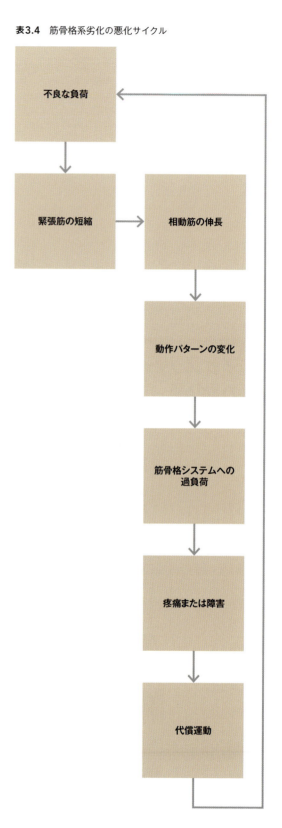

表3.4　筋骨格系劣化の悪化サイクル

コアマッスルとの関連

- 腹横筋
- 多裂筋
- 横隔膜
- 骨盤底筋

このうち、本書で取り扱う腹横筋と多裂筋は姿勢と相動的インバランスに関連し、治療家は容易に触診できる。横隔膜と骨盤底筋は触診が困難であるので、ここでは取り扱わない。

インナーコアユニット（ローカルシステム）

定義

静的安定性は長時間同一の姿勢を良好な構造を失うことなく保持する能力であると、Chek (1999) により説明されている。

静的安定性は、（これはいくらか誤りであるが）しばしば「姿勢安定性」と呼ばれ、Martin (2002) は「……姿勢は立位のような身体位置を保持する以上のものである。姿勢とは動的であり、それは姿勢を維持するか、あるいはある姿勢から他の姿勢へ移ることである」と述べている。

インナーコアユニット（図3.8）は以下の筋より構成されている。

腹横筋

腹横筋は最も深層に位置する腹部筋である。腸骨稜、鼠径靱帯、腰部筋膜、下位6つの肋軟骨に起始し、剣状突起、白線、恥骨に停止する。腹横筋の主な作用は、腹壁において「引き込み」を介して腹圧を高めることである。この「引き込み」は臍（「腹部のボタン」とも呼ばれる）の脊柱方向への動きとして観察することができる。この筋は屈筋でも伸筋でもない。Kendall ら (2010) もまた、「この筋は体幹の側屈には作用せず、白線を安定させることにより前外側に位置する筋（内・外腹斜筋）の良好な活動が許容される」と述べている。

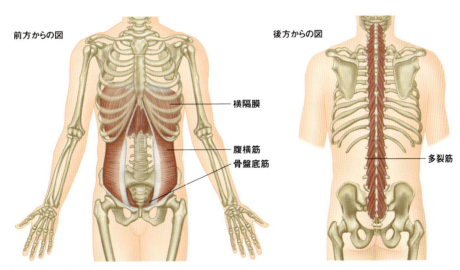

図3.8　インナーコアユニット

腹横筋はインナーユニットの鍵となることは明らかである。Richardsonら（1999）は、腰痛がない人の場合、腹横筋は肩の運動よりも30ミリ秒前に、下肢の運動よりも110ミリ秒前に筋発火が生じていることを報告している。これは、腹横筋が四肢骨格の動作パターンに対して必要となる安定性を提供するための鍵となる役割を持つことを示唆している。腹横筋は吸気時において中心腱を下方へ引き平坦となり、胸腔の垂直方向の長さを増加させ、多裂筋を圧迫する。

多裂筋

多裂筋は腰部筋のなかで最も深層に位置し、筋線維は近隣の腰椎棘突起から起こり、乳頭突起へ付着する。筋線維は尾方へ放射状に走行し、横突起を横断してL2/L5に位置する。仙結節靱帯と遠位部で結合しているいくつかの筋線維と同様、これらの筋は最後の（第5）腰椎を腸骨と仙骨へ固定する。

多裂筋は小さい筋の集合体と考えられており、これらはさらに表層部と深層部に分類される。仙骨尖部よりも仙骨底部の方が多裂筋の容積は大きく、特に下外側角部よりも左右の上後腸骨棘間の領域で大きい。

伸展筋力を発揮する多裂筋の役割は、前方への体幹屈曲やこの上部で生じる剪断力に対抗する作用と同様、腰椎を安定させるために大変重要である。さらに多裂筋は、椎間板への圧力を軽減する機能を持つため、最終的に体重が全腰椎へ分配される。表層に位置する多裂筋は腰椎を垂直方向に保持する役割を持ち、深層に位置する多裂筋は脊柱全体の安定性に貢献している。

Richardsonら（1999）は、多裂筋と腹横筋は腰椎安定化の鍵となる筋であることを報告した。両筋は、Richardsonらが「傷害から腰部を守る天然の深層コルセット」と呼んだ胸腰筋膜と結合している。

近年、Richardsonら（2002）は、仙腸関節において筋がどのように作用しているか超音波ドップラー法（超音波画像診断装置で筋収縮を観察できる）により調査した。彼らは、腹横筋と多裂筋は共同収縮して仙腸関節の固定性を高め、負荷（フォースクロージャー）が生じている場合ではこれらの筋が仙腸関節を圧迫して関節安定性を高めるために不可欠であるとともに、この圧迫は適切なタイミングで生じることが重要であることを示した。

内圧の増幅

Osar（2012）によると、筋収縮により筋膜内の内圧を増幅する作用が生じる。すべての筋線維の内側では、筋収縮が生じると筋線維は胸腰筋膜を圧迫して関節周囲の硬化が生じ

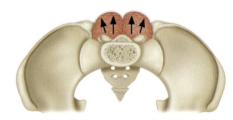

図3.9　多裂筋が収縮すると胸腰筋膜を圧迫し、腹横筋の収縮とともに内部の区画の安定性をもたらす

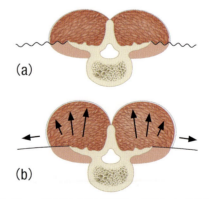

図3.10　a：水平面から見た安静時の多裂筋　b：腹横筋と多裂筋の共同収縮は胸腰筋膜の硬化を引き起こし、内部の区画の安定性をもたらす

る。脊柱では、胸腰筋膜内にある脊柱起立筋や多裂筋の硬化により体幹伸展力が発揮され、脊柱伸展を助ける。Oserは、腰椎背側多裂筋が収縮した場合、後方の腰背筋膜へその力が広がると述べている（図3.9.と図3.10.）。

これらの筋膜スリングはフォースクロージャーをもたらし、その結果として骨盤帯の安定性につながる。これらのスリングのいずれかが欠損または弱化した場合でも、腰部骨盤領域の疼痛や機能異常を引き起こす。アウターコアユニットに属する筋群が個々にトレーニングされた場合、効果的なフォースクロージャーを発揮して適切な機能やパフォーマンスが遂行されるためには、筋膜スリングの個別的な協働収縮やリリースが要求される。

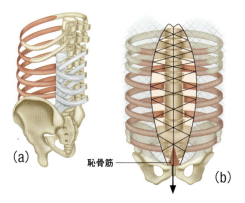

図3.11 a：腹横筋が収縮すると、胸腰筋膜が緊張し、これに対して多裂筋と腰部脊柱起立筋が収縮し、脊柱の伸展と硬化が生じる。b：恥骨筋の収縮は白線（正中の腱）を緊張させ、腹横筋の収縮に対して安定性を与える

このような効果は、腹横筋の収縮を助け、脊柱起立筋や多裂筋の周囲にある胸腰筋膜を硬化させ、これにより脊柱を安定させる（図3.11）。

アウターコアユニット（グローバルシステム）

フォースクロージャーにかかわるアウターコアユニットは4つに統合された筋膜スリングシステムから構成されている（図3.12～図3.15）。

- 後（深）縦走スリング
- 外側スリング
- 前斜走スリング
- 後斜走スリング

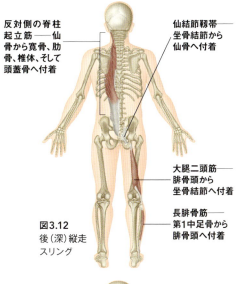

図3.12
後（深）縦走スリング

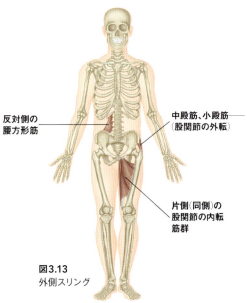

図3.13
外側スリング

第3章 仙腸関節の安定性、マッスルインバランスと筋膜スリング

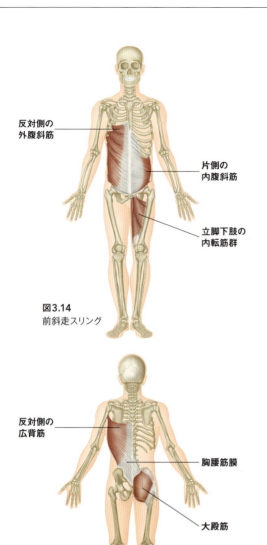

図3.14 前斜走スリング
- 反対側の外腹斜筋
- 片側の内腹斜筋
- 立脚下肢の内転筋群

図3.15 後斜走スリング
- 反対側の広背筋
- 胸腰筋膜
- 大殿筋

リングは起始と停止を持たないものの、力を伝達する補助のために結合していると考えられる。これにより、スリングはすべての内的結合筋膜システムとして機能しており、ある運動では全体のスリングの一部が選択的に機能している可能性がある (Lee 2004)。

フォースクロージャー（二次的安定性の要素）を修復するときや、なぜスリングの一部が動作を抑制または低下させるかを理解することは、ある特定の筋機能異常（弱化、不適切な活動、あるいは硬化）の同定と治療を行う場合に重要となる。以下がそのポイントである。

- アウターコアの4つのシステムは、身体の土台となる力を生じさせるために必要な関節硬化や安定性に寄与するインナーコアユニットに依存している。
- アウターユニットの作用中におけるインナーユニットの低下は、しばしばマッスルインバランス、関節傷害、そしてパフォーマンス低下を引き起こす。
- アウターユニットは近代的なトレーニングマシンにより効果的に調整することはできない。トレーニングマシンの種類の違いは日々の機能的運動に関連しない。
- アウターユニットの効果的な調整方法には、対象者の作業やスポーツ活動内容に即した運動パターンを用いたインナーユニットとアウターユニットの機能を統合した運動が要求される。

統合された筋膜スリングシステムでは多くの力が存在し、いくつかの筋が関与している。一つの筋は一つ以上のスリングシステムに関与しており、またスリング同士が重なり結合しているため、上肢の動きに依存する。アウターユニットにはコントロールスリング（内側と外側の2区画がある）、矢状スリング（前方と後方の2区画がある）、そして、斜走らせんスリングを含むいくつかの筋膜システムに関与するスリングが存在する。仮説として、ス

第4章では歩行周期について考えてみたい。もしあなたが筋膜スリングシステムに関する情報の理解が良好であるならば第4章をぜひ熟読して、どのように筋膜スリングが歩行周期に作用しているか完全に理解してほしい。ジグソーパズルの絵がゆっくりと形となって

認識できるようになるだろう。筆者の目的は、記載した内容について何度も各章に戻って理解、消化しようとしてほしいということである。しかし、より重要なことは、あなたの担当しているアスリートや患者の評価、治療へ結びつけるための情報として利用してほしいということである。

アウターコアの運動

多くの者がトレーニングでスポーツジムへ行くと前額面または矢状面での典型的な運動を規則的に行うものと考えていると、筆者は個人的に思う。人々は体重に抗して外側（前額面）か、前方（矢状面）に持ち上げる。もし、コアまたは横断面における個別的な運動を実施するとすれば、筆者は彼らを背臥位にして、体幹の回旋を伴う腹部クランチ運動を行わせるだろう。つまり、肘関節を反対側の膝関節へ向けながら起き上がる運動である（図3.16(a)）。

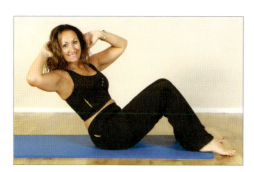

図3.16(a) 横断面における腹部クランチ

ここで少し現実的に見てみよう。朝、起きてベッドから離れるとき、毎日どのような方法で行っているだろうか？ 背臥位で横になり、肘を反対側の膝へ向けて身体を回旋するだろうか？

ジムでトレーニングを頻繁に行っている人は規則的にこの運動を毎日のコアマッスル群のトレーニングとして実施しているが、筆者はこの運動を「非機能的運動」と呼んでいる。

もしあなたがこの点について考えるとき、スポーツや歩行では体幹を中心とした対角線方向の運動が含まれていることに着目するとよいだろう。この対角線方向の運動は、矢状面方向と前額面方向の運動の特殊な組み合わせによってトレーニングされるため、これをすぐに理解することは難しい。

動作を基礎とした運動

インナーコアユニットは、一般的に姿勢（緊張）筋によって構成され、主に安定性に寄与する。これらのインナーコアマッスル群は低強度の収縮で効果的に脊柱や仙腸関節を安定させ、疲労を引き起こす感覚を低下させる。インナーコアマッスル群の協調性は主要な安定化筋として重要であり、アウターコアユニットの協調的参加を許容する。インナーコアユニットが有する機能は、相動筋の機能よりも重要なのである。

アウターコアユニットは、十分な力を発揮して身体を前方へ推進させるため、主に相動筋として作用する大きな筋である。アウターコアは4つの筋膜スリングから成り、骨盤の安定化に重要な役割を持つため、4つの各々のスリングはこの領域で交差している。これは仙腸関節のフォースクロージャーを補助している。

運動の機能的分類に関して、動作パターンを同定し、抵抗は個別のパターンを適応しな

ければならない。つまり、抵抗トレーニングとはすべて……運動に対して抵抗することなのである！

もし、毎日アスリートや患者によって個別的な運動が同定されれば、これらは抵抗を用いた運動の方法として考案され、安定化プロトコールを作成することができる。もし、毎日類似した収縮速度で運動が実施されるならば、この安定化プロトコールは強化されるであろう。これは単に全体的な体力のレベルを改善するだけではなく、骨盤におけるフォースクロージャーが促進され、それに続いて安定性も促進される。このとき、単に筋横断面積が増加するのではなく、その運動は目的と機能を持つことになるだろう。

反復回数とセット数

アウターやインナーコアのトレーニングプログラムを開始する前に、反復回数とセット数の意味を理解することは重要である。

定 義

反復回数（rep）とは、運動における反復すべき回数である。セット回数とは、連続すべき反復運動の回数を示す。

あなたは例えば、12回3セットをベンチプレスマシンで行ったというコメントを聞いたとする。これは12回連続でベンチプレス運動を行って休憩するというもので、それをさらにあと2回繰り返すということである。

これは運動を何回連続し、何セット行うべきかということを示しており、反復運動の実施に必要な患者またはアスリートに求められるトレーニングの量的付加が適切に設定されるべきである。本書の目的は、アウターコアユニットの活動を通して骨盤の好ましい機能をより高めることなので、あなたの患者またはアスリートがスポーツ動作と同様、日常生活での活動が行えることを思い出してほしい。筆者は、各々の運動は12回を1～2セットの間で実施することを運動開始時の運動量として提案する。

また、どのようなトレーニングプログラムでもワークアウトを進めることは必要であることも留意してほしい。例えば患者またはアスリートは、筆者が選択した重要であると考えた2、3の運動を開始し、それらの運動が10回2セットと十分な量であったとしよう。彼らがこの運動方法も比較的簡単になってきたと感じたとき、それは次のステージへ進むときである。これは1週間後かもしれないし、それより先、おそらく3～4週間後かもしれない。この運動は反復回数を変更し、セット間の休憩時間を少なくし、さらに別の運動を追加し、あるいは図3.16.(b)の示すようにトレーニングバンドの色を変えることによって難易度が上がる。例えば、緑色のバンドはレベル1（低強度）であり、青色のバンドはレベル2（中等度）であり、黒色のバンドはレベル3（強度）である。

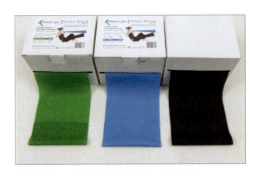

図3.16(b)　バンドの色は抵抗のレベルを示す

プログラムを進めるために、例えば反復回数の増加を患者に（10回の代わりに）12回2セット、あるいはセット間の休憩を（45秒間の代わりに）30秒間のみへ指示することがで

きる。前のトレーニングセッションがどのようなものであったかはすぐに忘れがちなので、すべてしっかり書き留めておくことを筆者は強く勧める。2～3週間以内に患者またはアスリートが簡単に12～15回、6～7セットの異なるアウターコアエクササイズが可能となることを保証する。

本章で紹介している運動は、次の運動計画の反復回数やセット数を特定するものではなく、各々の運動を正確に実施するにどのようにすれば良いかを教示するものである。巻末に「付録2：アウターコア安定化エクササイズシート」がある（p.283）。これはあなたがコピーして使用できるようにデザインされているが、アスリートや患者に（あるいはあなたの個人用に）配布してもよい。骨盤に対するリハビリテーションプログラムを実施する患者が、自分が取り組む反復回数をシートの空欄に記録することができる。

残念ながら、実際の日常生活のなかには多数（実際、無限の数）の運動が存在するため、ジムでのトレーニングプログラムに含まれている運動でまかなうことはほぼ不可能である。しかし、以下の6つのエクササイズはあらゆる筋力、安定性トレーニングを網羅し、特にアウターコアスリングのグローバル筋に焦点を当てることになるだろう。

主要な運動パターン

本章の運動は、筆者が考案した主要な運動パターンであり、一つまたはそれ以上のパターンが機能的向上、筋力向上、安定性向上トレーニングとして含まれている。治療家やトレーナーは、主要な運動パターンに応じてこれらのトレーニングを修正して適応することができる。この適合プロトコールは、あなたの担当するアスリートや患者にとって興味深く感じられ、各々の必要性や要求に対応できると同時に、より機能的な運動となるだろう。

筆者が説明したいくつかの運動は、他の運動よりもある特定のスリングを活動させることになる。しかし、各々の運動は自然と重複すると考えてよい。したがって、一つの運動で一つのスリングのみに焦点を当てることはできない。これは、筆者が説明した4つのスリングが一つ、または他の方向へ走行しており、それは特定の運動と関連している。例えば、前斜走スリング、後斜走スリングはそれぞれ主動と拮抗（互いに反対にある）に分類される。しかし、筆者はこの関係を協調である（互いに補完している）と考えている。なぜなら、あなたが前方へ歩行または走行しているとき、右手が前方へ移動し、続いて前斜走スリングが活動する。しかし、同時に左手は後方へ移動し、後斜走スリングが活動する。このように、スリングシステムは反対側と協調することになるのだ！

筆者はこの理論が以下のように説明されることを確信する。
「歩行または走行時では、すべての右手の前方移動を、左手は後方移動を、またはその逆を誘引する。あなたはその動作なしに歩行または走行することはできない」

さて、6つの主要な運動パターンは次の通りである。

1. プッシュ
2. プル
3. スクワット―屈曲から伸展
4. 回旋を伴う屈曲からの伸展
5. 片脚―立位
6. 回旋

これら各々の運動パターンは、ジムにある特殊なマシン（例：ケーブルマシンあるいはト

レーニングバンド）によって再現できる。しかし、これらは他にも筆者がこの章で説明したトレーニングバンド、コアボール、それからダンベルの使用を含む他の主要な運動でも使用される。

では、スリングパターンを用いる運動を次のセクションで見ていこう。

1. プッシュ

筆者が提案する最初の運動は、前斜走スリングを効果的にトレーニングするものである。図3.17（a）を見れば、バンド（ケーブルマシンでも代用できる）が対象者の右肩の高さに保持され、左手と左足は前方に位置していることに気づくだろう。動作については図3.17（b）に示すが、アスリートはバンドを身体の位置を超えて前方へ押し、下肢の内転筋と内腹斜筋と反対側の外腹斜筋を使用する。同時に、体幹の左回旋に誘引されて左手は後ろへ引き、続いて動作の横断面にある前斜走スリングが作用する。

1日の活動を通じてこの筋スリングは作用しているが、特に歩行、走行そして投球でよく使われる。

注意

この2つの運動をアスリートが調節することは非常に重要である。この場合、左手ではなく、右手の求心（短縮）相と遠心（延長）相を示す。さらに筆者が説明したこれらの運動を行うのに必要な安定性を提供するためには、インナーコアマッスルの活動について着目しなければならない。もしあなたがこの運動の実施に確信が持てないならば、このあらゆる種類の運動を開始する前に専門家の助言を受けてほしい。

筆者はアスリートや患者に対して運動を指導する場合、すべてのスリング運動との関連を考慮していつも以下のように話している。「あなたは運動を調節している——運動にあなたを調節させないでほしい」

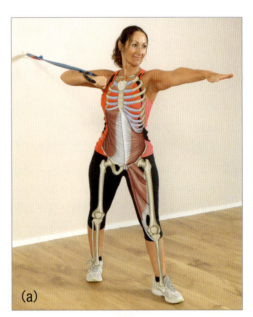

(a)

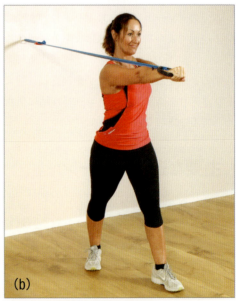

(b)

図3.17 前斜走スリング　a：開始肢位　b：最終肢位

2. プル

　この特殊な運動は後斜走スリングに対して有効な方法で、個人的に好ましいと考えている。図3.18（a）を見れば、バンドまたはケーブルがアスリートの右手の高さで保持され、左脚と左手が身体の後に位置していることが分かるだろう。運動を図3.18（b）に示す。アスリートは、広背筋、胸腰筋膜、そして反対側の大殿筋を使用し、右手のバンドは身体を越えて後方へ引かれる。同時に、体幹の右回旋に誘引されて左手は前方へ移動し、続いて動作の横断面にある後斜走スリングが作用する。

　筆者は、指導するクラスの受講生またはアスリートや患者に対して、上記の2つの運動の概要を完璧に印象づけることに留意して以下のように説明する。

「すべてのプルはプッシュであり、すべてのプッシュはプルである——どちらか一方だけしか行わないことはありえない」

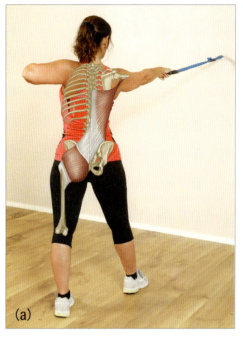

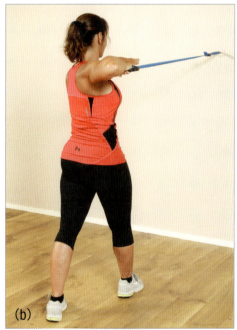

図3.18　後斜走スリング　a：開始肢位　b：最終肢位

3. スクワット──屈曲から伸展

典型的なスクワットやデッドリフトのような屈曲から伸展を行うあらゆる運動は、後斜走スリングとともに後(深)縦走スリングの作用が誘引される。

コアボールスクワット

図3.19(a)に示すように、コアボールを壁に接し、患者の腰の近くの高さになるように置く。この位置から患者の両足をやや前方に置き、肩幅に開く。それから図3.19(b)に示すように、インナーコアを活動させて、90度屈曲するまでゆっくりスクワット(遠心相)をする。施術者は図3.19(b)の矢印で示すように膝蓋骨の移動がアスリートの第2趾となり、これを越えないように指示する。次に、アスリートは2秒数えて元に戻る(求心相)。また、同時にスクワットの最終相の直前で大殿筋の収縮を行う。

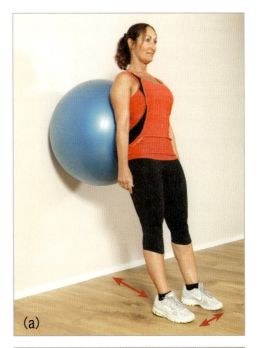

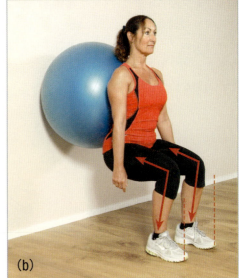

図3.19 コアボールスクワット　a:開始肢位　b:最大スクワット肢位

《応用1:重錘把持》

図3.20(a)に示す開始肢位のように、患者は両手で軽量なダンベルを把持する。スクワットの求心相は図3.20(b)に示す。

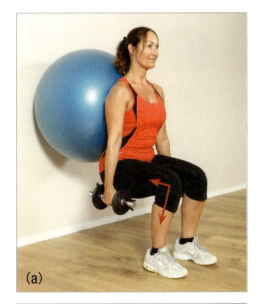

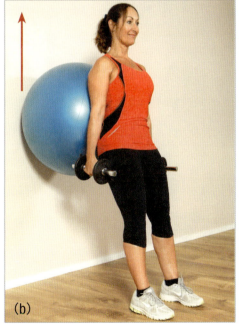

図3.20 ダンベルを把持したコアボールスクワット　a：開始肢位　b：求心相

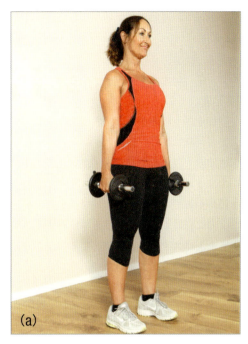

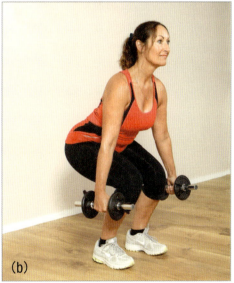

図3.21 ダンベルを把持したスクワット　a：開始肢位　b：最終肢位

《応用2：コアボールなしでの重錘把持スクワット》

応用2の開始肢位を図3.21（a）に示す。

アスリートはダンベルを両手で把持し、膝を肩幅に開く。図3.21（b）に示すようにスクワットでは膝を約90度屈曲させる。

第2趾までの想定した線を越えないように膝蓋骨を移動させることを思い出してほしい。90度屈曲位置からアスリートは元の開始肢位まで戻る。

なお、この運動はダンベルなしで行ってもよい。

4. 回旋を伴う屈曲からの伸展

　回旋を伴う屈曲からの伸展は、後斜走スリングと同様に後(深)縦走スリングの作用を誘引するのに優れた方法である。図3.22(a)に示すように、開始肢位ではアスリートは右手で把持したバンドまたはケーブルを肩の高さで前方に保持し、左手は後方に位置する。アスリートはスクワット肢位となるが、このときの膝屈曲角度はさまざまである。ここではアスリートの膝屈曲角度を45度とするが、必要に応じてその角度は選択される。

　この運動の最終肢位を図3.22(b)に示す。アスリートは、後方にあるスリングを利用してバンドを身体よりも後方へ引く。同時に左手は直立位になるとともに前方へ移動する。

　なお、図3.22(c)は最終肢位のバリエーションで、右手の位置が異なっている。アスリ

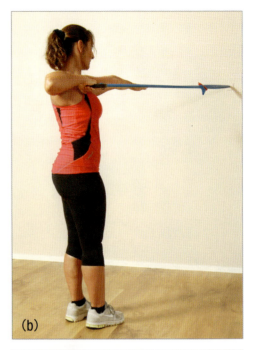

(b)

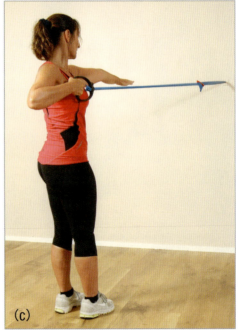

(c)

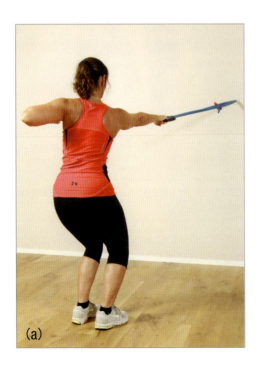

(a)

図3.22　後方(深層)縦走スリング、と後斜走スリング　a：開始肢位　b：最終肢位　c：最終肢位における左手の位置

ートのなかには、こうしたほうがやりやすい者もいる。筆者はアスリートに対して、2つの最終肢位のうちどちらか一方だけを行っても良いし、両方行っても良いと提案している。

5. 片脚——立位

　外側スリングシステムは、前額面における身体の安定性を補助する。片脚立位時では、支持している下肢の股関節外転筋群である中殿筋や小殿筋と内転筋群が、骨盤を安定させるために反対側にある大腿方形筋とともに作用している。内・外腹斜筋もまた脊柱や骨盤を固定するために協調的に作用する。外側スリングシステムの機能低下は、背部、仙腸関節、そして支持脚に対する傷害要因となる。もしあなたがこの点を考慮する場合、ほとんどのスポーツでは自然に片脚優位であることが分かるだろう。歩行時、特に走行や短距離走の場合では身体が力強い片脚の動作を通して前方へ移動するため、強力で機能的な外側スリングシステムが必要となる。この特徴的なスリングシステムは、筋骨格系の傷害の継続可能性を減らすとともに、アスリートの全体的な能力を改善し、エネルギー消費を節約するだろう。

　片脚立位に依存した動作を誘引する運動は、外側スリングを活性化させる。これについては、『強める！殿筋』（医道の日本社）の最終章で、特に外側スリングシステムにある大殿筋を活動させるための片脚立位運動について書いた。本書にも片脚立位で行う運動内容が含まれているが、前述したプッシュ動作とプル動作を行う一方で、それと同時に前方または斜走スリングにも焦点を当てている。

注意
　もし外側スリングの低下により片脚立位が困難である場合、まずは『強める！殿筋』を読むことを勧める。そうすれば、以下の運動を試みようとする前に、どのようにして大殿筋または外側スリングシステムを強化するかについてより理解できるだろう。

外側スリングと前斜走スリング

　図3.23（a）は、右手でエクササイズバンドを90度まで持ち上げて把持した片脚立位（外側スリング）を示している。左手は前方位で、身体は右へ回旋している。そのとき、アスリートは左手を後方へ引きながら右手を前方へ

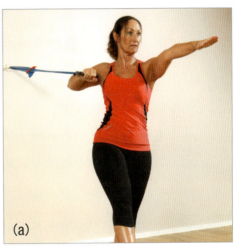

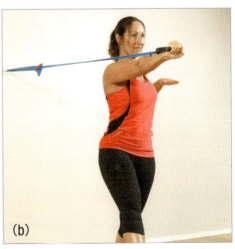

図3.23　外側スリングと前斜走スリング　a:開始肢位　b:最終肢位

押している。図3.23(b)に示すように、このとき体幹は左へ回旋し、続いて外側スリング筋を使用すると同時に前斜走システムが作用する。

外側スリングと後斜走スリング

図3.24(a)は、アスリートが片脚立位(外側スリング)となり、同時に右手を90度挙上してバンドを把持している。左手は後方に位置

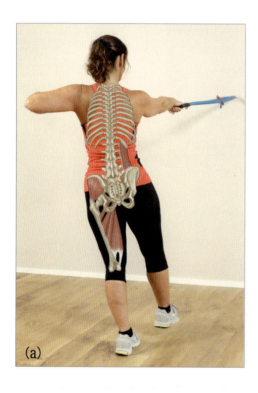

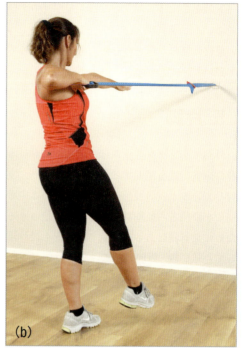

図3.24 外側スリングと後斜走スリング　a:開始肢位　b:最終肢位

し、体幹は左回旋している。続いてアスリートは右手を引いて左手を前方へ移動する。この場合、図3.24(b)が示すように体幹は右回旋する。これは外側スリングシステムを利用すると同時に後斜走システムが作用する。

6. 回旋

主要な運動で最後に紹介するのは、回旋である。これは殿筋とともに内・外腹斜筋を主に使用する。

前方回旋

図3.25(a)に示すように、肩幅に足を開いて立ち、右手でバンドを把持してインナーコアマッスルを安定させる。アスリートは、腹斜筋を使用して体幹を左回旋する(図3.25(b))。運動は手から生じるのではなく、体幹から生じるため、手はできるだけ固定する。

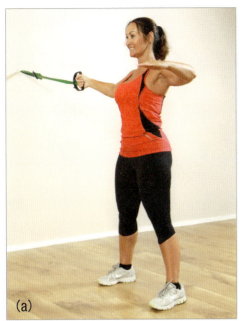

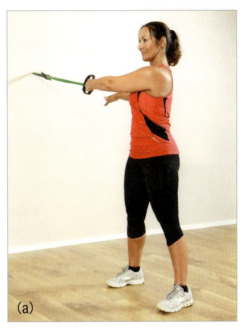

筋を使用して体幹を左回旋する（図3.26（b））。動作は手から生じるのではなく体幹から生じるため、手をできるだけ固定する。

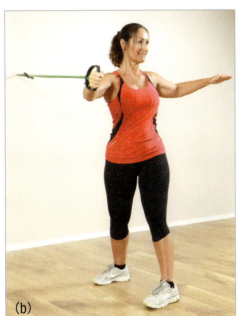

図3.25 斜走スリング──前方回旋　a：開始肢位　b：最終肢位

後方回旋

図3.26（a）に示すように、肩幅に足を開いて立ち、左手でバンドを把持してインナーコアマッスルを安定させる。アスリートは腹斜

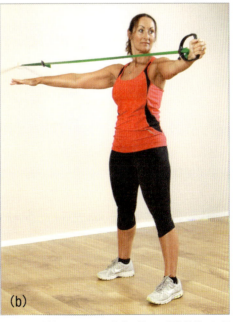

図3.26 斜走スリング──後方回旋　a：開始肢位　b：最終肢位

第3章　仙腸関節の安定性、マッスルインバランスと筋膜スリング

運動のバリエーション

これまでにアウターコア安定化プログラムの主要な6つの運動パターンを説明した。筆者は初診でアスリートまたは患者を診る場合、通常は2つの導入運動から始める。それは、すなわちプルとプッシュである。彼らに10～12回の両側運動（左プッシュ、右プッシュに続いて同様にプル）を行い、これを2～3セット（10～12回×2～3セット）繰り返す。初めは10回から開始して1～2セットとし（1日1回）、これを2～3週間の間に15回、3セットまで漸増するよう提案する。

2～3回目に患者が訪問したとき、他の運動を指示する前に彼らの動きをチェックする。このように、初めに指導したことを患者に繰り返し行ってもらう。喜ばしいことにこれが可能となれば、前述した他の運動（あるいは2つの運動内容）を新たに指示する。

まず、彼らに6つの主要な運動内容を指示したら、次に競技種目に合わせたより特殊かつ耐久性のある運動を適応する。以下の運動内容については片側の運動のみ説明しているが、当然両側で実施することになるだろう（一つの運動内容の右側は左側でも反復される）。

プッシュとプルの組み合わせ

図3.27（a）のアスリートは一方のバンドを左手で把持し、もう一つのバンドは右手で把持している。図3.27（b）では、右手でバンドを押し、左手でバンドを引くように指示されている。この運動中では、安定するためにインナーコアマッスルが活動することが推奨される。

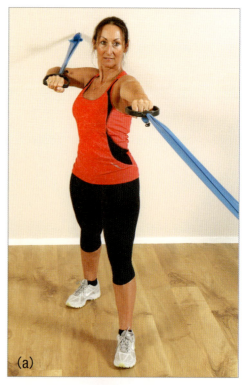
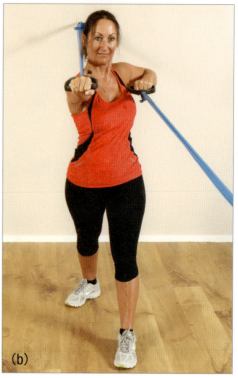

図3.27　プッシュとプルの組み合わせ　a：開始肢位　b：最終肢位

片脚立位でのプッシュとプルの組み合わせ

　これは前述した運動と同じであるが、アスリートは図3.28（a）に示すように、バンドを把持している間は片脚立位を保持して適応する。この運動は、図3.28（b）に示すように、立位を保持している間は右手を押し、左手を引いている。

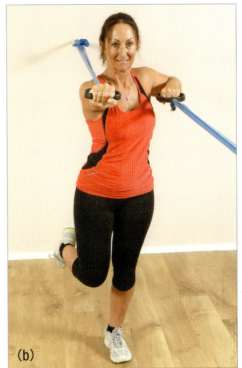

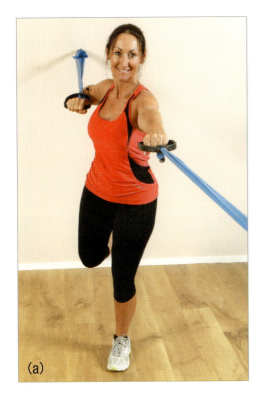

図3.28　片脚立位でのプッシュとプルの組み合わせ　a：開始肢位　b：最終肢位

ランジを伴うプッシュ

図3.29(a)に示す開始肢位では、右手は肩の高さでバンドを把持し、左手と左足は前方へ位置する。図3.29(b)に示すように、バンドを把持した手は身体よりも前方へ押し、同時にランジ運動のように左膝を屈曲するとともに左手を後方へ引く(注意:左膝は足趾の位置を越えないようにし、かつ膝蓋骨は第2趾へ向かうように行う)。

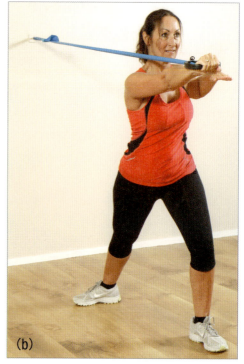

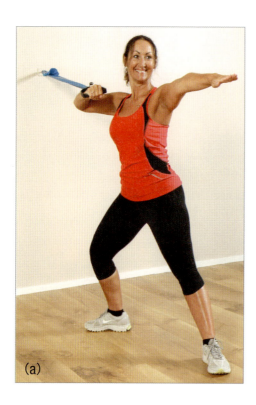

図3.29　ランジを伴うプッシュ　a:開始肢位 b:最終肢位

ランジを伴うプル

図3.30(a)に示すように、開始肢位は右手でバンドを肩の高さで把持して前方に位置する。左足は前方へ、左手は後方に位置する。図3.30(b)に示すように、バンドを後方へ引き、同時に左手を前方へ移動させるとともにランジ運動を行うように右膝を屈曲する(注意:右膝は足趾の位置を超えないようにし、かつ膝蓋骨は第2趾へ向かうようにする)。

不安定な支持面上でのプッシュ

図3.31（a）に示すように、バンドは右手で肩の高さで把持し、左手は前方へ位置する。図3.31（b）に示すように、不安定な支持面上でバランスを維持しながらバンドを身体の前方へ押し、同時に左手は後方へ移動させる。

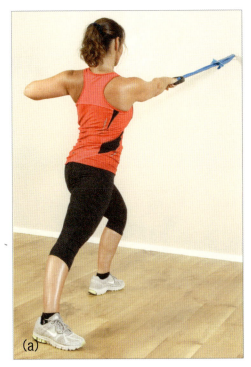

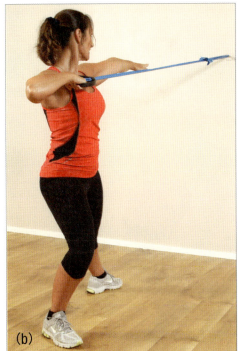

図3.30　ランジを伴うプル　a：開始肢位　b：最終肢位

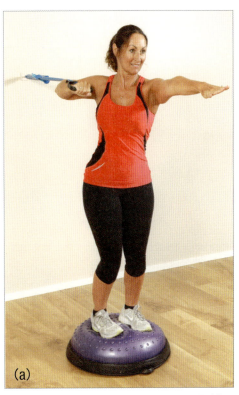

図3.31(a)　不安定な支持面上でのプッシュ。開始肢位

第3章　仙腸関節の安定性、マッスルインバランスと筋膜スリング

第3章 仙腸関節の安定性、マッスルインバランスと筋膜スリング

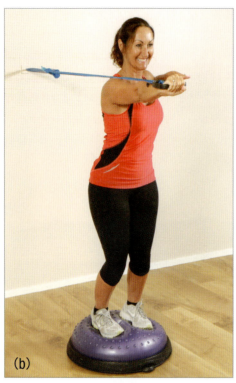

図3.31(b) 不安定な支持面上でのプッシュ。最終肢位

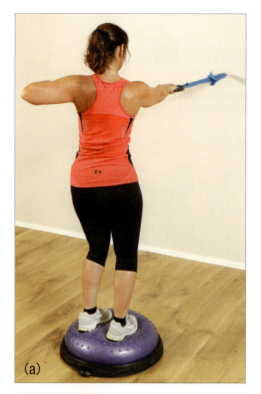

不安定な支持面上でのプル

　図3.32(a)に示すように、右手でバンドを肩の高さで把持し、左手は後方へ位置する。図3.32(b)に示すように、不安定な支持面上でバランスを維持しながらバンドを身体の後方へ引き、同時に左手は前方へ移動させる。

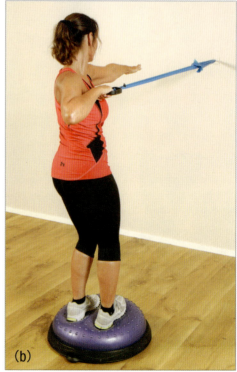

図3.32　不安定な支持面上でのプル　a：開始肢位　b：最終肢位

064

**不安定な支持面上での
回旋を伴う屈曲からの伸展**

　図3.33（a）に示すように、右手でバンドを肩の高さで把持し、左手は後方へ位置する。この間、不安定な支持面上でスクワット肢位を維持する。図3.33（b）に示すように、この不安定な支持面上でバランスを維持しながら、身体を直立位へ戻すと同時にバンドを身体の後方へ引く。

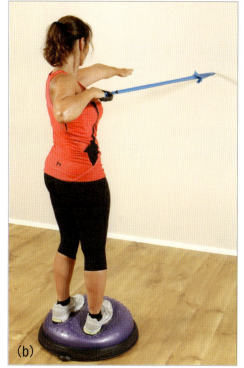
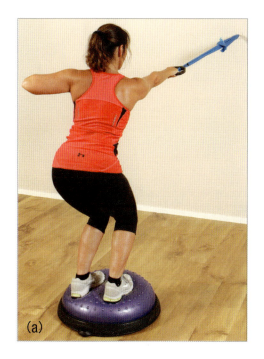

図3.33　不安定な支持面上での回旋を伴う屈曲から伸展
a：開始肢位　b：最終肢位

**手の位置が高位から低位となる屈曲
（まき割り）**

　図3.34（a）に示すように、開始肢位はバンドを両手で把持して肩の高さで把持する。図3.34（b）に示すように、スクワットを行うとともに、バンドは身体の前を横断しながら低い位置へ移動する。この運動はまき割り動作に似ている。

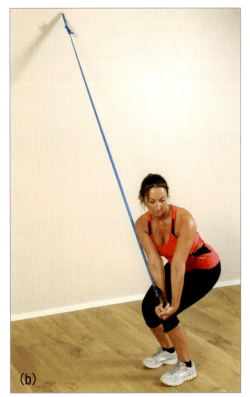

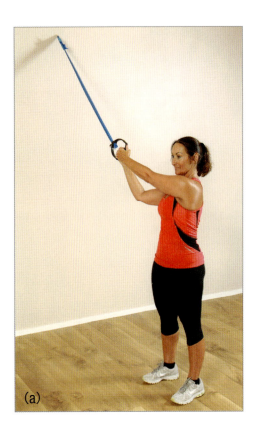

図3.34　手の位置が高位から低位となる屈曲　a：開始肢位　b：最終肢位

手の位置が低位から高位となる屈曲
（反まき割り）

図3.35（a）に示すように、スクワット肢位となり、かつ両手でバンドを肩よりも低い位置で把持する。図3.35（b）に示すように、両手が身体の前を横断しながら高い位置へ移動する。これと同時にスクワット肢位から直立位へとなる。

手の位置が低位から高位となる屈曲（片手）

体幹の回旋やスクワット肢位を組み合わせた、手の位置が低位から高位となる屈曲運動は、後斜走スリングと同様、後縦走スリングを同時に使用する優れた方法である。図3.36（a）に示すように、バンドを把持した手を前方の低い位置で保持し、左手は後方に位置する。体幹はこれに応じて左回旋する。同時にスクワット肢位となり、膝屈曲はあらゆる角度に設定できる。ここでは45度としているが、トレーニングの要求に応じてこれより大きくても小さくてもよい。図3.36（b）に示すように、体幹の前を横断するようにバンドを後上方へ引き、これと同時に体幹を右回旋させながら直立位となる。

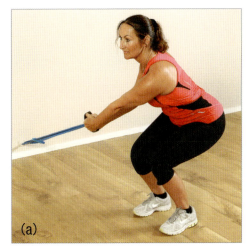

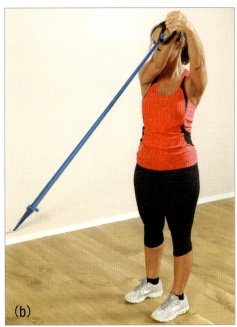

図3.35　手の位置が低位から高位となる屈曲　a：開始肢位　b：最終肢位

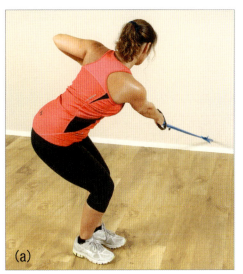

図3.36（a）　手の位置が低位から高位となる屈曲（片手）。開始肢位

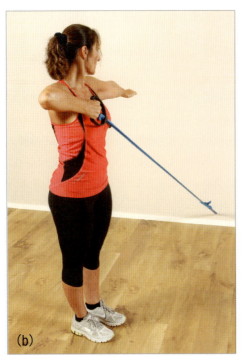

図3.36（b） 手の位置が低位から高位となる屈曲（片手）。最終肢位

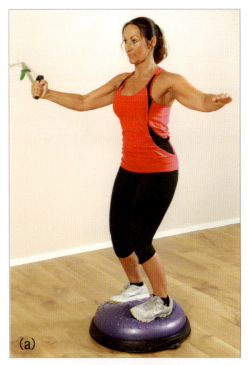

前斜走スリング──
不安定な支持面上での前方回旋

図3.37（a）に示すように、右手でバンドを把持し、インナーコアマッスルを安定させながら両足を肩幅に開いて立つ。続いて、図3.37（b）に示すように、不安定な支持面上でバランスを維持しながら体幹を左回旋する。この場合、動作は手から生じるのではなく体幹から生じるため、手は固定すべきである（後方回旋の反復運動も同様である。p.59）。

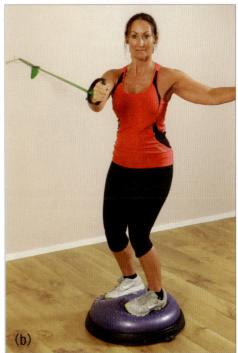

図3.37 前斜走スリング──不安定な支持面上での前方回旋　a：開始肢位　b：最終肢位

前斜走スリング——片脚立位での前方回旋

図3.38(a)に示すように、足を肩幅に開いて立ち、インナーコアマッスルを安定させながら右手でバンドを把持する。続いて、図3.38(b)に示すように、片脚立位のまま体幹を左回旋する。動作は手から起こるのではなく体幹から起こるため、手はできるだけ固定させておく（後方回旋の反復運動も同様である。p.59）。

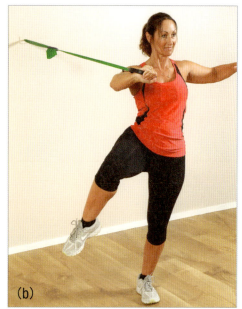

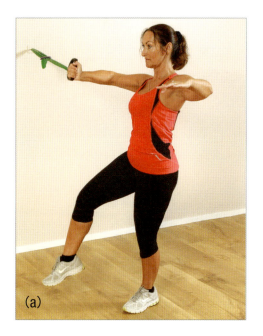

図3.38 前斜走スリング——片脚立位での前方回旋　a：開始肢位　b：最終肢位

膝立て位での回旋

図3.39（a）に示すように、アスリートはエクササイズマット上で膝立ち位となり、脚は肩幅に開く。インナーコアマッスルを安定させながらバンドを把持する。続いて図3.39（b）に示すように、膝立ち位を保持しながら体幹を右回旋する。動作は手から起こるのではなく体幹から起こるため、手はできるだけ固定させておく。

図3.40に示すように、後方回旋の反復運動も同様である。

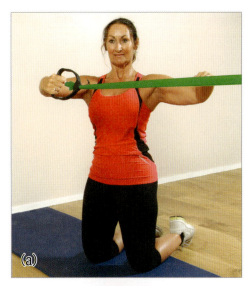

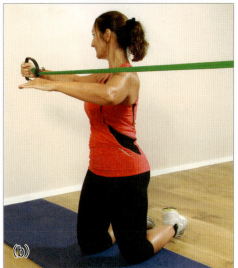

図3.40　後斜走スリング——膝立ち位での後方回旋　a：開始肢位　b：最終肢位

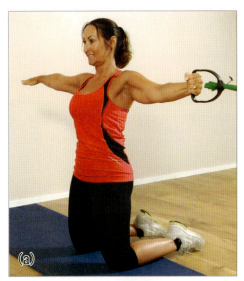

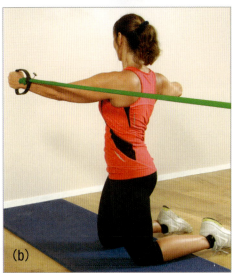

図3.39　後斜走スリング——膝立ち位での前方回旋　a：開始肢位　b：最終肢位

まとめ

　私たちの身体が安定し、力強い遠心性運動を行うためには、インナーコアユニットとアウターコアユニットが協調して機能する必要がある。インナーコアユニットの効果的な作用なしに脊柱と仙腸関節の安定性は得られない。さらに、インナーコアの収縮が相動筋（アウターコア）の収縮に対して安定した土台を提供することができなければ、筋骨格の傷害を起こしやすくなると同時に、四肢のパワーを減少させ、運動パターンの効率性を低下させる。

　小さいインナーユニット筋や脊柱の靱帯、そして脊柱と骨盤に関連した関節を保護するために良く調整されたインナーコアユニットが強力なアウターユニットシステムを作り出すが、その逆もある。

　以下の例を用いて説明させてほしい。筆者は幸運にもオックスフォード大学のボートチームと数年間活動をともにしてきた。彼らがとても平坦で穏やかな湖上でボートを漕ぐとき（主にトレーニングとして）、アウターコアユニット（相動筋）はボートを前方へ進めるために最も作用し、インナーコアユニットは比較的リラックスしている。

　筆者はスポーツオステオパスとして、現在このボートチームに所属している。ボートを漕ぎ終わった彼らに対して、いつもどのような感じ（腰部または骨盤に関して）であるかを尋ねる。ほとんどの場合、筋骨格系に関する訴えはほとんどない。しかし、毎年ロンドンのテムズ川で行われるチーム競技"tideway"のための運動では全く異なった内容となる。

この川は予測が困難なのである——水面が波立つのが特徴であり、またすぐに穏やかな水面となる。テムズ川は海からの流れがあるため、水面の状態が変化する。さらに、モーターボートが通り過ぎるときにも水面の変化に影響を与える。さまざまな環境の変化があって通常よりも水面変化が大きい場合では、ボートを漕ぐときの座面を安定させるために、通常よりもインナーコアユニットの作用が大きくなると考える。さらには、ボートを前方へ進めるためにアウターコアユニットを利用すると同時に、インナーコアユニットはボートの側方への転倒を防ぐために安定させようとする。トレーニングの最後に（腰部に関連した）同様の質問をすると、約半数がこれまでに経験した症状を発症しており、それに対する治療の必要性があると回答する。

　強力なアウターコアユニットを得るためには、まずインナーコアユニットが安定することが非常に重要であり、ボート競技者にとって傷害を受けやすい筋骨格組織は下位腰椎——多くはL4/L5あるいはL5/S1の椎間板である。

　ほとんどの競技者は、コア安定性のトレーニング方法を知っており、ある者は2種類のトレーニングを以前から行っている（主に腹筋運動とプランク運動であるが、これらは非機能的でインナーコアには効果的ではなく推奨できない）。筆者が彼らのトレーニングにかかわっている期間は、これまでベンチプレスやスクワット、ランジ運動のみを行っていた若いボート競技者に対して、まだ一般的に認知されていないインナーコアトレーニングを取り入れた。

　例えば、コックス（ボートの舵取り者）を含むボートチームメンバー（この場合、8人の競技者と1人のコックス）にバルーン上に座位となり、同じ方向を向いて一列に並び、コッ

クスは反対方向を向いて最後に座って他のメンバーと向かい合う。バルーン上に座っている間、両下肢を前のボール上に載せてインナーコアマッスルを保持しながら姿勢を安定させる。これは、両下肢を床から離すだけでも難しいので、特に困難な課題である。

　この運動の案は、水上での座位環境を想定したものである。8人（コックスを含むと9人）のボート競技者は、この姿勢から各々のインナーコアマッスルを作用させることにより安定したボートの推進ラインを維持しなければならない。もしこれが達成されたならば、バルーン上に座りながらボートを漕ぐ動作に類似した運動を取り入れることを試みるだろう。これは、楽しい内容ではないが、インナーコアマッスルの作用過程が含まれることを意識せずにインナーコアマッスルを活動させることができる、とても良い方法である。

　この運動は、アウターコアのトレーニングと同様、すべてのインナーコアユニットをトレーニングすることがいかに重要であるかを

競技者チームへ強調して伝える方法の一例に過ぎない。筆者がかかわった多くのアスリートは、見える筋だけを鍛え、見えない筋を鍛えていないのである。

注意
　本書の主題とは異なるため、ここでは多くのインナーコア運動についての解説を行っていない。本書では、特徴的な領域であるためこれまで扱われてこなかったトレーニング方法やアウターコアマッスルの安定性に対して主に焦点を当てた。個別のインナーコアを作用させる方法についての文献は数多く存在するので、もしそれについて知りたいのなら、そのなかの1冊を参照してほしい。ここで議論したいことは、筆者が取り入れたボート競技者のトレーニングにおけるいくつかのインナーコア運動についてであり、その戦略はボート競技者自身がインナーコアマッスルをトレーニングすることを意識せずに、実際にインナーコアがトレーニングされることである！

Chapter 4 | The Walking/Gait Cycle and Its Relationship to the Pelvis

第4章 歩行・歩行周期と骨盤との関係

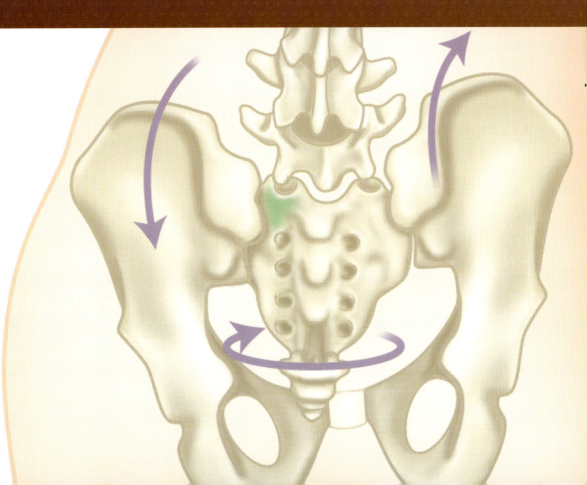

第4章 歩行・歩行周期と骨盤との関係

私たちのほとんどは身体のどこかの痛みに苦しんだり、単純に歩行によって痛みがひどくなったりするまで、正確に何がどういう仕組みで歩行ができているのかなど考えずに、当たり前のように歩行している。この章では、歩行時に正確に何が起きているか（読者自身が明らかにしたいと思っている歩行運動についての詳細）と歩行周期における骨盤および運動連鎖との関係について考察する。

歩行周期

定義

歩行周期とは、歩行または走行中の一連の事象であり、一方の足部が地面に接地してから同じ側の足部が再び地面に接地するまでを指す。

歩行周期は2つの主要な相、すなわち立脚期と遊脚期に分けられる。各歩行周期は立脚期における先行する脚のイニシャルコンタクト（踵接地とも呼ばれる）から始まり、遊脚期を経て、同じ側の脚の次の地面との接触で終了する。立脚期はさらに踵接地、立脚中期、推進期に分けられる。

人間の歩行は非常に複雑で、調整された一連の運動である。歩行周期を簡単に捉えるには、相に分けて考えることである。立脚期は各歩行周期における体重を支える部分であり、踵接地で始まり、同側の踵離地で終わる。遊脚期は足趾離地から始まり、踵接地で終わる。立脚期は一歩行周期の約60％を占め、遊脚期は約40％を占めると推定されている。

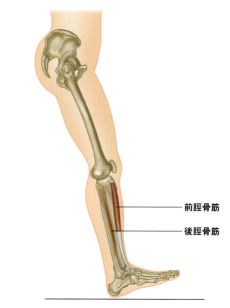

図4.2 踵接地直前の脚のポジション

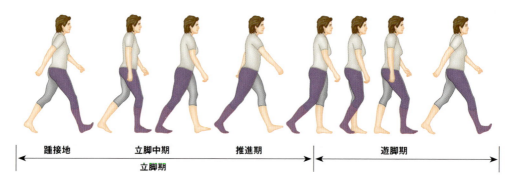

図4.1 歩行周期における立脚および遊脚期

踵接地

踵接地において、右足部が地面に接地する直前の身体の位置を考えると、右股関節は屈曲位にあり、右膝関節は伸展位、右足関節は背屈し、足部は回外位となっている（図4.2）。前脛骨筋は後脛骨筋をサポートし、足関節と足部の背屈と内返し（回外運動の一部として）位を維持する働きをする。

歩行では、踵接地の始まりにおいて約2度回外位で地面に接地する。正常な足部では、距骨下関節が約5〜6度回内位から約3〜4度回内位に動き、これが足部の「可動アダプター」として機能する。

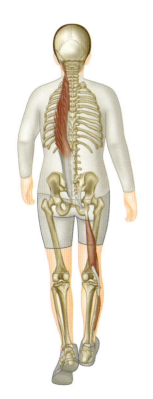

図4.3 歩行時、後（深）縦走スリングが強調されている

筋膜連結

踵接地で関節と足部が背屈および回外位になったとき、前脛骨筋（この解剖学的肢位の主動筋であり、内側楔状骨および第1中足骨に停止）は、第3章で前述した筋膜スリングのリンクシステム（p.47〜49）の一部となっている。このスリングは、前脛骨筋の起始から始まり、長腓骨筋の停止部（前脛骨筋として第1中足骨および中間楔状骨）を経由し、長腓骨筋の起始でもある腓骨頭に終わる。この骨性ランドマークは大腿二頭筋の停止でもある。

スリングは大腿二頭筋として坐骨結節に向かい、坐骨結節を経由し、仙結節靱帯に付着する。大腿二頭筋はしばしば坐骨結節というよりも仙結節靱帯に直接付着し、30％以上の大腿二頭筋は仙骨下外側角に直接付着していたという報告もある。第1章で述べたVleemingらの研究（1989a）によれば、対象の50％で仙結節靱帯の一部が大腿二頭筋長頭とつながっていたと報告されている（p.19）。

このスリングは仙結節靱帯に続き、仙骨の下方に位置する下外側角に筋膜接続し、反対側の多裂筋および後頭骨につながる脊柱起立筋に接続する。この筋膜スリングは後（深）縦走スリングとして知られている（図4.3）。

踵接地期では、踵接地する直前にもかかわらず、足関節背屈（前脛骨筋収縮による）によって大腿二頭筋と長腓骨筋の収縮が同時に誘発される。大腿二頭筋の収縮は腓骨頭に付着する長腓骨筋と連携しており、大腿二頭筋の収縮力の約18％の力が長腓骨筋に伝達されるという報告もある。この同時収縮は、胸腰筋膜を巻き上げ、下肢の安定化を図るための

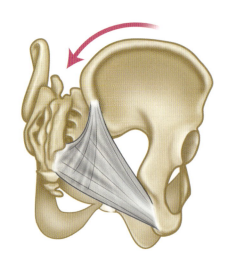

図4.4(a) 右寛骨の後方回旋により仙結節靱帯が伸張されている

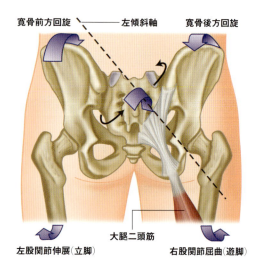

図4.4(c) 右寛骨後方回旋―左寛骨前方回旋、仙骨左捻転　左傾斜軸上回旋

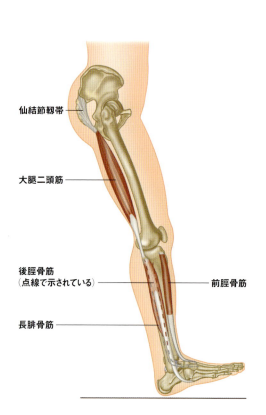

図4.4(b) 踵接地直前で、大腿二頭筋および仙結節靱帯が伸張されている

機構とされているが、結果としては、続く推進期で解放される必要な運動エネルギーの充填を行っている。

　筋膜が伸張された後(深)縦走スリングによって増加した伸張は大腿二頭筋を経由し、仙結節靱帯に集中する(図4.4(b))。この結合は仙腸関節の動的安定化機構を補助する。簡単に述べると、歩行周期における荷重期のための仙腸関節のセルフロッキングと骨盤の安定化を図っている。遊脚期の間に右腸骨が後方回旋し(図4.4(a)～(c))、仙結節靱帯が伸長されることによって仙腸関節のフォースクロージャーが働いていることが分かる。

　また、図4.4(c)を参照すると、右寛骨後傾運動と同様に大腿二頭筋の収縮によって、右の仙結節靱帯が伸長される。同時に左寛骨は前方回旋し、仙骨は左傾斜軸上で左捻転、つまり前方回旋する。この腰椎骨盤複合体の特殊な動きは、右踵接地のたびに必ず起こる。

　次の相では、立って次の動きへとゆっくりと進むことにより、正常歩行で何が起こっているのかを理解することができる。前述した

ように、踵接地の直前では股関節屈曲、膝関節伸展、足関節背屈し、足部は回外する。前脛骨筋および後脛骨筋は足関節と足部のこの位置を維持し、さらにこれら2つの筋は接地の際、遠心性収縮によって距骨下関節の回内速度を制御する役割を果たしている。

右脚の踵接地から足趾離地までの間（立脚期）、骨盤が右にシフトすることによって、重心が右脚に移動する。この動きは足趾離地まで続き、この間、右寛骨は前方回旋、左寛骨は後方回旋し始める。

歩行周期が進み、立脚中期に移る。ここは、骨盤の自然な前傾と仙結節靱帯の緩みによって、ハムストリングスの緊張を緩めるところである。この時点でのフォームクロージャーは、立脚後期で徐々に失われるため、ここでの安定性は主にフォースクロージャーによって維持されている。これは立脚中期のポイントで、右側の大殿筋は左側の広背筋と協力し、右下肢の継続的な伸展運動の役割を果たしている。これら2つの筋の自動収縮は胸腰筋膜の張力を高め（後斜走スリング）、それによって右立脚中期の間の右仙腸関節に必要なフォースクロージャーを提供している。

このプロセスについてもう少し詳しく説明する。立脚中期で大殿筋の位相性の収縮が起こると、反対側の広背筋の収縮が同時に起こる。広背筋は上肢を伸展させることにより、逆回転を通して推進力を助ける。結合組織の膜である胸腰筋膜は、大殿筋と反対側の広背筋の間に位置し、この膜構造は大殿筋と広背筋の収縮によって張力が高められている。この増加した張力は、フォースクロージャーによって、立脚期の仙腸関節の安定化に役立っている。

図4.5では、踵接地直前に、反対側の上肢の屈曲によって広背筋が伸張されていることにより、大殿筋が最大限に伸張されているのが

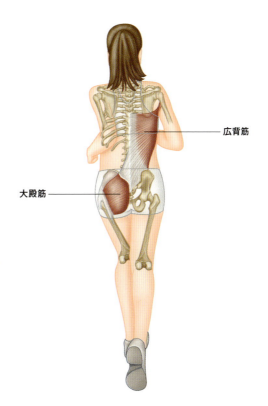

図4.5　走行時、後斜走スリングが強調されている

分かる。踵接地は歩行の推進期への移行を意味し、このときの大殿筋の収縮は、ハムストリングスの収縮に重ね合わされる。

前の段落で説明したように、大殿筋の活性化は脚を推進しながら肩を伸展している反対側の広背筋の収縮と協調して起こる。

相乗的な大殿筋および反対側の広背筋の収縮は、胸腰筋膜の緊張を作り出し、その解放が歩行に使われる筋力の補助となる。胸腰筋膜に蓄積されたエネルギーは歩行周期のエネルギーの消費を低減させるのに役立つ。Janda（1992、1996）は、大殿筋の筋力低下と不活性は歩行効率の低下をもたらすと述べている。大殿筋に連続する下肢を含む後斜走スリングは、腸脛靱帯の張力の増加に作用し、歩行における立脚期の間、膝の安定化に役立つ。

立脚中期から踵離地または推進期に進むに

つれ、足部は再回外し、回内外中間位を越え、足趾離地まで回外し続ける。足部回外の結果、立脚中期の推進局面の間、足部は接地期の間に形成された「可動アダプター」から、横足根関節が回外位にロックされた「剛体てこ」（ロックされた横足根関節の結果としてできた）に転換される。足部が足趾離地直前に剛体てことして機能することにより、身体重心がより効率的に推進される。

骨盤と仙腸関節の動き

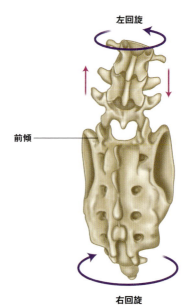

図4.6(a) 仙骨の回旋および腰椎逆回旋

次に骨盤に着目し、歩行周期の立脚中期の間の骨盤の機能について見ていく。右の寛骨の最初の後傾位から前傾運動が始まるにつれて、右の仙結節靱帯の伸張が減少し、仙骨右捻転右傾斜軸となる（第2章の骨盤と仙腸関節の動きを思い出してほしい。p.29）。言い換えれば、左仙骨底が前傾することによって、仙骨は右回旋しながら左側屈する（これは、回旋と側屈が逆となるタイプ1として知られている。第6章 p103～104）。この動きを図4.6(a)に示す。

ここで左仙骨底が前傾すると、右仙骨底は後傾し、カウンターニューテーションし仙骨右捻転右傾斜軸を伴うことも考慮する必要がある。これは右仙結節靱帯を緩める一番の要因となり、右寛骨の前方回旋運動は立脚中期の間しばらく続く。

図4.6(b)に示すように、仙骨の運動学により腰椎は左回旋し（仙骨の反対側）、右側屈（タイプ1力学）する。胸椎は右回旋（仙骨と同側）し、左側屈する。また、頚椎は右回旋し、右側屈する。頚椎のカップリングモーションはタイプ2力学に分類されているため、胸椎や腰椎とは逆になっている（タイプ2力学は、回旋と側屈が同じ方向に起こる。第6章 p.104）。

左足趾離地から左下肢が動いていくときには、左寛骨および仙骨、腰椎、胸椎は上記と同様の機序で仙骨の捻れ、回旋、側屈に沿って動くが、すべて反対方向に動くことになる。

前斜走スリングでは、図4.7に示すように、立脚下肢内転筋群は同側の内腹斜筋および対側の外腹斜筋に接続する。これらの統合された筋収縮は、立脚下肢上の体幹の安定化に役立ち、その後の踵接地に備えた最適な推進のための骨盤の前方回旋を助ける。

腹斜筋群は内転筋群と同じように、歩行周期における安定性と可動性を提供する役割を果たす。

BasmajanとDe Luca（1979）は、歩行周期における腹斜筋群と内転筋群の筋電図を同期させると、両筋（腹斜筋群と内転筋群）が、歩行周期における遊脚期の骨盤の回旋と下肢の

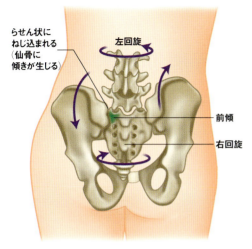

図4.6(b) 骨盤帯上で構成される仙骨の回旋および腰椎逆回旋

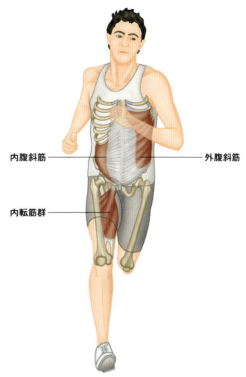

図4.7 走行時、前斜走スリングが強調されている

引きと同じように、立脚初期における安定性にも貢献することを指摘した（Inmanら〔1981〕によっても実証されている）。走行や全力疾走のように歩行速度が上がるにつれ、前斜方システムの活性化はより不可欠で重要になる。

歩行の遊脚期では単脚支持に入ることになるので、外側スリングシステムを利用する。このスリングは立脚下肢の中殿筋および小殿筋、さらに同側の内転筋群、反対側の腰方形筋に接続する。左中殿筋および内転筋群の収縮による骨盤の安定化と反対側の腰方形筋の活性化は骨盤の挙上を助け、これにより遊脚期の間、脚の通過ができるように骨盤を十分に持ち上げることが可能となる。外側スリングは前額面上での脊柱および股関節の安定化を助ける重要な役割を果たし、骨盤および体幹全体に必要な安定性に必要な役割を果たす。

外側スリングシステムは、作業中の脊柱や股関節を保護する安定性を提供するだけでなく、骨盤および体幹の全体的な安定性に必要な貢献者でもある。体幹が不安定になると、多くの仕事やスポーツ環境で必要とされるような、遊脚下肢をすばやく動かすのに必要な力を生成する能力が低下する。そのような状況下で歩行や他の機能的活動中に遊脚下肢を動かし、立脚期で立脚下肢の力を発揮すると、仙腸関節や恥骨結合を容易に損傷し、運動連鎖全体の関節機能異常を引き起こす可能性がある（Chek 1999）。

Maitland（2001）は、歩行中の適切な身体運動は、仙骨左捻転左傾斜軸と仙骨右捻転右傾斜軸に対処する仙骨の能力に影響されると述べている。ほとんどの歩行は脊柱を比較的直立し垂直にして行われているため、歩行中の背骨と仙骨が中立位であると仮定する。歩行における脊柱の側屈や回旋運動によって交互に捻れさせる方法はとても興味深く、私たちの健常な活動全般において非常に重要である。その動きは、蛇が草の上をするする滑りながらうねる動きを連想させる。蛇と人間と

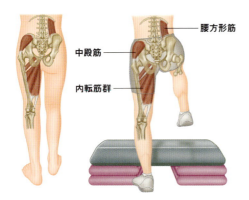

図4.8　歩行における遊脚期において、および片脚支持で外側スリングが強調されている

の大きな違いは、もちろん、人間は2本の脚を与えられたことで、蛇のように動く脊柱が失われたことである。

仙骨および歩行周期の要約

　歩行周期と仙骨背骨の特定の動きを要約すると、仙骨左斜軸上で左回旋可能であり、そこから中立位に戻る。この中立位から右斜軸上で右回旋し、再び中立位へ戻る。

　仙骨の動きは、前述した前傾運動（うなずき運動、ニューテーション）のように、その性質上前方に動く。歩行中の前傾運動は片側であり、その後、仙骨が再び中立位に戻る前に反対側の前傾運動によって仙骨が再び中立位に戻る。このプロセスは継続的に繰り返される。さまざまな研究によると、正常歩行周期において中立位を越えての仙骨の後傾運動（カウンターニューテーション）は見られない。

第5章 脚長差と関連する骨盤と運動連鎖

Chapter 5 ｜ Leg Length Discrepancy and Its Relationship to the Kinetic Chain and the Pelvis

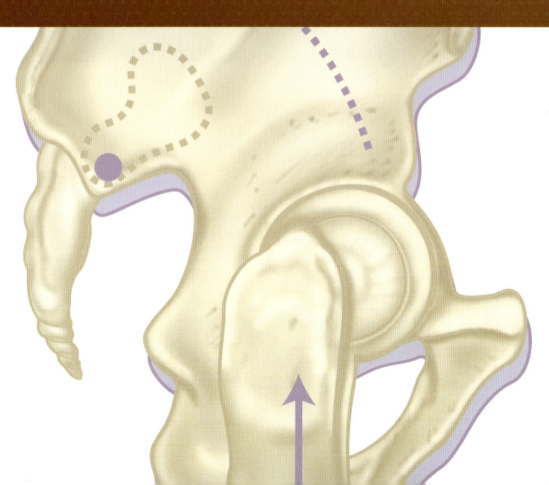

第5章 脚長差と関連する骨盤と運動連鎖

オックスフォードの筆者のクリニックを訪れる大多数の患者とアスリートは、通常、身体に痛みを呈している。最初に行うスクリーニングの一部において、患者は背中を向けた立位姿勢を取る。この姿勢で患者が骨盤傾斜を有しているか確認するために、腸骨稜の上に両手を配置する。換言すれば、図5.1で示すように左右の腸骨稜の高さの違いを評価する。すると、しばしば左右の腸骨稜の高さが異なることが分かる。これはおそらく脚長差(Leg Length discrepancy：LLD)を示しており、短脚症候群(short-leg syndrome)もしくは長脚症候群(long-leg syndrome)と言われる。

LLDは、治療家に示される大変重要な非対称姿勢だろう。この考慮すべき左右差の存在は、我々の日常的に繰り返される動作や歩行にとって大変不利益となり、骨盤や仙腸関節だけでなく姿勢全体に悪影響を及ぼす。

定 義

脚長差(LLD)は、一側の脚が他側より短い状態である。

そのLLDは実際の解剖学的なLLDなのか、見せかけのLLDなのかどうか決定しなければならない。その状態とさまざまな歩行パターンや走行力学の機能異常に結びつけて評価する。LLDは側弯症、腰痛、仙腸関節機能異常、脊柱や股関節、膝関節における骨関節炎と同様に、姿勢機能異常に関連づけられる。さらに股関節、脊椎、下肢の疲労骨折でさえ、脚長変化と関連が認められる。

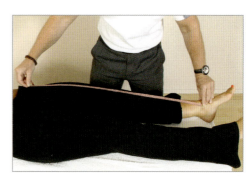

図5.2 実際の脚長測定(上前腸骨棘から脛骨内果までの長さの測定)

図5.2で示すように、実際の脚長測定は、骨盤(上前腸骨棘)から脛骨内果まで、巻き尺を用いて一般的に測定される長さである。腸骨稜の下で実際に大腿骨を触診することが困難であるため、通常、上前腸骨棘がランドマークとして使われる。この測定の前に骨盤回旋の存在を確認するために、図5.3で示すように左右の上前腸骨棘から臍までの距離を測定することは有益である。2つの測定で差が見つかった際には、再評価の前に回旋された骨盤について修正する必要がある(第13章で説明する)。

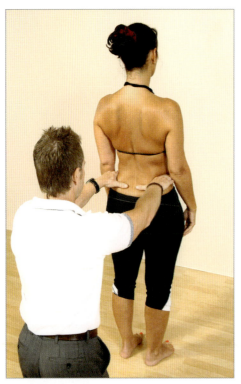

図5.1 腸骨稜の触診による脚長測定と観察

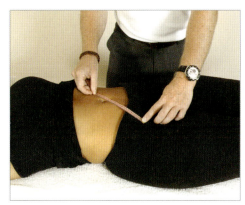

図5.3　臍―上前腸骨棘長の測定

背臥位から長座位

背臥位長座位検査は、LLDによる仙腸関節への影響を確認するために一般に用いられる。患者を背臥位にし、施術者は最初に左右2つの脛骨内果の位置関係を比較する。差の存在について、図5.5（a）で示すように確認する。

上前腸骨棘から脛骨内果まで両側の測定値が同じである場合、2つの肢の長さが事実上等しいと仮定される。一方、測定値が異なる場合には実際のLLDが存在すると仮定できる。

図5.4で示すように、見かけ上の脚長測定値は、臍から脛骨内果まで測定する。両側の測定で異なる場合、少なくとも一つは機能異常がどこかに存在すると仮定できる。その場合にはさらなる評価を必要とする。

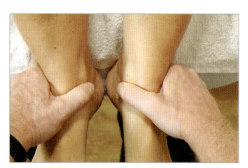

図5.5(a)　背臥位における脛骨内果（脚長）位置の触診

次に患者に身体を起こすように指示するが、その際には下肢の伸展を保つ。2つの脛骨内果の位置の変化を確認するために、図5.5（b）（c）で示すようにもう一度比較する。

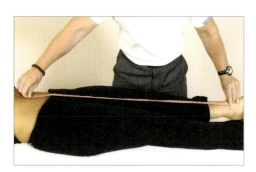

図5.4　見かけ上の脚長の測定（臍果長の測定）

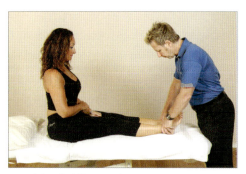

図5.5(b)　背臥位から長座位後における脛骨内果位置（脚長）の観察

第5章　脚長差と関連する骨盤と運動連鎖

083

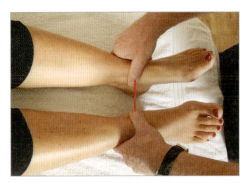

図5.5(c) 背臥位から長座位後における脛骨内果位置（脚長）のクローズアップビュー。この場合、脛骨内果は平行に見える

例えば、寛骨が後方にある場合、背臥位でより短く見えた脚は、座位に向かう動作で長くなるように見える。寛骨が前方にある場合（右側で非常に一般的）では、図5.5(d)で示すように、背臥位においてより長く見えた脚が座位に向かう動作で短縮するように見える。

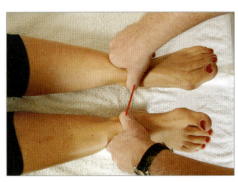

図5.5(d) 背臥位から長座位後における脛骨内果位置（脚長）のクローズアップビュー。右側の脚はより短く見え、おそらく右寛骨の前方回旋を示す

実際のLLDが存在する場合には、より長い脚は座位でも背臥位同様に長いように見えるので、明らかな変化は観察されない（これは、脚長変化に関するさらなる議論とともに第12章p.232～235で詳しく述べる）。背臥位と長座位において脛骨内果の位置に何かしらの変化がある場合、差し当たりシンプルにメモに書き留めれば十分である。

注意
この検査は、実際のLLDと仙腸骨機能異常を区別する際に役立つ。
身体を引き起こす運動は、動作に必要な力を出すことで症状を容易に悪化させることがあるので注意する。また、施術者による援助がときどき必要となる場合もある。

LLDのタイプ

LLDは3つの主要なグループに分けることができる。

1. 構造的

これは骨格系の実際（現実）の短縮である。そして、一般的に以下の4つのうちの一つに起因する。

- 先天欠損（例：先天性股関節形成不全関節）
- 手術（例：人工股関節全置換術〔THR〕）
- 外傷（例：大腿骨または脛骨の骨折）
- 疾病の作用（例：腫瘍、骨関節炎、オスグッド・シュラッター病またペルテス病）

これらの場合、当然の結果として解剖学的に下肢は延長される。小児の骨折が治癒プロセスの後、骨成長が急速になるということが長年知られており、これはもちろん解剖学的な四肢の延長である。

2. 機能的

これは足関節と足部の過回内や過回外、骨盤の傾斜、マッスルインバランス（例えば中殿筋や腹筋の弱化、もしくは股関節内転筋群や屈筋群のタイトネス）、股関節や膝関節の機能異常などのような、下半身における生体力学的な変更により生じる。

3. 特発的

明らかな所見が問診や評価プロセスのなかに存在する場合、治療家は患者のLLDの原因に関して思いつくことがあるかもしれない。とはいえ、脚長変化の原因を確認することができない場合には特発性に分類するだろう。それは何かしらの状態に起因するものでなく、単独に生じていることを意味する。

Kiapour（2012）らは、わずか0.4インチ（1cm）のLLDが仙腸関節全体の負荷を5倍増加させると推定している。

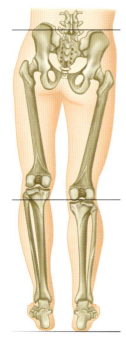

図5.6 左長脚症候群または右短脚症候群

評価

治療家は、初期の評価の際には非常に直観的でなければならない。骨盤傾斜の確認をするために、立位になった患者の腸骨稜上に手を配置するとき、治療家は骨盤偏位に気づいている必要がある。

患者の左中殿筋の弱化が認められる場合、患者の骨盤は右側に落ち込み、左方に偏位もしくは移動しているように見えることがある。これは左骨盤挙上を見せかける効果があり、結果として左下肢が延長したような自然な外観を与える。

患者がクリニックに訪れたとき、痛みがしばらく存在していたと仮定する。痛みの発生から長期間持続していたのであれば、現在慢性期にあると言える。軟部組織に慢性的な症状が発生すると、過剰代償性のメカニズムによって姿勢保持に関与する筋は短縮し、さらには固まった姿勢を保持することとなる。LLDの結果として、短縮しやすい腰椎筋が、腰方形筋である。患者を背臥位にすれば、問題を発見できるはずだ。どのようなLLDであっても左右の脛骨内果の位置から観察できるからだ。右の脛骨内果よりも左の脛骨内果が患者頭側に近く見えるとき、左下肢はより短く見える可能性がある。この見かけの短かさは、おそらく左腰方形筋の硬結による結果だろう。とはいえ、実際に患者が立位のときに左下肢がより長く見えたことを確かめる必要がある。

混乱させるかもしれないが、ひとまずこの件について引き続き考えてみよう。これは単純に患者が立位姿勢を取った場合、左中殿筋

が弱いことで骨盤が左方へ偏位する原因となり、左下肢がより長く見える（これは一例であって、腸骨稜高位には多くの潜在的な原因がある）ということであろうか？　それとも、患者が背臥位であったために、左腰方形筋が収縮を保持することで骨盤を引き上げる役割を果たし、左下肢を短く見せていたのだろうか？

次の言葉はあなたがプロセスを思い出すことを助けてくれるかもしれない。
「あなたが立位のとき、弱化した筋は正体を現すだろう」
「あなたが横になっているとき、収縮した筋は正体を現すだろう」

足部と足関節のポジション

患者がクリニックに訪れるとき、特に身体の観察で怠りがちになるのが下肢のポジションである。オステオパス、指圧師や理学療法士は毎日、背部、骨盤と仙腸骨の痛みを呈する多くの患者を診る。彼らは、患者のどの組織が痛みを生じさせる役割を果たしているのか個々に考え、確認するために骨盤や腰椎の観察、そして評価に多くの時間を費やす。とはいえ、示された痛みは症候かもしれず、痛みの原因は実際の部位から離れた他のどこかにあるかもしれない。Ida Rolf博士（Rolling soft tissue techniqueの考案者）は、次のように述べている。
「痛みのある所ばかりが問題ではない」

筆者が学生に理解してもらうために（Rolf博士の格言を考慮して）用いる、手頃な格言がある。
「痛みに関心があるのはあなたの患者である」
「施術者であるあなたは実際の痛みの原因を探索しなければならず、痛みの場所を治療するのは単純ではない」

これは、あなたの患者を評価する際に大変重要なことである。あなたは下肢、そして特に足部と足関節複合体を観察する必要がある。不完全な足部と足関節構造は、脚長と自然な骨盤位置に著しく影響するからである。患者が呈する最も頻度の高い非対称性の足部ポジションは、図5.7で示すような過回内（または扁平足）と一般に呼ばれる。

実際のLLDを呈するとき、距骨下関節を回内し内側アーチを下降することで、より長い脚を代償しようとすると広く考えられた。回内運動は tri-planar motion と呼ばれ、足部複合体の背屈、外反、外転の3つの運動から成る。回内の増加したこのポジションは、基本的には解剖学的に延長された脚を短縮するような身体の自然な代償性メカニズムである。

私たちの足底表面には、足の位置に影響す

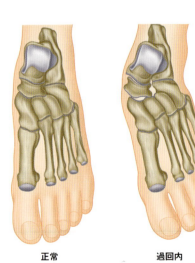

正常　　　過回内

図5.7　過回内症候群

る何千もの感覚受容器があり、かなり小さな体重移動でも代償性反応を誘発するための合図を脳に送るには十分である。反対側（短い脚）では、代償性のメカニズムにより内側弓が回外されたポジション（底屈、内反、内転のtri-planar motion）を採用する原因になる。見かけ上より短い脚を延長しようとして、代償性のメカニズムによりアーチ・ポジションを変える。解剖学的により長い脚に起因する過剰な足回内のために、下肢の内旋と対側下肢の外旋を次々に生じるので（対側足部のその後の回外が妨げられないままにされる場合）、治療家が患者を評価する際、この代償性のパターンについて調査する必要がある。

かる。反対に、図5.8（b）で示されるように、低い位置の大腿骨頭が寛骨を下降させ前下方に回旋させる。したがって、私たちが現在分かっていることは、左寛骨の後方回旋と右寛骨の前方回旋の強制の存在である。

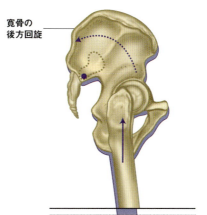

図5.8(a) 脚が長い場合の寛骨の代償性回旋

2つの寛骨の間に横たわるもの、すなわち仙骨について考える。各々に対する反対方向への寛骨の代償性回旋の結果（解剖学的LLDにより）、仙骨の運動、仙骨左捻転左傾斜軸（図5.9）がある。これは第2章（p.28）で取り上げた。

真性のLLDと骨盤との関係

もうしばらく検討のプロセスを続けよう。
今あなたは実際に左脚が長いと考えられる患者を受け持っており、背臥位と長座位で内果の位置観察から同様に左で長く、左の腸骨稜の高位と距骨下関節の代償性の回内を確認したとしよう。筆者が考察を再開する前に、ひとまずあなた自身で寛骨のポジションの影響について考察してみよう。すなわち「解剖学的に長いのだろうか」ということにについて。この代償性のメカニズムには、足から後頭まで全身の動力学的連鎖を変更する効果が同時にある。
寛骨の回旋は、代償性のメカニズムの結果としてLLDに直結する。図5.8（a）を見ると、長い脚の側において大腿骨頭が寛骨を上後方に回転するポジションへ強制されることが分

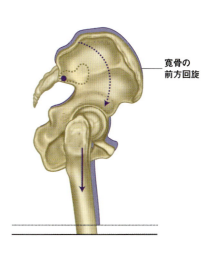

図5.8(b) 脚が短い場合の寛骨の代償性回旋

この仙骨捻転では、仙骨は左斜軸上で左回旋する。それはタイプ1の脊椎力学の支配による（回旋と側屈は反対側に連結することがFryette〔1918〕による脊柱力学の法則として確立されている。第6章で説明する）。仙椎捻転に結合する寛骨回旋の複雑さは、通常、骨盤捻転または骨盤傾斜として描写され、治療が計画される前に十分な理解を必要とする。

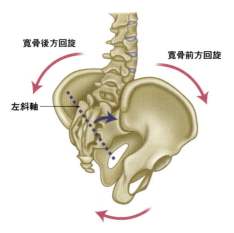

図5.9　仙骨左捻転左傾斜軸

真性のLLDと体幹頭部の関係

あなたは図5.10（a）および（b）で示されるように、高位の寛骨側である左肩が低いポジションにあることに気づくだろう。これは代償性の機能的脊柱側弯症において一般的に見られる。とはいえ、一部の研究者は「利き手傾向のパターン」の結果として考慮している。例えば、あなたが左利きである場合、左肩はより低位に見えるかもしれない。そして、あなたが右利きである場合、右肩はより低位に見えるかもしれない。筆者は、腸骨稜のレベルについてのみ利き手のパターンが影響することに同意する。特に腸骨稜と肩ポジションが非対称な位置にある場合、ある形の脊柱側弯症が存在する。

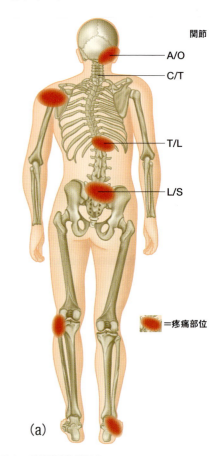

(a)

図5.10(a)　機能的脊柱側弯症

あなたは、図5.10（b）のなかで他に何を観察するだろうか？

左の腰方形筋の現象を見る場合、あなたはこの筋が左の寛骨が高位のため、短縮するポジションで保持されていると仮定する可能性がある。あなたは腰椎がより長い左脚（凹面）側の側屈と、より短い右脚（凸面）側の方へ回転することについても分かるように、この仮定は正しい。

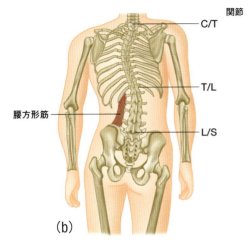

関節
C/T
T/L
腰方形筋
L/S
(b)

図5.10(b) 機能的脊柱側弯症、左腰方形筋は短く固い

上行性機能的脊柱側弯症の結果、右側の肩はより高くなる。そして、あなたは頸椎のより短い"C"カーブについて同様に気づくかもしれない。これはおそらく右側の斜角筋、胸鎖乳突筋、上部僧帽筋と肩甲挙筋の短縮が原因で、その後固まった肢位となったのだろう。このマッスルインバランスによる典型的適応は、視線レベルで真っ直ぐな頭のポジションを維持するのを助ける。環椎後頭関節のポジションを自然に適応させることを通じて、身体は常に水平を維持する。そして、これを達成するためにはあらゆる身体的変更が行われ、平行の維持と永続的な痛みにより耐え難い苦しみとなる。一般的に患者は、頭痛、活発なトリガーポイント、耳鳴、顎関節症、眼や顔の痛みの病態を呈することがある。

LLDと歩行周期

私たちが歩くとき、歩行周期パターンが実際の、もしくは見かけ上のLLDのために変更された場合、より短い脚はありのままにステップし、そしてより長い脚は一種の跳躍のような運動で補償する。それは、ステップごとに小さな凹みにはまるような自動歩行のようである。少なくとも1日に1〜1.5万歩繰り返すことを想像すると、機能異常による痛みのパターンについて潜在的原因となることは容易に予見できる。患者に歩くように依頼するとき、一般的な代償がときどき見られる。より短い側の脚において患者は爪先で歩行する傾向があり、より長い側の脚で膝関節を屈曲させる傾向があるかもしれないが、相互に依存する。

歩行周期の間、事実上の移動物である身体にとって、十分に整った対称性の身体であることは大変重要である。骨盤における寛骨のポジションが真性のLLDか、見かけ上のLLDによって姿勢が変化しているとき、あるいはどのようにして患者は痛みを呈しているときには、仙腸関節や腰椎だけでなく彼らの全身で行う代償パターンを発見することは容易である。

身体の一側に中殿筋の弱化がある場合について先述した。この弱化は、その後に生じる反対側の大腿筋膜張筋や腸脛靭帯の短縮のための潜在的な代償性パターンにつながることがある。中殿筋の弱化がある場合、患者はトレンデレンブルグ歩行もしくは代償性のトレンデレンブルグ歩行に至るだろう（本章の後半における立位バランステストを参照）。あな

たがどちらと見なすにせよ、患者は疼痛回避歩行の状態となるかもしれず、そしてそれは単に何らかの形の跛行を生じて歩くことを意味する。この代償により、時間経過とともにたった一つのものを生じさせる可能性がある。それは痛みである。

仙骨に対する LLD代償の概要

- 仙骨は一般的により長い脚のほうへ向かって回転し、より短い側の脚のほうへ向かって側屈する。
- 仙骨後傾運動（カウンターニューテーション）は同側梨状筋のスパズムに関連する。
- 仙骨前傾運動（ニューテーション）は同側中殿筋のスパズムに関連する。

腰椎に対する LLD代償の概要

- 腰椎は一般的に低位の仙骨底側より短い脚側に回転し、より長い脚側に側屈する。
- 椎間関節の圧迫による痛みは、腰椎の凹面側（側屈側）で一般的である。
- 腸腰靱帯は腰椎の凸面側で伸張され痛みを生じる可能性がある。そして、伸張された靱帯同側の鼠径部、睾丸、内側大腿の痛みに起因するとみなされる。

腸腰筋に対する LLD代償の概要

- 腸腰筋はより短い側の脚において、タイトネスが存在すると一般的に考えられる。左腸腰筋のスパズムは骨盤の右方偏位が原因となることに注意すべきであり、左

脚がより短くなっている場合に似ている。
- 腸腰筋（特に腸骨筋）は、より短い側の脚において寛骨前方回旋によって代償する原因となり得る。機能的に脚の延長を引き起こし、より長い側の脚で正反対（寛骨の後方回旋）の動きに起因することがある。
- 腸腰筋の片側性スパズム（収縮）は同側腰部の凹面（側屈）と反対側の回旋を形成し、場合によってはスパズム側と反対側に側方偏位させる。LLDや骨盤側方偏位の症例における腸腰筋の治療のために、常に腸腰筋の緊張を評価することは治療家にとって大変重要である。
- 腸腰筋スパズム痛は一般的に座位から立ち上がる際に強くなり、腸腰筋を伸張することにより痛みが減少することに気づく。

要約すると腸骨稜の高さで見るとき、LLDが存在するかどうか決定しなければならない。LLDが存在する場合、機能異常が実際の相違か機能的相違かどうかを確認しなければならず、さらに診断により代償パターンは変化する。例えば、あなたが実際の解剖学的LLDを見つける場合、図5.7または以前に説明したように、より長い脚側の寛骨は通常後方回旋する。さらに図5.5で見られるように、解剖学的により長い脚側の大腿骨と下腿は内旋し、そして長い脚側がそれ自体を短縮させるために足部は距骨下関節で回内する。同時に実際のより短い脚は、足関節を回外することで代償する。これにより、脛骨と大腿骨を外旋させ、寛骨を前方回旋させる。

過回内症候群

LLDが存在するように見える患者について、もう一つの代償モデルを見てみよう。この場合、それは機能的LLDであり、患者の見かけ上のより短い脚は距骨下関節の過回内（実際のより長い脚よりも、脚自体を短くするために距骨下関節を回内することで代償している）を示す。その結果、図5.11(a)で示すように、身体は脛骨と大腿骨の内旋を生じることで代償しようとする。これは寛骨を前方回旋（真性のLLDでは後方であり、以前説明した）する効果がある。それにより、腰痛を伴う腰椎前弯の増加を次々に引き起こすことがあり得る。

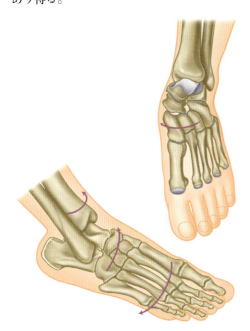

図5.11(a) 脛骨の内旋による足部の過回内

足病医によると、過回内症候群はたいてい一般的なパターンが見られるが、他の異なるパターンも存在する。それは裸足のままでいる患者で最も確認される。大きな手掛かりは、その人のアーチが他より低いか平坦であるということである。より低いアーチにおいては過回内を呈している。ときどき両側で過回内を呈する場合があるが、一側で他側よりも過回内を呈していることが一般的であり、片側は正常で反対側はより低い状態である可能性がある。

患者のアーチの下に指を1本置くことによって、簡単に状態を把握することができる。あなたの指がどの程度下に入るのか、その結果を他側と比較することに注意すべきである。それらは同じであったのか、それとも異なるのか。一方が他側に比較して、明らかに低いとき、あなたは過回内症候群患者を見つけたことになる。過回内を確認するもう一つの検査は、アキレス腱を後面より観察することである。その際、アーチの低い側におけるアキレス腱の弓状変形に注意する。

過回内症候群が足部と足関節だけでなく、同側寛骨からも生じる可能性について留意する必要がある。足部と足関節複合体が過回内するとき寛骨は通常前方回旋する。しかし私たちが違った見方をすると、寛骨の前方回旋（右側で一般的）は内側アーチを過回内されたポジションに負荷をかけていると見立てるかもしれない。これは鶏卵論争のような状況であるが、考慮されるべきことがらは、今何が生じているかである。筆者の経験において、あなたは患者の主症状を減らすために寛骨前方回旋と足部過回内を修正する必要があるかもしれない。

右足部過回内が、右寛骨前方回旋に伴う代償的な左寛骨後方回旋という最も頻度が高い病態に起因していると感じる場合、右脛骨が

距骨下関節の回内により内旋ポジションとなっている場合であっても、右足部が相対的な外旋または外転のポジションであるように見えることに注意する。これは、おそらく骨盤（左足部と比較して、回外と関連した相対的内旋もしくは内転しているように見える）の反時計回り、左回旋に起因している。上述したように、足部が外旋しているように見受けられる場合であっても、図5.11(b)で示すように脛骨全体は内旋ポジションである。

余談だが、距骨下関節が回内しているにもかかわらず、右足部が相対的な外旋もしくは外転のように見受けられるのは（右下肢で一般的に頻度が高く、脛骨は内旋ポジションで維持される）、以下の筋骨格症状において一般的である。

- 内側側副靱帯と内側ヒダ
- 鼡径部または内側大腿の痛み
- 脛骨内側ストレス症候群（シンスプリント）
- 足関節内側靱帯捻挫
- 後方足根管症候群または後脛骨神経症候群
- 足関節外側の腓腹神経の圧迫
- 膝外側コンパートメントに対する増加したQ角（外反）ストレス増加
- 膝蓋骨の外側トラッキング
- 足底筋膜炎
- 種子骨炎
- アキレス腱炎

さらに、他方の足部に比べて内旋もしくは内転と関連して距骨下関節が回外しているよ

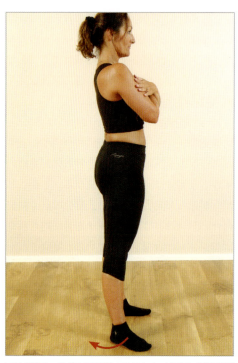

図5.11(b) 足部と足関節の外旋および外転と距骨下関節の回内（一般に右寛骨の前方回旋で見られる）

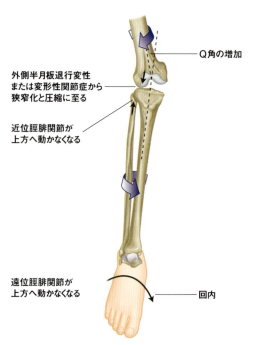

右脚のアライメント異常

図5.11(c) 脛骨の内旋と足関節足部と距骨下関節回内（一般に右寛骨前方回旋で見られる）

うに見受けられるのは（左下肢で一般的であり、脛骨は外旋ポジションで維持される）、以下の筋骨格症状において一般的である。

- 股関節外転筋の緊張や損傷
- 大転子滑液包炎
- 脛骨外側痛
- 足関節外側側副靱帯捻挫
- 外側大腿皮神経および浅腓骨神経に対する神経牽引損傷
- 膝内側コンパートメントに対する減少したQ角（内反）ストレス増加
- 外側側副靱帯の牽引
- 脛骨および中足骨の疲労骨折
- 足底筋膜炎
- モートン病
- アキレス腱炎

筆者が本章の全体を通じて言及した、両方の代償性のメカニズムは距骨下関節における回内に問題があるということが理解できただろう。とはいえ、より長い脚による実際の脚長代償は寛骨後方回旋を強いるのに反して、過回内症候群の機能的LLDは寛骨前方回旋に起因する。

あなたは、おそらく上述されたすべての情報から、動力学的連鎖を通じてたくさんのことが同時に生じていると推測することができるだろう。述べられたすべてについて、脚の長さに影響を及ぼす可能性がある。この領域について検討することはいくぶん複雑だと思うのは当然である。そして、どこから評価を開始すべきなのか、またどこから治療を計画するかについて理解することが難しいかもしれない。

上述された議論すべてにおいて、患者の症候と機能異常のジグソーパズルのなかに解決案が潜んでいる。筆者が問題を解決する鍵と呼んだものがある。それは、理学療法における難しさであるが、どこから始めるのか、どこに鍵（発現の理由）を挿入するのかを見つけることである。

筆者は長年にわたる経験から、未熟な施術者は鍵を間違った場所に再三再四挿入していると断言することができる。すなわち、患者が苦痛を感じている場所は、問題がある場所ではないのである。Ida Rolf博士の思慮深い、あの言葉を思い出してほしい！

実践的なコースに参加している理学療法士に、筆者はときどき以下のように話している。「あなたが治療セッションの間に見つけた機能異常を全部治療しなさい。機能異常はあなたを正しい治療プロセスに案内してくれる」

この言葉の後に、筆者はさらに以下を追加する。

「しかしながら、3回もしくは5回のセッショ

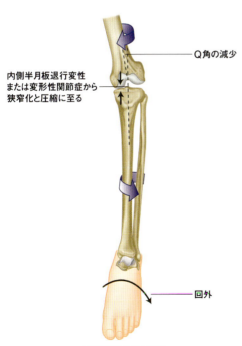

図5.11(d) 脛骨の外旋と足関節足部と距骨下関節回外（一般に寛骨後方回旋で見られる）

ンの後も患者の症候は変化しないこともある。そして施術者であるあなたは、検討したプロセスを変更したり、再評価したり、患者の身体の他の領域の可能性を期待して治療したりする。しかしそれは、あなたが初期に診察した患者の症候原因と直接的に関連しない可能性は十分にある」

LLDと殿筋の関係

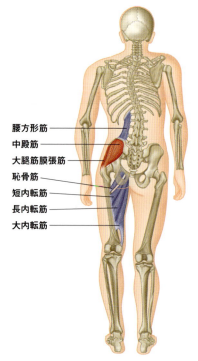

図5.12 左下肢の代償—内転筋群と腰方形筋の短縮と硬結に伴う中殿筋と大腿筋膜張筋の伸長弱化

　それではLLDは、どのように殿筋に影響を及ぼすのだろうか。あなたが代償パターンを持っているとき、（以前に説明したように）大腿骨は水平面上で回転する代償だけでなく、前額面における内転や外転の代償性メカニズムを経験する。下肢は内転したポジションを維持されるかもしれない。したがって外転筋群は伸長されることを強制され、その後弱化させられる位置となる。その間に、内転筋群は短縮された位置となり、その後固まった肢位となる。外転した位置が保持される場合には、状況は逆転する。

　図5.6を改めて参照すると、あなたは左腸骨稜が高位であるために左下肢がより長く見え、寛骨は後方回転し大腿骨は内旋、足部は回内していることが分かる。この代償においては、左下肢は内転の位置となり（図5.12）、したがって、右下肢はやや外転の位置（図5.13）で保たれる。これにより関連した領域の筋系に影響を及ぼすこととなる。これらの筋は短縮された位置や延長された位置に保たれることとなる。

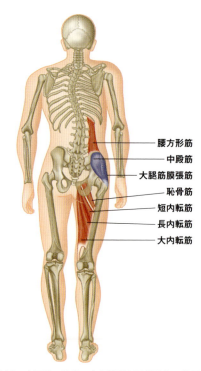

図5.13 右下肢の代償—内転筋群と腰方形筋の伸長と弱化に伴う中殿筋と大腿筋膜張筋の短縮と硬結

立位バランス検査

　患者に片脚立位となり反対側の膝を腰の高さまで上げるように指示するとき、治療家は彼らが体重を支持した片脚に移していく際の上後腸骨棘レベルを観察する必要がある。本来は、支持脚の中殿筋による良好な筋制御により支持脚（図5.14の右脚）上に彼らの体重を移すことができる。しかし、左脚の上後腸骨棘が下がる場合、左側（図5.15）は水平な状態（図5.14）よりも引き上げられている。これは反対側（右側）の中殿筋における制御がうまくできないと見なされる。彼らは歩行周期において、歩行の変更されたパターンを、図5.16で示されるように同様に生じることがある。この歩行パターンはトレンデレンブルグ歩行と呼ばれ、図5.16のなかで弱化した左中殿筋として示される。この歩行機能異常が長期間にわたって存在する場合、図5.17で示すように代償性のトレンデレンブルグ歩行に発展する可能性がある。これが生じる原因は非常に多い。しかし、原因の一つは（上述されたように）一側の内転筋の短縮によるためであり、内転させられたポジションを維持される可能性がある。この変更されたパターンは、拮抗筋に対し相互抑制の結果をもたらす。中殿筋が股関節外転筋である観点から、脚は延長した状態を維持され中殿筋が弱化するような要素を作る。

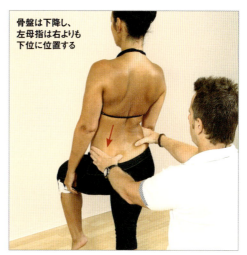

図5.15　立位バランステスト：陽性—右中殿筋の弱化、左上後腸骨棘の下降

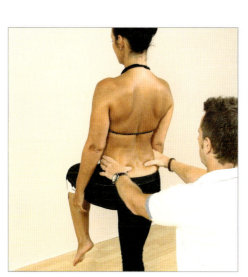

図5.14　立位バランステスト：正常

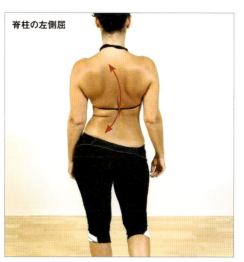

図5.16　トレンデレンブルグ歩行　左中殿筋の弱化

第5章　脚長差と関連する骨盤と運動連鎖

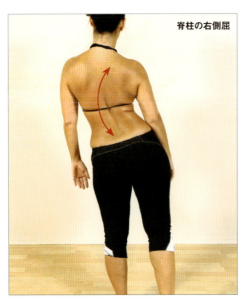

図5.17 代償性トレンデレンブルグ歩行—左中殿筋の弱化

筆者が立位バランス検査（図5.14）を指導するとき、生徒に3つのことに気をつける必要があることを伝える。

1. 上後腸骨棘の位置

第一に、上述したように、一側の脚に体重を移動するときの上後腸骨棘の位置である。

2. 骨盤の移動

第二に体重を下肢に移動したときに、患者の骨盤はどのくらいの移動が生じているか。おそらくあなたは一方に骨盤が移動することよりも、他方の中殿筋が弱化している可能性について気がつくだろう。

3. 片脚立位の安定性

第三に、患者が片脚立位を取ったときに反対側と比較してどのくらい安定しているか。あなたは、多くのアスリートが片脚立位における安定を補助なしで良好にコントロールし維持するかに驚くだろう。この片脚立位の不安定性は弱化した中殿筋に起因するかもしれないが、同様に足関節複合体における以前の損傷または外傷に起因する可能性を忘れてはいけない。したがって、特殊なポジションを制御する際に、神経固有受容器に影響を及ぼす。

Frielら（2006）は、足関節内反捻挫後の同側股関節外転筋弱化について研究を行った。その結果、股関節外転と足関節底屈が捻挫側で有意に弱いことが示された。彼らは、一側の足関節捻挫がより弱化した股関節外転（中殿筋）につながり、足関節内反捻挫のためのリハビリテーションプロトコールを開発する際、股関節外転筋を強化するためにエクササイズを提案すると結論した。

Schmitzら（2002）は、EMG研究を通して、健常被検者と同様に機能的に不安定な足関節を持つ人々が突然の足関節内反運動における中殿筋活動の増加があることを実証した。

本章を読んだ後、患者がLLDや過回内症候群、マッスルインバランスのような筋骨格機能異常を呈するとき、彼らの身体に何が生じているのかについていくらか理解できることを期待する。次の章において、筆者は脊椎の特殊な運動力学に目を向けることによって、このテーマを引き続き探求していく。

第6章 脊柱における力学の法則

Chapter 6 　The Laws of Spinal Mechanics

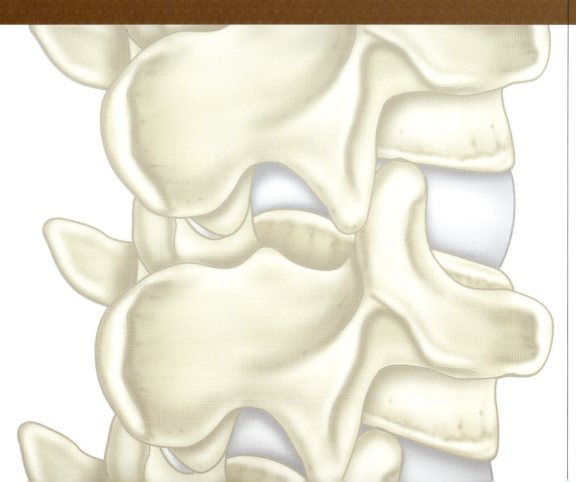

脊柱における力学
──事実または仮説？

Robert Lovett医師は、脊柱における屈曲と伸展の標準的な主要動作以外の運動連鎖を最初に確認した（Lovett 1903）。

脊柱の側屈と回旋に関しては複合運動の一部であり、分離することはできないと提唱していた。そして、彼は一平面上で曲げることができる棒は、捻じることなしに別の平面で曲げられないことを発見した。

彼の全実験で、脊柱が脊柱前弯の位置にあれば、側屈運動とは反対方向に回旋することが証明された。さらに、脊柱が後弯の位置にあれば、側屈運動と同じ方向に回旋することも明らかにした。彼は脊柱内では3つの運動だけが可能であると考えていた。すなわち、①屈曲、②伸展、③回旋を伴う側屈である。そして、側屈は脊柱の回旋に伴って起こるに違いないと結論づけた（すなわち、運動は連鎖していることを示している）。

Lovettは、連鎖している運動は関節上の2つの運動平面で発生し、主要な運動の要であることを提示した。2つ以上の運動に関しては、第二の運動を誘導せず第一の運動を生じさせることができない場合に、連鎖と判断される。つまり、脊柱の運動連鎖は椎間関節表面の形態学的形状や、連結されている靱帯、脊柱の弯曲により生じる。

1900年代初期、オステオパスのHarrison M. Fryetteは、脊柱運動のメカニズムに関する先駆的な研究結果をまとめた。彼はこのトピックの研究に長期間を費やし、最終的に1918年にアメリカのオステオパシー協会に送付して脊柱運動の原則に関する論文を発表

した（Fryette 1918）。

当初、Fryetteの論文は不十分であると受け取られ、支持されなかった。結局、彼の論文が正式に承認されるまでには長い年数を要した。

1940年代後期、Fryetteは仕事でEdward Hallにプレゼンテーションをするため、イギリスに招かれた。Fryetteは「すべてのオステオパシー病変」について述べ、脊柱運動の生体力学的見解について、それまで「Fryetteの脊柱力学の法則」が原則であると言及していたHallに深く影響をもたらした（Hallは1956年オステオパシー協会誌に最初の記事を掲載した）。

Fryetteの言葉を引用しよう。

「合理的な科学の脊柱への治療テクニックは、脊椎の生理学的運動についての詳細な知見に基盤することにより発展することができる」

脊柱の運動に関して、Stoddard（1962）はオステオパシー技術に関する彼のマニュアルで次のように述べている。

「脊柱の回旋には、常にある程度の側屈が伴う。同様に、脊椎の側屈は、ある程度の脊柱回旋を伴う」

発 想

Fryetteは1903年にLovettが行った多くの初期研究との関連について、実証した。研究方法論は、粘着ステッカーを用いた死体研究と生体内研究により構成された。粘着ステッカーは対象者の椎骨棘突起に付着した。結果は、粘着ステッカーのついた相対的な脊柱の

運動を観察することによって得られた。

吸着紙を用いたFryetteの単純観測技術から、コンピュータシミュレーション、コンピュータ断層撮影法（CTスキャン）、磁気共鳴画像法（MRIスキャン）、およびシネラジオグラフィー（特殊なムービーカメラを用いて動いている器官を診る）などの先進技術が応用されてきている近年までの研究を振り返るとき、過去50～100年間にどれほどの脊柱力学に関する研究が進んでいるかについて、そのすべてを理解することは難しい。だが、ガリウムボールとスタインマンピンを埋め込むことにより、脊椎と骨盤の動きを検出することができる。例えば100年先の未来に行けるのなら、研究と技術に関して実際の変化を知ることは非常に興味深いことであると考える。言うまでもないが、時間が経つにつれて、生体の脊柱の動きを可視化して研究することができるようになり、個々の脊柱関節運動の複雑かつ予測不可能である正確な組み合わせが脊柱の特定の領域および分節ごとに異なることが分かった。

最終的に骨盤と仙腸関節に関する特定の著書を書く以前に、脊柱運動を被験者を通して研究し、過去数年間にわたり数多くの記事と多くの著書を読んだ。徒手療法分野の専門家であると考えられる者ならば誰もが意見を述べる権利があるため、脊柱力学や運動に関しては少なからず異なる意見を持っている可能性がある。しかし、筆者が読んだことのある情報のなかには、現時点ではこの分野の研究に標準された見解が確立されていないため、実際にはいくつかの矛盾点がある。

明確に「脊椎運動の法則」または「脊椎運動の原理」と呼ぶというより、個々の脊椎および脊柱の領域における格差が実在するため、特定の運動に関する脊柱の動きを予測する真に正確なモデルは今のところ存在していない

のが現状である。

Koushik physio（2011）は、彼のウェブサイトのブログで次のように述べている。「Fryetteの研究は、長く賞賛され優れた洞察に基づくと考えられていて、オステオパシーの伝統と歴史の一部として有名であったが、法則自体はそのようにはみなされず、生理学的運動作用の説明としても有効ではなかった」

このような不確実性を抱える何人かの研究者は、なぜ100年以上も前の研究に基づく生理学的運動のモデルを促進することに固執するのか？

一方で、筆者はこれら研究者らに完全に同意もしている。おそらくFryetteの研究が古くなっているという点で同じ考え方ではある。しかし、筆者は他の研究者が彼の研究内容について述べていることについては、全く同意できない。その理由を問われれば、筆者はこう答える。「私は世界を旅する時間が多く、イギリスでもさまざまな理学療法コースを教えている。これらのコースで特に脊椎の動きに関する講義のときに、私は彼ら自身の研究に脊柱の特定の運動および骨盤靱帯や仙腸関節の生体力学について何も教えられなかったことに驚かされ、本当に私を失望させる」

これは、資格を持ち、経験豊富なオステオパス、カイロプラクター、および理学療法士の場合でさえ当てはまる。

正直なところ、最近のイギリスにおける特定の学位コースで、脊椎運動の用語をカバーする現在の基準については、全く理解できていない。筆者が確かに知っていることは、これらの学部や大学院のコースでは、この興味深い領域について学ぶのに時間がかからないということだ。しかし、自分自身の理学療法コースでは、その内容が正しく教えられてい

ないために、それらについて説明している。

現在、それゆえジレンマがある。そのジレンマとは、少なくとも筆者の生徒に脊柱運動の概念を教えなければならないときに、Fryetteの概念をもう使用しないという一部の専門家がいるなかで、100年以上の古いFryetteの概念を教えるべきなのかということである。あるいは、矛盾する可能性がある最新の研究結果を教えるのかということである。

筆者の答えは、もちろんFryetteの法則を教える、である。筆者自身の個人的な考えは次の通りだ。

筆者は一つの方法を用いて生徒に教えている。これまで述べたように、脊椎の動き方についてはFryetteの考え方の概念を使用する。少なくとも、正直に言って筆者のコースを修了した生徒（経験豊富な治療家を含む）はFryetteの法則の概念と基盤となる原則と脊椎力学の概念を実際に把握し、より良い理解を得ていると考えている。

最終的にこのコースに参加することを選んだ治療家は、喜んでFryetteの法則を適用するうえでの初歩的な基礎を身につけることになった。背部や骨盤の痛みを呈する患者とアスリートに特定の関連性があり、適用することができたと考える。当然ながら、特に現在の研究方法論および技術との関連で時間の経過とともに、状況は変化する。治療家は、経験および知識が豊富になってくると、徐々に熟練した技法を進化させることができるため、進行中の研究成果などの変化に非常によく適応できるはずである。

Gracovetskyの「脊柱における原動力理論」

Serge Gracovetsky（1988）は、彼の著書 "The Spine Engine" で脊柱運動の特定観念について詳述した。彼は運動において「主要な原動力」として脊柱をみなしており、下肢は歩行に必要な身体部分ではなく、単に「表現の道具」であり、脊柱の原動力の延長したものであると提唱した。つまり、脊柱が歩行周期中に生じる運動はてことしてではなく、軸圧縮および捻りを生じる能力があることが、歩行中の基本的な推進力であると主張した。

彼の議論においてGracovetskyは踵接地時、運動エネルギーは歩行者モデルを地面に伝えるのではなく、筋・筋膜系を効率的に伝達し、結果として脊柱が重力場で共鳴すると述べている。彼は圧縮負荷システムとして脊柱をみなさず、したがって椎間板は衝撃吸収材として考えていなかった。外側線維輪と付随する椎間関節を、空間で身体を持ち上げて推進させる張力を蓄えることができる動的抗重力トーションバネとして考えていた。さらに、椎間関節と椎間板の連動する自然な過程が、内外側の体幹筋を動かす補助として逆回旋性骨盤トルクのすべてを伝達するとも考えた。

Gracovetskyの言葉を引用しよう。
「脊椎は骨盤を駆動する原動力である。人体解剖学は作用によって生じた結果である。膝は筋骨格系の全体的な機能および目的の一部であるため、分離して検査することはできない。下肢は脊柱へ踵接地エネルギーを伝達する。それはメカニカルフィルターである。膝はそのフィルターの重要な部分であり、不適

切なエネルギー伝達は脊柱の動きに影響を与える。脊椎の機能評価は、膝における手術を評価する一部となり得る」

Lovettの初期概念に戻って考えてみる。これは、Gracovetskyの脊柱原動力「動力伝達装置」として機能する腰椎側屈回旋カップリングである。例えば左腰椎側屈は、腰椎の右回旋後に仙腸関節および骨盤を駆動させる。

筆者が今やりたいことは、第4章の議論つまり歩行周期の内容に戻り、少し違う方法でこの概念に注目することである。何人かの研究者らは、ハムストリングの大腿二頭筋が、後（深）縦走スリング（図6.1）と連動して、効果的に脊柱の原動力を起動させると考えている。大腿二頭筋は、仙腸関節におけるフォースクロージャーの作用を考慮して、脊柱の原動力を「コードを引くこと」に例えられる。この仙腸関節のフォースクロージャーは、自然と腰仙椎の骨関節靱帯組織への力の補助的な伝達の原因となる。この力は最終的に腰部脊柱起立筋の筋肉へ伝達される。

筋電図を用いた研究では、大腿二頭筋は特に歩行の遊脚後期、立脚初期に活動することが示されている。遊脚期から立脚期へ移行し、踵接地では効果的に運動連鎖を閉鎖することから、現在では大腿二頭筋は閉鎖運動連鎖と呼ばれる様式で働く。閉鎖運動連鎖において、大腿二頭筋は連鎖のなかでより近位に働き、骨盤に作用する。大腿二頭筋は、坐骨結節、仙結節靱帯、仙骨、腸骨稜、および多裂筋および腰部の脊柱起立筋を介して付着する（図6.1）。

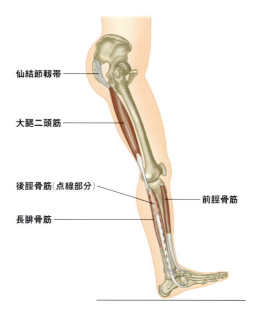

図6.1　後（深）縦走スリング

第6章　脊柱における力学の法則

踵接地時には同側の股関節と対側（反対側）の肩関節は屈曲位にあり、特に同側の大殿筋と対側の広背筋の後斜走スリング（図6.2(a)）に負荷を与える。これにより図6.2(b)が示すように、これらの動力学的に連鎖した筋間にある胸腰筋膜の表層は「スリング状」に連結し、付加的な脊柱推進力を発揮させる。

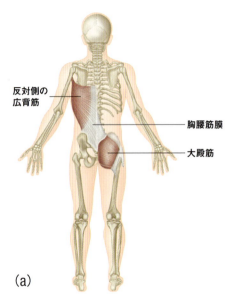

(a)

図6.2(a) 後斜走スリング

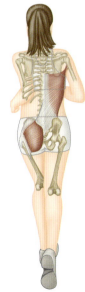

(b)

図6.2(b) 走行中に用いられた後斜走スリング

骨、関節、靱帯構造を介して伝達された力は、脊椎椎間関節のフォームクロージャーおよび腰椎回旋を誘発する。側屈モーメントに伴って、脊柱の原動力は骨盤を前方回旋するために働き始める。ここで生じた腰椎回旋は、脊椎靱帯および椎間板線維輪に弾性エネルギーを蓄積し、歩行を駆動するエネルギーを回復させる。

エネルギーを回復するには、脊柱を上から安定させなければならない。これは反対側の大殿筋および広背筋の関与によって生じる反対側の腕の振りと体幹回旋によって得られる。脊柱の結合パターンは、この力の反応を容易にするように生み出される。反対回旋は下肢からではなく脊柱から直接動員されると考えられる。

脊柱における力学の説明

特に脊柱力学の観点から異常な生理学的運動を引き起こす脊柱異常を呈しているので、それらが独特であるということを示す根拠に基づいて、ありとあらゆる患者を評価するべきである。脊柱の生理学的運動に関する以下の情報は、科学的理論ではなく実証された経験に基づいている。しかし、それは駆け出しの治療家が、多くの患者に対して触診すべきだと理解するのに有用であると考えている。

反射神経がよく、触覚的な組織の緊張感覚が発達すると、確かに脊椎の病変または現代的な用語で言うと体性脊柱機能異常を検出できるようになる。これらの機能異常は、椎骨の異常な位置を触診することにより確認でき

る。それは、椎骨周囲の軟部組織構造が異常となっている状況で、静的または動的に椎骨が機能するかにより判断できる。身体脊柱機能異常が同定され適切に治療されると、傷害された脊柱は治療アプローチが成功したかどうか再評価することができる。この全過程を臨床的に立証することができるのである。ただし、基本的な脊柱生理学的運動の基礎知識が研究され、施術者によって実践される必要がある。

Fryetteの法則は基本的に、脊柱の位置に関する3つの法則（もともと原則として知られている）から構成される。最初の2つの法則は、1918年にFryetteによって開発され、1948年にC.R. Nelsonによって第三の法則が開発された。この法則は、熟練した施術者が軸骨格内に存在する機能異常を区別するための一連の基本理念として定義されている。

最初の2つの法則は、胸椎および腰椎にのみ関連し、有効な運動は、椎間板、靱帯および関連する筋組織によって生じる力の影響を受ける。一方、Fryetteの力学に従った運動に分類されない頚椎運動は、主に椎間関節の向きによって決定される。しかし、類似しているため、Fryette同様の力学として頚椎の動きを記述することができる。

法則1:中立位における力学――タイプ1

中立位における力学は、通常の中立位に脊柱曲線を用いて、立位またはリラックスした姿位で座ることに関連する。しかし、中立位とは何か？ 脊椎力学の世界における中立位とは、一点として定義されるのではなく、体幹の重量が椎体と椎間板上にある範囲と定義され、椎間関節は働いていない状態とされる。

Fryetteは次のように述べている。

「中立位は、屈曲の開始と伸展の開始の間の位置で、椎間関節が働いていない脊椎の全範囲の位置を意味すると定義している」

これは、基本的に中立位では、椎間関節が伸展状態（閉鎖）でも屈曲状態（開放）でもなく、これらの2つの位置の間で働いていない、または休止していることを意味する。

Fryetteによれば、脊柱が中立位にあるとき、片側への側屈は反対側への回旋が付随して生じる。これはタイプ1の脊柱力学（図6.3）と呼ばれる。この法則は、一つ以上の椎骨がずれ、脊椎の屈曲または伸展によって中立位に戻らないものであり、タイプ1の脊柱機能異常として知られている。問題となる椎骨群は、連鎖した関係を証明する。片側の側屈への力が典型的な椎骨群に誘導されるとき、グループ全体が反対側に回旋する。つまり、タイプ1の脊椎力学に従う。この脊柱運動は、脊柱側弯症として知られている脊椎弯曲症に類似した凸面を形成する。

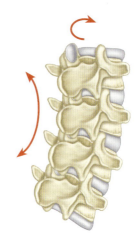

図6.3　タイプ1における脊柱力学―左側屈、右回旋

タイプ1（中立位）の機能異常は、例えばT1/T7のような脊柱群で生じ、典型的な脊柱側弯症に診られる。タイプ1における機能異常の椎骨は、タイプ2における機能異常を補う傾向があり、通常、機能異常群の開始または終了が弯曲の頂点に位置する。

タイプ1の脊柱力学から判断するもう一つの方法は次の通りである。胸椎および腰椎の中立位では、側屈は側屈する同側に凹面を形成し、回旋側（反対側）に凸面を形成する。例えば、左側屈は身体の左側に凹面を作り、右側に凸面を作る。

注意
中立位である脊柱における力学は、側屈と反対側への回旋により、Gracovetskyの脊柱力学を促進し、当然、脊柱の運動が生じる。脊柱機能異常は、「力学」（脊柱）の全体の効率を低下させる。

法則2：非中立位における力学──タイプ2

Fryetteは、脊柱が屈曲または伸展の位置にあるとき、前方または後方屈曲位（非中立位としても知られている）の立位または座位にて片側への側屈は同側への回旋を伴い、これをタイプ2と呼んでいる（図6.4）。

この第二の法則は、タイプ2の脊髄機能異常に見られる。タイプ2では一つの脊柱分節のみの動きが制限され、屈曲または伸展位においてはるかに悪化する。上述したように、この機能異常が存在するとき、同側に側屈および回旋する脊柱運動が連鎖する。

これを別の角度から見てみる。簡単に言えば、胸椎または腰椎が十分に前方または後方に弯曲している場合、単一の椎骨の側屈および回旋の連鎖動作は同じ方向に生じる。

タイプ2（非中立位）における脊柱機能異常は一般に、単一の脊柱分節において生じる。2つのタイプ2における機能異常は同時に隣接して現れることがあるが、3つ以上の発生は稀である。

法則3

Nelson（1948）によれば、運動が一平面に起こると、他の2つの平面での運動が修正（減少）される。第三の法則は、基本的に最初の2つの法則の要点を述べている。つまり、運動の一つの平面内での機能異常が、他の平面における動きを減少させる。例えば、回旋が制限されている場合には、側屈および屈曲あるいは伸展も制限される。

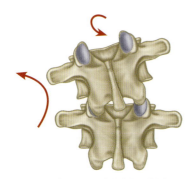

図6.4 タイプ2における脊柱力学──左側屈、左回旋

全体像を表示する

脊柱の運動を評価するとき、脊柱は通常、後方から観察する。一般的には、中立位に患者の脊柱を配置したとき、脊柱機能異常では対称的な位置は得られない。これは、椎骨群または単一の脊柱分節の機能異常が生じているからである。

患者が屈曲、伸展、側屈および回旋を基準面で行うとき、脊柱の異常な関節可動域（range of motion：ROM）を検出することが可能となる。このとき、制限されたROMがあるかどうかを確認できるはずである。

以下の部分では、各領域の特定された脊柱の機械的な運動を詳細に説明する。筆者はすでに中立位（すなわち、椎間関節が屈曲と伸展との間で働いていない状態）という言葉を説明した。したがって、この位置は中立位における力学と呼ばれる。一方、非中立位における力学の用語は、一般的に、前屈（屈曲）の脊柱位置または後屈（伸展）の脊柱位置のいずれかを指す。

1.腰椎

中立位における力学：タイプ1

片方へ側屈すると、椎体は反対側に回旋する。

非中間における力学：タイプ2

片方へ側屈すると、椎体は同側に回旋する。

規則の例外：L5

中立位力学では、片側のL5の側屈が反対側または同側に回旋しているとき（脊椎が比較的中立位にあるにもかかわらず非中立位における力学に従う）、仙骨基部の非対称性機能異常または椎間関節異常が存在するかを判定する。

2.胸椎

中立位における力学──タイプ1

片側に側屈すると、椎体は反対側に回旋する。

非中立位における力学──タイプ2

片側に側屈すると、椎体は同側に回旋する。

3.頚椎

前述したように、頚椎の動きは主に椎間関節の向きによって決まり、Fryetteの法則には当てはまらない。しかし、動きが似ているため、これらの力学はFryetteに類似していると言われている。

環椎後頭関節

環椎後頭関節は、環椎へ後頭骨がつながり、常にタイプ1のような力学に従う。片側側屈は後頭部が中立位または非中立位（屈曲または伸展）にかかわらず、後頭部が反対側に回旋する。

環軸関節 C1 / C2

環椎と軸椎の間に位置する環軸関節は主に回旋のみ作用する。中立位または非中立位の力学では、側屈動作において環椎（C1）がどちらの側にも回旋できることを示唆するいくつかの議論がある。このレベルで典型的に見られる機能異常は、主として回旋成分からなると考えられる。

第6章 脊柱における力学の法則

頚椎のC2 / C6レベルは頚椎が中立位または非中立位（屈曲または伸展）にあるかにかかわらず、側屈および回旋が常に同側に作用するという点で、タイプ2（同様）にのみ従う。

C2 / C6:中立位における力学

片側に側屈すると、すなわちタイプ2のような力学で椎体は同側に回旋する。

C2 / C6:非中立位における力学

片側に側屈すると椎体は同側に回旋する。すなわちタイプ2のような力学となる。

C7には胸椎と同様の方向を向いた椎間関節があり、この脊柱レベルはFryetteの古典的な法則に従う。

脊柱における力学: 定義

椎骨の特定の位置は、2つの異なる方法で決定される。

1.下位椎骨に対する椎骨の位置
2.下位椎骨に対する椎骨の運動制限の方向

つまり、同じ椎骨の断片は、2つの異なる視点から成ると言われる。

例えば、T4が、広範囲に右側屈、右回旋の位置に固定されているとする。これは、T4がT5の椎間関節に対して、伸展、右側屈、および右回旋で固定されていることを意味する。右T4の下部椎間関節がT5上の上位椎間関節に対して閉鎖上に固定されているためである。運動制限は、左側屈および左回旋（固定位置

とは逆）だけでなく、前方屈曲においても生じる。このタイプの機能異常はすでに説明したように、タイプ2の力学に従う。しかし、現在は脊柱の機能異常をT4伸展、回旋、右側屈、または「第4胸椎 ERS（R）」と分類する。これについては後ほど説明する。

身体の脊柱機能異常の診断に関して位置診断は、容易な動きを有する椎骨の方向に従って決定される。より詳細に見てみよう。

脊柱機能異常は、後に読めば分かると思うが、典型的には伸展位または屈曲位となると、同側あるいは反対側への回旋および側屈を伴う。

脊柱機能異常の専門用語を定義する前に、まず特定位置を確定する脊柱機能異常の存在と椎骨の動きの精査を確認する必要がある。私たちは、脊柱の3つの異なる位置、すなわち中立位、伸展位、屈曲位を患者に設定することで、評価できる。触診での椎骨の位置は、脊柱機能異常または椎間板の制限のタイプに応じて、これらの3つの位置において対称的（ある特定の高位）または非対称的（異なる高位）になる。

椎間関節の制限がない場合、脊椎を前屈すると、左右の椎間関節（下部椎骨に対して上部椎骨）が前方および上方向に滑る。逆に、脊柱を後屈すると、左右の椎間関節は下位に縮まりの位置となるために後方へ滑る。しかし、椎間関節が何らかの理由で屈曲または伸展のいずれかが制限される場合、制限する関節は特に前屈および後屈の脊髄運動を行う際に、回転軸として機能する。

これを説明するために、患者に中立位（通常は胸椎に関しては座位）を適応し、T4 / T5横突起上に左右の母指を軽く置く。数秒軽く触診して左右の横突起を比較し、非対称があるかどうかを確認する。もし非対称があるのなら、脊柱機能異常の存在を確認する。非常

に簡単な方法で、椎間関節制限を発見することができる。例えば、左母指が左の横突起を触診し、浅層を触診する（すなわち、横突起が皮膚の表面に近づくことを感じる）一方、右母指（右の横突起上）は深層を触診する（すなわち、母指は右の横突起に達するためにさらに深く進む）。これは、図6.5（c）に示すように、T4椎骨（上）がT5の下位椎骨（下）の左側に回旋したことを示す。

しかし、左の椎間関節が締まりの位置に固定されているのか、右の椎間関節が緩みの位置に固定されているのかどうか分からない。固定された締まりの位置の椎間関節、または固定された緩みの位置の椎間関節の存在を確認するために、脊柱伸展（後屈）および脊柱屈曲（前屈）の位置で横突起を触診する必要がある。

例としてT4 / T5を用いて、比較的簡単な方法でこの概念を見てみよう。すでに上述したように、患者が中立位にあるとき、左の横突起が浅層より顕著に触診され、右の横突起が深部で触診されるため、T4の椎骨が左側へ回旋する。中立位にて母指が横突起と接触したら、前屈を患者に指示する。前屈で左右の横突起がより非対称になる（片側上の横突起がより顕著になり、他側の横突起が隠微となる）。

左母指がより浅くに感じるようになると（今はそれを突起として考える）、右母指は深く（目立たないほど）感じるようになる。図6.5（i）に示すように、左椎間関節が締まりの位置となることを意味する。

もちろん、患者が前屈すると、右側の椎間関節は通常通り前方に滑るが、左側の椎間関節は後方に固定される。なぜなら左椎間関節が前屈位に正常に開くことができないため、左椎間関節が締りの位置となり回転軸を固定する。この回転は、一つは右側の椎間関節が

さらに前屈すると開き、左側の椎間関節は開くことができないため生じる。これは、左右の母指がさらに非対称に見えるからである。この場合、左母指が前屈位において、より重要となる（左側の横突起が後方に固定されているために突起が目立つ）。

左の椎間関節がすでに締まりの位置で後方に固定されており、右の椎間関節が自然な動きを続けるため、患者に伸展位置を取るように指示すると、母指は水平（対称）に触診される。したがって、図6.5（f）に示すように、横突起上の左右の母指位置は、伸展位に対称（水平）になる（左横突起上の突起は目立たなくなる）。

右椎間関節が緩みの位置にある場合の、別タイプの機能異常を考えてみる。中立位でT4 / T5の横突起を触診すると、図6.9（c）に示すように、左母指が浅層（突起）、右母指が深層で左回旋を示す。しかし、患者が脊柱を前屈すると、図6.9（i）に示すように、母指が対称となる（つまり、母指が水平位になり、突起が目立たなくなる）。対照的に、患者が脊柱を後屈すると、図6.9（f）に示すように、母指が非対称となる（つまり、対称性が伸展位で失われる。横突起上の左母指で感じる突起は目立ってくる）。左母指が実際にはより突き出して見え（突起を示す）、右母指は後屈位でより深層に移動する。もちろん、前屈位では両方の椎間関節が正常に開き、母指がこの位置で水平になる。しかし、伸展での後屈位では、右の椎間関節が緩みの位置となるため（たとえそれが左側に回旋したとしても）、生じる不動の回転軸は右の横突起を前方に固定したままとなる。後屈運動は左側をより後方に移動させるため、左横突起はさらに左回旋する。したがって、母指にて触知できる横突起は非対称となり、後屈位では左母指が右母指よりも横突起をはっきり触知できるようになる。

注意
　上記の機能異常は、緩みの位置に固定された右椎間関節に関係する。これは簡単に読むために、屈曲回旋左側屈、FRS（L）と呼ばれる。

　これらの2つの過程を覚える方法は、患者自身に役立つように、次の2つの規則を理解することである。

規則1
　前屈では、横突起がさらに顕著になる（突起が現れる）と、その側は締まりの位置で固定される。

規則2
　後屈では、横突起がより顕著になる（突起が現れる）と、反対側は緩みの位置で固定される。

　Maitland（2001）は、筆者が言及することを理解するのに役立つような、別の説明を提示している。まず、中立位での回旋を決定する。次に、回旋した椎骨の横突起に母指を当て、患者を前屈および後屈をさせ、母指で何が起こるかを感じ、観察する。
　突起（回転した椎骨の後方または突出した椎骨横突起）が消える位置を探す。Maitlandは突起が消える位置（または椎骨の減捻が起こるように見える位置）が、椎間関節が制限される位置であると呼んだ。
「前屈時に突起が消えると、椎間関節は前屈位に固定されている。これは、椎間関節が緩みの位置で固定されている（屈曲が固定されている）ことを意味する」
「後屈時に突起が消えると、椎間関節は後屈位に固定されている。これは、椎間関節が締まりの位置で固定されている（伸展が固定されている）ことを意味する」
　ここでは、治療家がクリニックで使用する

典型的な専門用語のいくつかと、患者が自分自身のクリニックで提示する脊柱機能異常パターンのいくつかの一般的な例を見ていく。できれば、この章のすべてを読み、固定された椎間関節または緩みの位置の椎間関節の存在を審議するためのすべての脊柱の位置を熟知し、腰椎での治療戦略を見つけてほしい（第13章で説明する）。しかし、評価の過程についていくつか例を挙げるが、この文章では胸椎領域の特定の治療については説明していない。しかし、第13章で示す腰椎の治療法を修正することで、胸椎の機能異常に適用することができる。

定 義

伸展回旋側屈（ERS）機能異常は、締まりの位置に固定された椎間関節（下位および上位の構成要素）を含む。それは非中立位（タイプ2）における脊柱力学の機能異常として分類される。

伸展左回旋左側屈——ERS（L）

これは、左椎間関節が締まりの位置に固定されている状況である。

ERS（L）は、図6.5（a）に示すように、伸展左回旋左側屈した位置で固定されている最上位の椎骨の向きを示している。

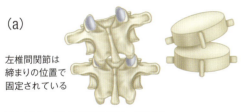

図6.5(a) 伸展左回旋左側屈—ERS（L）

2つの例が考えられる。第一に、T4は、T5の左側の締まりの位置に固定されると仮定される。第二に、L5は、S1の左側の締まりの位置に固定されると仮定する。中立位、屈曲、伸展の3つの位置でT4／T5とL5／S1のレベルを検査する。

中立位

患者を中立位にして、T4とT5の棘突起の約1横指（2.5cm）外側に置き、母指が左右の横突起を触知する（L5およびS1の椎骨に対しても同様の手順を繰り返す）。ERS（L）が存在する場合、左母指が浅い位置で横突起を触知し（浅層）、右母指は中立位でより深い位置で横突起を触知できることから（図6.5〔b〕〜〔d〕）、椎骨が左回旋していることが分かる。

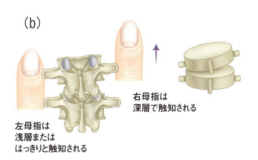

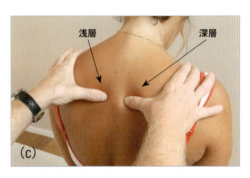

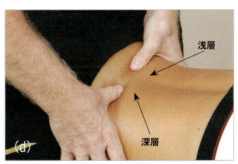

図6.5 b：中立位—左母指が浅い位置で横突起が触知でき、右母指がより深い位置で横突起が触知できることから、椎骨の左回旋を示す。 c：胸椎T4/T5。 d：腰椎L5/S1

伸展位

患者が後屈するため、母指の相対的なレベルを観察する。図6.5(e)～(g)に示すように、左右の母指が水平になっていることが分かる。

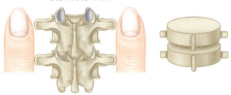

(e) 後屈位（伸展）（非中立位における力学）

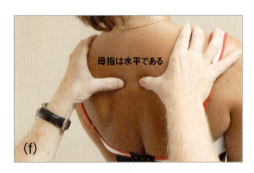

(f)

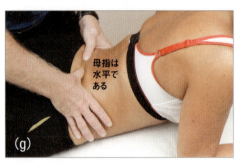

(g)

図6.5 e：伸展位—左右の母指が水平に見える。 f：胸椎T4/T5。 g：腰椎L5/S1

屈曲位

次に患者が前屈するため、母指の相対位置を観察する。次は、図6.5(h)～(j)に示すように、左母指がよりはっきりと横突起が触知され（突起が現れる）、右母指がより深い位置で横突起が触知できる。

この母指の非対称な配置は、左側の固定された閉鎖性椎間関節を示す。

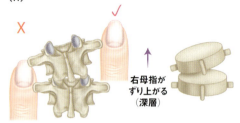

(h) 機能異常側　前屈位（屈曲）（非中立位力学）

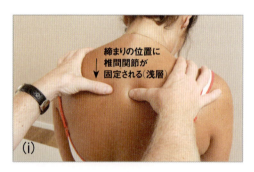

(i)

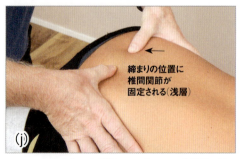

(j)

図6.5 h：屈曲位—左母指がより浅くなり、右母指が深い位置となるため、左側に固定された閉鎖性椎骨を示す。 i：胸椎T4/T5。 j：腰椎L5/S1

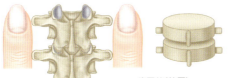
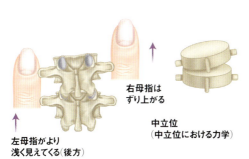
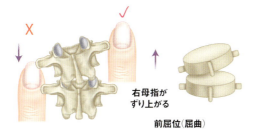

図6.6 ERS(L)の母指の位置

伸展右回旋右側屈——ERS(R)

これは、右椎間関節が締まりの位置で固定されている状況である。

図6.7(a)に示すように、ERS(R)は伸展、側屈、右回旋位で固定されている最も上位椎骨の方向を示す。

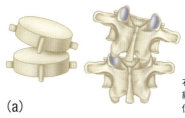

図6.7(a) 伸展右回旋右側屈——ERS(R)

2つの例が考慮される。第一にT4はT5の右側で締まりの位置に固定されており、第2にL5はS1の右側で締まりの位置に固定されていると仮定する。中立位、屈曲位、伸展位の3つのポジションでT4/T5とL5/S1レベルのテストを行う。

中立位

中立位の患者に対し、母指をT4とT5の棘突起の約1インチ（2.5cm）外側に置き、母指は左右の横突起と優しく接する（L5/S1にも行う際は、同様の過程を繰り返す）。ERS（R）では、中立位で右母指はより浅い位置で横突起を触知し、左母指はより深い位置で横突起を触知できることから、椎骨が右回旋していることを示す。（図6.7〔b〕〜〔d〕）。

伸展位

後方屈曲する患者に対して、母指の相対的なレベルを観察する。図6.7（e）〜（g）に示すように、左右の母指が水平になっていることが分かる。

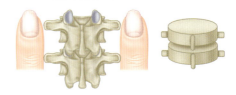

（e）　後屈位（伸展）（非中立機構）

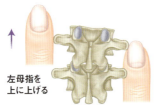

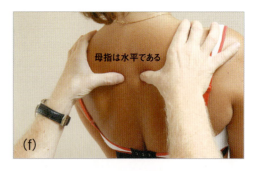

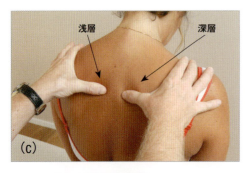

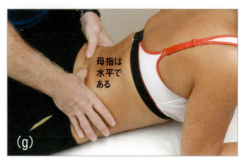

図6.7　e：伸展位—左右の母指が水平になるように見える。　f：胸椎T4/T5。　g：腰椎L5/S1

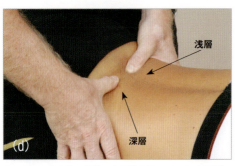

図6.7　b：中立位—脊柱の右回旋を示しており、右母指は浅い位置で横突起を触知し、左母指は深い位置で横突起を触知することができる。　c：胸椎 T4/T5。　d：腰椎 L5/S1

屈曲位

次に、患者が前方屈曲したときの母指の相対的な位置を観察する。図6.7(h)〜(j)に示すように、右母指はより目立つように、左母指はより深く移動するように見える。この母指の非対称的な配置は、開放された右椎間関節が固定されていることを示す。

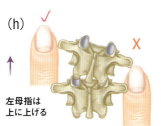

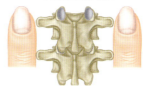

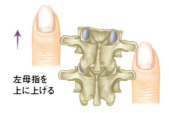

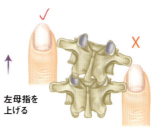

図6.8　ERS(R)の母指の位置

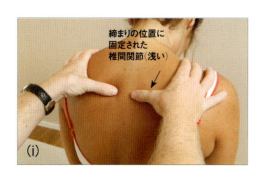

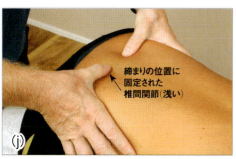

図6.7　h：屈曲位―右母指がより浅く、左母指はより深く見え、閉鎖された右椎間関節が固定されていることを示す。i：胸椎T4/T5。j：腰椎L5/S1

第6章　脊柱における力学の法則

定 義

屈曲回旋側屈（FRS）の機能異常は、緩みの位置で固定された椎間関節を含んでいる。それは非中立（タイプ2）の脊柱機構機能異常として分類される。

屈曲左回旋左側屈——FRS（L）

これは、右椎間関節が緩みの位置で固定された状況である。

右椎間関節は機能異常であるが、FRS（L）は屈曲左回旋左側屈で固定されている最も上位椎骨の方向を示していることに留意してほしい。しかし図6.9（a）に示すように、右椎間関節は開いた位置で固定さていることから、機能異常となっている。

中立位

中立位の患者に対し、母指をT4とT5の棘突起の約1インチ（2.5cm）外側に置き、母指は左右の横突起と優しく接するようにする（L5/S1にも行う際は、同様の過程を繰り返す）。FRS（L）を実施する場合、中立位で左母指はより浅い位置で横突起を触知し、右母指はより深い位置で横突起を触知できることから、椎骨が左回旋していることを示している（図6.9（b）～（d））。

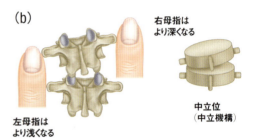

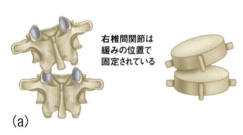

図6.9（a）　屈曲左回旋左側屈——FRS（L）

中立位、屈曲位、伸展位の3つのポジションでT4／T5、L5／S1レベルの検査を行う。

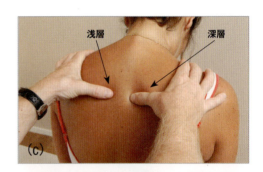

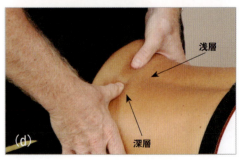

図6.9　b：中立位——左母指は浅く、右母指はより深くなり、椎骨の左回旋を示している。　c：胸椎T4/T5。　d：腰椎L5/S1

伸展位

後方屈曲した患者に対して、母指の相対的な位置を観察する。図6.9(e)～(g)で示すように、左母指はより浅くなり（指にぶつかってくる）、右母指はより深くなることが分かる。この母指の非対称的な配置は、開放された右椎間関節が固定されている状態であることを示している（左回旋に対して反対側である右椎間関節が固定されている）。

屈曲位

次に、患者が前方屈曲したときの母指の相対的な位置を観察する。図6.9(h)～(j)で示すように、左右の母指が水平になっていることが分かる。

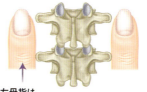

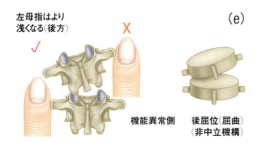

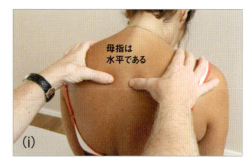

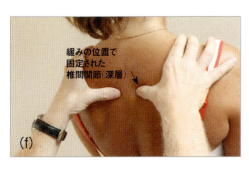

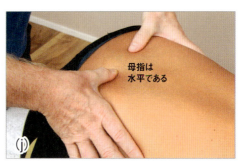

図6.9　h：屈曲位—左右の母指が水平になるように見える。　i：胸椎 T4/T5。　j：腰椎 L5/S1

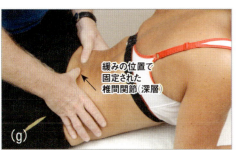

図6.9　e：伸展位—左母指はより浅くなり、右母指はより深くなるので、開放された右椎間関節が固定されていることを示している。　f：胸椎 T4/T5。　g：腰椎 L5/S1

第6章　脊柱における力学の法則

115

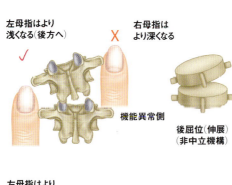
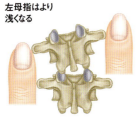

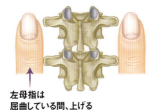

図6.10 FRS(L)の母指の位置

屈曲右回旋右側屈 ——FRS(R)

これは、左椎間関節が緩みの位置で固定されている状況である。

機能異常は左椎間関節であるが、FRS(R)は右側への屈曲回旋側屈で固定されている最も上位椎骨の方向を示していることに留意してほしい。しかし、図6.11(a)に示すように、左椎間関節は緩みの位置で固定されており、機能異常を生じている。

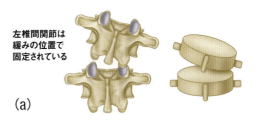

図6.11(a) 屈曲右回旋右側屈—FRS(R)

中立位、屈曲位、伸展位の3つのポジションでT4/T5とL5/S1レベルの検査を実施する。

中立位

中立位の患者に対し、母指をT4とT5の棘突起の約1インチ（2.5cm）外側に置き、母指は左右の横突起と優しく接する（L5/S1にも行う際は、同様の過程を繰り返す）。FRS（R）がある場合、中立位で左母指はより深く、右母指はより浅くなることにより、椎骨が右回旋していることを示す（図6.11〔b〕～〔d〕）。

伸展位

後屈している患者に対し、母指の相対的な位置を観察する。図6.11（e）～（g）に示すように、右母指はより浅くなり（指にぶつかってくる）、左母指はより深くなることが分かる。

この母指の非対称的な配置は、左椎間関節が緩みの位置で固定されていることを示す（右回旋に対して反対側である左椎間関節が固定されている）。

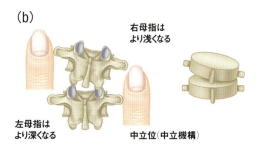

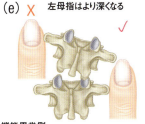

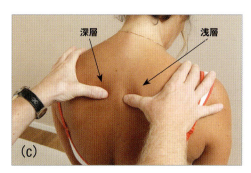

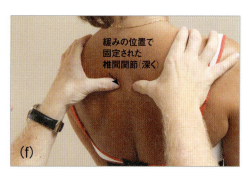

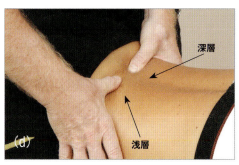

図6.11　b：中立位―右母指は浅く、左母指はより深くなり、椎骨の右回旋を示す。　c：胸椎T4/T5。　d：腰椎 L5/S1

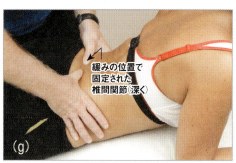

図6.11　e：伸展位―右母指はより浅くなり、左母指はより深くなり、左椎間関節が緩みの位置で固定されていることを示す。　f：胸椎T4/T5。　g：腰椎 L5/S1

屈曲位

次に、前方屈曲している患者に対し、母指の相対的な位置を観察する。図6.11(h)～(j)に示すように、左右の母指が水平であることが分かる。

(h) 母指は対称的である

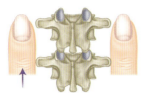

左母指は屈曲している間、上げる　　前屈位（屈曲）（非中立機構）

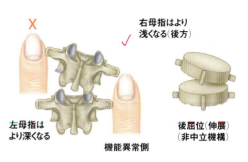

左母指はより深くなる　　機能異常側　　右母指はより浅くなる（後方）　　後屈位（伸展）（非中立機構）

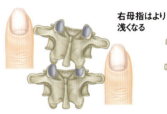

右母指はより浅くなる　　中立位（中立機構）

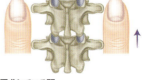

母指は対称的である　　屈曲している間、右母指を上げる　　前屈位（屈曲）（非中立機構）

図6.12　FRS(R)の母指の位置

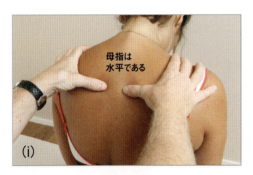

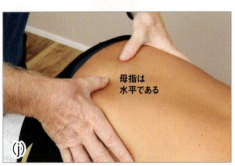

図6.11　h：屈曲位—左右の母指が水平になるように見える。 i：胸椎 T4/T5。 j：腰椎 L5/S1

定 義

典型的に、3椎体以上の椎骨の中立機構（タイプ1）機能異常において、側屈は二次的な回転成分を伴う主要な運動制限であると考慮される。

先に説明したように、この機能異常は側屈と同じ側に凹を生じ、回旋側へ凹凸を生じさせる。この機能異常のタイプは、原発性機能異常（通常、FRSまたはERSである）の結果として、代償性に生じる機能異常であると考えられる。問題の側の椎骨は、一側へ側屈し、その対側へ回旋する。

一連の中立機能異常、左回旋──NR(L)

これは少なくとも3つの椎骨を含む状況であり、右側屈と左回旋する。図6.13に示すように、左回旋は後方屈曲、中立、前方屈曲の間中、維持される。この回旋量はROMを通して少し変化する可能性があり、中立位で最大となる可能性がある。

一連の中立機能異常、右回旋──NR(R)

これは、左側屈と右回旋が少なくとも3つの椎体に関与する状況である。

図6.14に示すように、右回旋は後屈や中立、前屈の全範囲にわたって維持される。この回転量は、ROM全体にわたって少し変化する可能性があり、中立位で最大となる可能性が最も高い。

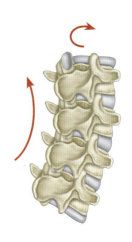

図6.14 中立機能異常─左側屈右回旋─NR(R)

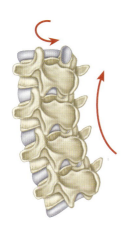

図6.13 中立機能異常─右側屈左回旋─NR(L)

第7章 マッスルエナジーテクニックと骨盤との関係

Chapter 7 Muscle Energy Techniques and Their Relationship to the Pelvis

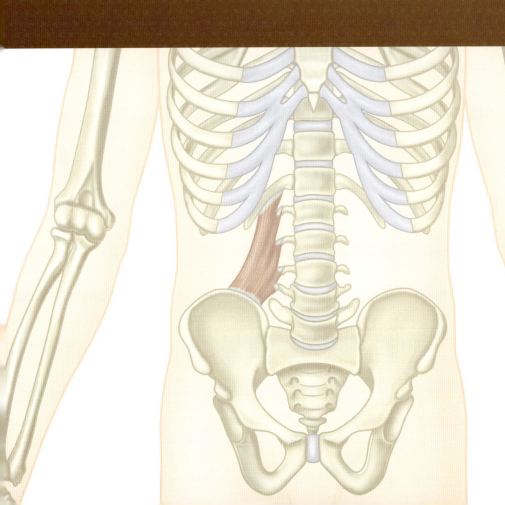

第7章 マッスルエナジーテクニックと骨盤との関係

この章では、骨盤と腰椎の機能異常を改善するための治療計画に取り組むことができる、特定のテクニックについて学ぶ。この章のテクニックは、軟部組織や脊椎関節異常を矯正するのに使用できる、最良の軟部組織テクニックの一つだと筆者は考えている。あなたはすでに、これらが何であるかを推測しているかもしれない。それは、マッスルエナジーテクニック（Muscle Energy Technique：MET）である。

この本では、仙腸関節、骨盤、および腰椎に関連する特定の機能異常を治療する方法について論じており、筆者はMETの役割について説明する必要がある。そのため、あなたはこのタイプの軟部組織治療をいつ、そしてなぜ使用するのかをよりよく理解することができるだろう。治療家は、筋をリリースや弛緩させるために、自分の身体にさまざまなテクニックのツールボックスと呼ばれるものを持ち、それは患者の身体における治癒メカニズムを促進する手助けになるだろう。1948年にFred Mitchellによって最初に表現されたMETは、そのようなツールの一つで、正しく使用されると患者の健康に大きな効果をもたらす可能性がある（METの詳細については、Gibbons〔2011〕を参照）。

定 義

マッスルエナジーテクニック（MET）は、正確に制御された位置から、特定の方向に、遠位に加えられた圧力に対して、患者の筋が必要に応じて積極的に使用される、オステオパシーの診断および治療の一形態である。

METは患者が最初に労力を提供し、施術者はプロセスを促進するだけであり、その適用方法は独特である。主要な力は患者の軟部組織（筋）の収縮を用いて、そのときにある筋骨格機能異常を矯正するために利用される。

METにおける筋収縮は制御された位置で行われ、施術者によって遠位に加えられた患者の筋収縮に対する反力である。そのため、この治療法は一般的に間接法でなく直接法テクニックとして分類される。

METの利点

生徒にMETの概念を教えるとき、筆者が強調するMETの利点の一つは柔軟性を改善するのではなく、可動域を正常化することである。これは彼らの直観に反しているように聞こえるかもしれない。筆者が言っていることは、例えばあなたの患者が頚椎を右に回旋できず、左に回旋できる限り、患者は頚椎の右回旋の制限を有しているということである。頚椎の正常な回旋可動域は80度だが、患者は70度しか右回旋できないとしよう。ここがMETを用いる部位である。硬くて制限のある筋にMETを使用した後、頚椎が80度まで回旋できるようになるだろう。そのために、患者は最大の努力を行い、あなたは頚椎をさらに右回旋させるように促した。あなたは関節可動域を正常に改善させたのである。つまり、これは厳密な意味でのストレッチではない——たとえ全体の柔軟性が改善されたとしても、正常な関節可動域まで改善しただけである。

使用されるMETのタイプおよび状況に応じて、この治療の目的は以下を含むことができる。

● 過緊張な筋における正常な筋緊張への回復

- 弱い筋の強化
- その後のストレッチのための筋の準備
- 関節可動性の改善

過緊張な筋における正常な筋緊張への回復

METの簡単なプロセスを通して、私たちは治療家として過緊張で短縮した筋を弛緩させようと試みる。もし関節可動域が制限されていると考えると、過緊張な組織の最初の評価を通じて、私たちは組織を正常化させるためにテクニックを使用できる。特定のタイプのマッサージ療法は、このリラクゼーション効果を達成するのにも役立ち、また一般的にMETはマッサージ療法と併用できる。筆者は個人的には運動とマッサージは治療家が使用できる最良のツールの一つであると考えている。

筋力低下がある筋の強化

患者は筋の伸長過程の前に収縮するよう指示されることがあり、METは弱い筋または弛緩した筋の強化に使用することができる。治療家は筋力低下している筋を収縮するよう患者に指示することで、METを調整する。METでは、治療家によって加えられた抵抗（等尺性収縮）に対して、筋を収縮させるタイミングは変えることができる。例えば、最大能力の約20～30%を5～15秒発揮する抵抗運動するよう患者に指示する。その後、反復の間に10～15秒休息し、その過程を5～8回繰り返すように指示する。この過程により、患者のパフォーマンスは時間とともに顕著に改善される。

その後のストレッチのための筋の準備

特定の状況では、あなたの患者が何のスポーツに参加するかは関節可動域の程度によって決まる。誰もが柔軟性を改善させることができ、METを用いてこの目標を達成できる。また、METの重要な効果は関節可動域を正常に改善することである。

患者の柔軟性を正常よりも改善させたい場合は、より積極的なMETアプローチが必要となる。実際には、患者の筋の能力の標準的な10～20%よりも少し強く収縮するよう指示する形で達成される。例えば、私たちは40～70%の筋力を発揮して収縮するよう患者に指示する。この強い収縮は、ゴルジ腱器官への刺激を増加させ、より多くの運動単位を発火させる。これは筋をよりリラックスさせる効果を持ち、さらに伸長させることを可能にする。

いずれにしてもMETが治療計画に組み込まれると、柔軟性プログラムが実行されるのである。

関節可動性の改善

筆者が筋力検査法を教えるとき気に入っている言葉の一つは、「硬い関節は硬い筋を引き起こし、硬い筋は硬い関節を引き起こす」である。

これは完全に正しいだろうか？

METを正しく用いたとき、最初は筋をリラックスさせることが、関節の可動性を改善するための最良の手段の一つとなる。これはあなたが骨盤で見つけた機能異常を改善するために特にMETを使用したケースであり、第13章で説明している。METの重要なポイントは患者に筋を収縮させることである。そ

第7章 マッスルエナジーテクニックと骨盤との関係

の後、弛緩期間が生じ、特定の関節内でより大きな関節可動域を達成することが可能になる。

METの生理作用

METには2つの主な効果があり、これらを2つの異なる生理学的プロセスに基づいて説明する。

- 等尺性収縮後弛緩（Post isometric relaxation：PIR）
- 相反抑制（Reciprocal inhibition：RI）

METを使用するとき、神経学的な影響が生じる。PIRおよびRIの主要な過程について議論する前に、私たちはストレッチ反射に関与する2種類の受容体について検討する必要がある。

- 筋線維の長さにおける、変化および変化の速度に敏感である筋紡錘
- 長時間の張力の変化を検出するゴルジ腱器官

筋をストレッチすることは、筋紡錘から脊髄後角細胞に伝達されるインパルスの増加を引き起こす。次に前角細胞は筋線維への運動インパルスの増加を伝達し、伸長に抵抗するための保護的な緊張を生成する。しかし、数秒後に増加した伸長は、ゴルジ腱器官内で感知され、後角細胞にインパルスを伝える。これらのインパルスは、前角細胞における運動刺激の増加に対する抑制効果を有する。この抑制効果は、運動インパルスの減少および結果としてリラクゼーションを引き起こす。これは、ゴルジ腱器官の保護的な弛緩が筋紡錘による保護的な収縮を無効にするため、筋の長時間の伸長が伸長能力を増加させることを意味する。

しかし、筋紡錘の速い伸長は筋の収縮を即時的に引き起こし、持続しないため、抑制作用はない（図7.1）。これは基本的な反射弓として知られている。

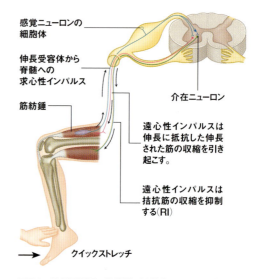

図7.1 伸長反射弓。筋紡錘を活性化するための素早い手による伸長

PIRは、等尺性収縮が持続されたとき、脊髄を介して筋自体への神経学的フィードバックから生じ、そして収縮した筋の緊張の低下を引き起こす（図7.2）。この緊張の減少はおよそ20〜25秒続き、この弛緩期間の間に組織を新しい安静時長までより容易に動かすことができるため、関節可動域を改善させる完璧な機会を得ることができる。RIを使用するとき、緊張の減少は筋の収縮に対する拮抗筋

の生理学的抑制効果に依存する（図7.2）。主動作筋を収縮させる運動ニューロンが求心性経路から興奮性インパルスを受けるとき、反対の拮抗筋の運動ニューロンは同時に抑制インパルスを受け、拮抗筋の収縮を妨げる。つまり主動作筋の収縮または伸長は、拮抗筋を弛緩または抑制を誘発しなければならないことになる。しかしながら、主動作筋の素早い伸長は同じ主動作筋の収縮を促進する。

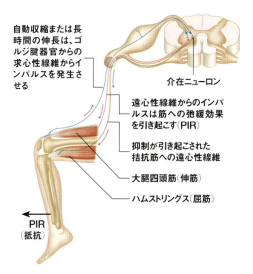

図7.2　等尺性収縮後弛緩（PIR）

　METのほとんどの応用において、最終域感を感じる位置、またはその位置のわずか手前は、METを実行するのに望ましいポジションである。明らかに、METは他のテクニックと比較して非常に軽いストレッチなので、その使用はリハビリテーションにおいてより適切である。また、筋の短縮を伴うほとんどの問題は姿勢筋に起こることに留意すべきだろう。これらの筋は主に遅筋線維で構成されているので、より軽いストレッチの形態がおそらく適切である。

MET治療

- 患者の手足を抵抗が感じられる点、すなわち最終域感を感じる位置まで動かす。それは、治療しようとしている患部における最終域感を感じるわずかに手前の位置まで柔らかくする場合、特にこれらの組織が慢性期にある場合、患者にとってより快適な状態にすることができる。

- 施術者によって加えられる抵抗に対しておよそ10～20％の筋力を発揮して、治療すべき筋（PIR）または拮抗筋（RI）を等尺性収縮するよう指示する。アプローチの方法がPIRである場合、患者は主動作筋を使用する。そして、硬くて短縮した組織を直接リリースする（後述のPIR法の例を参照すること）。

- METのRI法を用いる場合、患者に拮抗筋を等尺性収縮するよう指示する。これは硬くて短縮した組織として分類された拮抗筋とは反対の筋群（主動作筋）において弛緩効果を誘発する（後述のRI法の例を参照すること）。

- 等尺性収縮をゆっくり行い、10～12秒間持続させ、治療されている部位の疼痛が生じないように指示する。この収縮は、上記で説明したように、筋紡錘から錘内線維に影響を与え、ゴルジ腱器官に負荷を与えるために必要な時間である。これは、筋紡錘からの影響を無効にする効果があり、筋緊張を抑制する。これにより、施術者は最小限の労力で患部を新しい位置へ持っていけるようになる。

- 収縮により不快感や緊張を引き起こさない

ようにすべきである。深呼吸して完全にリラックスするように指示し、施術者は過緊張の筋を伸長する特定の関節を新しい位置に他動的に動かし、関節可動域を正常化する。

- PIRを誘発する等尺性収縮後、15 ～ 30秒の弛緩期間がある。この期間は組織を新しい安静時長に伸長するのに最適な期間になる。
- それ以上進行しなくなるまでこの過程を繰り返し（通常3 ～ 4回）、最後の静止位置にておよそ25 ～ 30秒保持する。
- 25 ～ 30秒の期間は神経系がこの新しい静止位置にロックするのに十分な時間であると考えられる。
- このタイプのテクニックは、硬く短縮した軟部組織において緊張を緩和し弛緩させるのに優れている。

RIにより、約20秒の不応期（安静時状態の回復に必要な短い期間）が生じる。しかしながら、RIはPIRよりも万能でも強力ではないと考えられている。主動作筋の使用は痛みまたは損傷のために、時には不適切となるため、施術者は両方のアプローチを使い分ける必要がある。METで使用される力は最小限なので、障害または組織損傷の危険性が軽減されるだろう。

MET治療の方法

「最終域感を感じる位置」（または「制限バリア」）

この章では、最終域感という言葉が何度も用いられる。最終域感のポイントまたは制限バリアは、施術者の触診する手や手指によって抵抗が最初に感じられたときに生じる。繰り返し練習して経験を積むことにより、施術者は患部が穏やかに最終域感を感じる位置まで、軟部組織の抵抗を触知することができる。この最終域感を感じる位置は伸長の位置ではなく、伸長の直前の位置である。施術者はストレッチが生じたと感じるときに、その違いを感じるべきで、患者からの反応を待つべきではない。

急性期および慢性期

METで治療される軟部組織の状態は、一般的に急性期または慢性期のいずれかに分類され、何らかの形の緊張または外傷を有する組織に関連する傾向がある。METは急性期および慢性期の両方において使用することができる。急性期とは痛みやスパズム、あるいは3 ～ 4週間以内に生じた深刻な症状を含む。METのどの方法が適しているかは、病期で判断する。発症から時間が経過し、明らかに急性期でないものを慢性期とみなす。

提示された状態が比較的急性期である（最近3週間以内に起こっている）と感じるならば、等尺性収縮は最終域感を感じる位置で行う。患者に筋を10秒間等尺性収縮させた後、施術者は新しく最終域感を感じる位置を常に意識して患部を進めていく。

慢性期の状態（3週間以上持続している）では、等尺性収縮は最終域感を感じる位置の直前の位置から始める。患者に筋を10秒間等尺性収縮させた後、施術者は最終域感を感じる位置を通り、特定の部位を新しい位置まで進めることを奨励される。

PIRとRIの比較

患者にどのくらいの痛みがあるのかによって、一般的にどの方法を最初に適用するかを決定する。PIR法は通常、短縮し硬いと分類される筋のために選択されるテクニックである。これらの筋は、リリースと弛緩の過程で最初に収縮するからだ。

しかしながら、しばしば患者は主動作筋すなわち短縮した組織が収縮したときに不快感を覚えることがある。この場合、反対の拮抗筋を収縮させるほうがより適切であるように考えられる。それは、患者の痛みの知覚を低下させ、痛みを伴う組織を弛緩させるからである。したがって、通常は痛みがない拮抗筋を使用したRI法の使用は、主に短縮した組織に痛みが増強される場合に、第一選択となる。

患者の初期の痛みが適切な治療によって軽減したとき、PIR法を組み込むことができる。先に説明したように、PIR法はRI法で使用される拮抗筋とは対照的に、硬く短縮した組織の等尺性収縮を用いる。最良のアプローチを決定する主な要因は、敏感である組織が急性期か慢性期かどうかによる。

日常的にPIR法とRI法を使用した結果、患者がこのテクニックで痛みを感じない限り、筆者は過緊張な組織の伸長にPIR法を用いることが最も良い結果を得られることを見出した。しかしながら、PIR法を実施した後、短縮して硬い組織においてさらにROMが必要であると感じた場合には、後述のRI法の例における説明のように、RI法をさらに2回程度繰り返して使用し拮抗筋を活動させると良い。患者のための個別的なアプローチにより、全体的なROMを改善する望ましい効果をもたらす。

PIR法の例

MET治療のPIR法を説明するために、私たちは母指内転筋への手順を用いる。あなたは骨盤に関連する例を用いてMETの働き方を説明するほうが適切だと考えるかもしれない。しかし、筆者は施術者が自分自身でこのテクニックを練習できるようにし、MET概念をより理解できるようにしたいと考えた。この単純な例を用いてテクニックを理解し、その後練習することにより、施術者は骨盤の機能を改善させる目的でより複雑なMETに取り組むことができるだろう。

左(または右)の手を空白の紙の上に置き、手をできるだけ開いた状態で母指と示指の周りを描く(図7.3)。

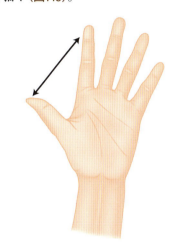

図7.3 母指と示指の間の距離を測定する

紙を外し、最終域感を感じる位置までできるだけ母指を強く外転させる。次に、左の母指の先の上に右手の示指を置き、示指で反対の力を加えて母指を内転させ、等尺性収縮させる(図7.4)。この抵抗を10秒間加えた後、休息し、母指自体には力を加えずに他動的に母指をさらに外転させる。この手順を2回以上反復し、最後の反復で少なくとも20〜25秒間、最後の静止位置を維持する。

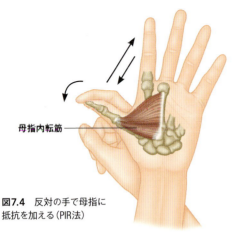

図7.4 反対の手で母指に抵抗を加える（PIR法）

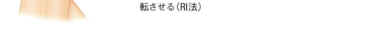

図7.6 反対の手によって加えられた抵抗に対し母指を外転させる（RI法）

そして、あなたの手を紙に戻して、もう一度、指を描く（図7.5）。そうすると、母指が前回よりもさらに外転されていることが分かる。

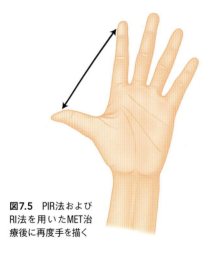

図7.5 PIR法およびRI法を用いたMET治療後に再度手を描く

RI法の例

RI法を適用するには、PIR法と同じ手順、すなわち母指を外転させることによって最終域感を感じる位置にする。PIR法のように最終域感を感じる位置から母指を抵抗に対して内転させるのではなく、逆の動きをして、短母指外転筋および長母指外転筋を使用して母指を抵抗に対して外転させる（図7.6）。10秒間この圧力を加えた後、休息し、母指自体には力を入れずに他動的に母指をさらに外転さ

せる。この手順を1回または2回以上反復し、最後の反復で少なくとも20〜25秒間、最後の静止位置を維持する。前と同じように、あなたの手を紙の一部に戻し、もう一度それを描く（図7.5）。そうすると、母指が前回よりもさらに外転されていることが分かる。

METと骨盤の筋

筆者が特に骨盤と腰椎の位置に関連していると考える筋は次の通りである。

- 腸腰筋
- 大腿直筋
- 内転筋群
- ハムストリングス
- 大腿筋膜張筋と腸脛靱帯
- 梨状筋
- 腰方形筋

これらの筋は自然と短縮し、その後硬くなる傾向がある。それぞれ評価する方法をこれから示す。テストの手順を説明した後、機能

腸腰筋

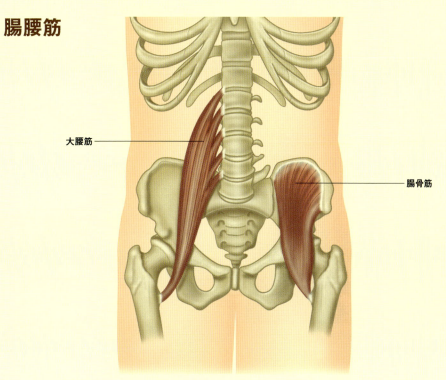

図7.7(a) 腸腰筋の起始、停止、作用、神経支配

起始
大腰筋：すべての腰椎（L1-L5）の横突起。第12胸椎およびすべての腰椎（T12-L5）の椎体。各腰椎の上の椎間板
腸骨筋：腸骨窩の上2/3。腰椎および仙腸関節の前方の靱帯

停止
大腿骨の小転子

作用
股関節の主な屈筋。股関節の外旋を補助する。その停止部から運動し、背臥位から座ってくるように体幹を屈曲させる

神経
大腰筋：腰神経の前枝（L1-L4）
腸骨筋：大腿神経（L2-L4）

異常の位置を正常化できるように、短縮し硬くなった筋を伸長させる特定のMETの方法を紹介する。

腸腰筋の評価

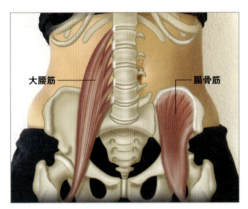

図7.7(b) 下腹部に重なった大腰筋および腸骨筋

　Grieve（1983）が、骨盤のアライメントが矯正された後でさえも腸腰筋の緊張増加はアライメント不良の再発の主な原因の一つであると示しているように、私たちが股関節屈筋群内の相対的な短縮に対して評価することは重要である。

　Schamberger（2013）は、右腸腰筋よりも左腸腰筋において過緊張や圧痛を認めることが一般的であると指摘する。この理由の一つは、右寛骨の前方回旋の結果として、代償性の左寛骨の後方回旋となり右仙腸関節が固定された状態となるか、または別の理由で運動過小となる場合に左仙腸関節にストレスの増加が課された結果として、左仙腸関節が実際に運動過剰になることがある。左腸腰筋は左仙腸関節の運動過剰を安定させようとするために収縮する。

《トーマス検査変法》
　図7.7（c）に示すように、患者は膝を胸に向かって抱える。股関節の最後可動域までの屈曲は、寛骨の完全な後方回旋を促し、腰椎前弯を平らにする。この位置から、施術者は患者の右股関節に対して右膝がどこにあるかを確認する。膝の位置は股関節の高さより下でなければならない。図7.7（c）は右腸腰筋の正常な伸長を示している。

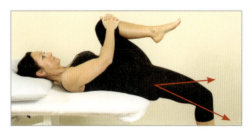

図7.7（c） 右膝は股関節の高さより低く、腸腰筋の正常な伸長を示す

　図7.8では、施術者は、右膝と比較して右股関節の位置を、上肢を用いて表現している。股関節が屈曲位に保持されており、このケースでは右腸腰筋の硬さを確認することができる。

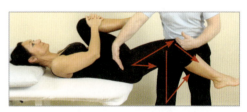

図7.8 硬い右腸腰筋が確認される。また、大腿直筋の硬さも診ることができる

　トーマス検査変法の肢位では、施術者は股関節の外転（図7.9）や股関節の内転（図7.10）を加えることができる。これらの各々について10〜15度のROMは一般的に正常であると認識されている。

　股関節の外転が制限されている、すなわち最終域感が10〜15度未満の角度で生じた場合、内転筋群は短縮を意味する。内転運動が制限される場合、大腿筋膜張筋や腸脛靭帯は短縮を意味する。

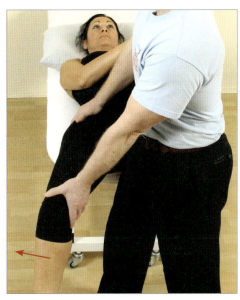

図7.9 股関節外転の制限は内転筋群の硬さを示す

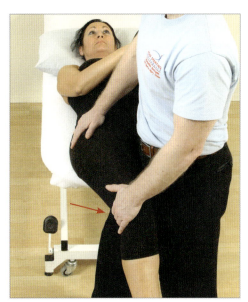

図7.10 股関節内転の制限は大腿筋膜張筋および腸脛靱帯の硬さを示す

腸腰筋のMET治療

　右側を治療するために、患者は上記のトーマス検査変法と同じ肢位となる。施術者の右側に患者の左脚を位置し、施術者によって患者の左股関節を最終可動域まで屈曲させるように力を加える。施術者は患者の右股関節を右手で安定させ、患者の右膝のすぐ上に左手を置く。図7.11に示すように、患者は10秒間施術者の抵抗に対して右股関節を屈曲するように指示される。腸腰筋のこの特定の収縮はPIRを誘発する。

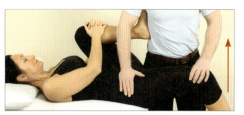

図7.11 患者は施術者の左手からの抵抗に対して右股関節を屈曲し、その間、施術者は右股関節を右手で安定させている

　等尺性収縮の後、弛緩期間の間に施術者はゆっくりと下向きに力を加える。図7.12に示すように、これは股関節が他動的に伸展され、右腸腰筋の伸長が誘発される。重力もまた腸腰筋の伸長を手助け、このテクニックの一部となる。

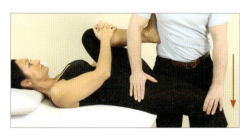

図7.12 施術者は重力の手助けを借りて、腸腰筋の伸長するために股関節を他動的に伸展させる

　あるいは、図7.13に示すように、屈曲位から腸腰筋を収縮させることも可能である。これは通常、腸腰筋を活性化させるもとの方法が患者に不快感を生じさせる場合に使用される。股関節をより屈曲した肢位にすることは腸腰筋を緩め、不快感を軽減して腸腰筋を収縮させるのに役立つ。

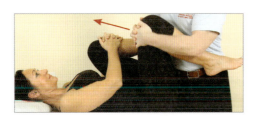

図7.13　患者は股関節屈曲位から抵抗に対し屈曲する

患者は、施術者の左手によって加えられた抵抗に対し右股関節を屈曲するように指示される(図7.13)。10秒の収縮の後、弛緩期間に施術者は図7.14(a)に示すように、股関節を伸展位へ持っていくことで腸腰筋を伸長させる。

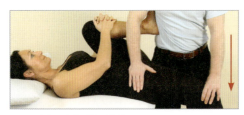

図7.14(a)　右腸腰筋の伸長

ヒント

大腰筋は、牛肉のテンダーロインの一部であるフィレミニヨンとしても知られている。両側の大腰筋の短縮は、骨盤を前方に傾斜させ、腰椎を過度に前弯させ、仙骨の前傾が増加した位置に引き寄せる原因となる可能性がある。これは椎間関節の圧迫をもたらし、腰痛を引き起こす。

注意

定期的に体幹の屈曲を伴う腹筋運動を行う場合(奨励されない)、腸腰筋は主に使用される筋である。反復した体幹屈曲を伴う腹筋運動は腸腰筋をより強く、より硬くし、結果として腹筋の衰弱をもたらす。これは患者の腰痛を持続させる。

体幹屈曲を伴う腹筋運動中の腸腰筋の関与を明らかにするためには、患者を、両膝を曲げた背臥位とする。患者の両足関節を把持し、動きに抵抗している間、両足関節を背屈するよう指示する。これは、腸腰筋が一部となっている前方連鎖の筋組織を刺激する。図7.14(b)に示すように、患者は体幹屈曲を伴う腹筋運動を行う。健康人ならば多くの回数、腹筋運動ができる。

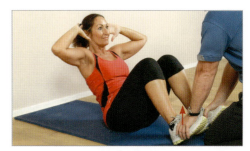

図7.14(b)　背屈は腸腰筋の収縮の活性化させる(スイッチオン)

腸腰筋を不活性化またはスイッチオフするためには、足関節を背屈させる代わりに患者は足関節を底屈する、または殿部に力を入れるよう指示される。これらの動きは、後方連鎖の筋組織を刺激し、殿筋の活性化がRIを通して腸腰筋の弛緩をもたらし、腸腰筋をスイッチオフする。患者が腹筋運動を行うよう指示されるとき、運動は不可能であると証明され、図7.14(c)に示すように、腸腰筋は一般的に腹筋運動の原動力であることが確認される。

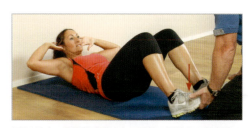

図7.14(c)　足関節底屈または殿筋の活性化は腸腰筋の収縮の不活性化させる(スイッチオフ)

大腿直筋

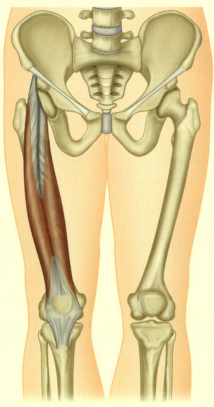

図7.15 大腿直筋の起始、停止、作用、神経支配

起始
直頭：下前腸骨棘
半回頭：寛骨臼蓋窩の上の溝（腸骨上）

停止
膝蓋骨、膝蓋腱を介して脛骨粗面

作用
膝関節の伸展および股関節の屈曲、特にボールを蹴るといった複合的な動き。大腿を屈曲させる際に腸腰筋をアシストする。歩行中に踵が接地した際に膝関節の屈曲を防ぐ

神経
大腿神経（L2-L4）

大腿直筋の評価

《トーマス検査変法》

この検査は大腿直筋だけでなく前述した腸腰筋においても短縮を判別する優れた方法である。右大腿直筋を検査するために、患者は図7.16の肢位を取り、左脚を保持する。患者は左膝を胸に向かって抱えるように引っ張るように指示され、同側の寛骨を後方回旋させる。これが検査肢位となる。この肢位から、施術者は患者の右膝および右足部の位置を確認する。膝関節の角度はおよそ90度であるべきである。右大腿直筋の正常な伸長は以下に示す。

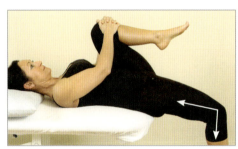

図7.16 右大腿直筋を検査するために、患者はベッドに背臥位となり、左脚を保持する。大腿直筋の正常な伸長を示す

図7.17では、施術者は右膝の位置を右足関節と比較して示している。下腿が伸展していることは、右大腿直筋の硬さを示す。また、股関節の位置が屈曲位に保たれていることが分かる。これが腸腰筋の硬さを示していることは、前述した。

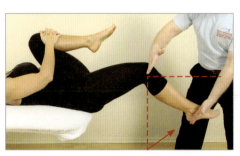

図7.17 膝関節は伸展位で保たれ、硬い大腿直筋を示す

大腿直筋のMET治療

患者は腹臥位となり、施術者は最終域感を感じるまで右膝関節を他動的に屈曲させる。

同時に、施術者は骨盤の前方回旋および下部腰椎椎間関節へのストレスを防ぐために右手で仙骨を安定させる。

注意

患者の腰椎前弯が増加していると考えられる場合、枕を腹部の下に置くと良い。これは腰椎前弯を軽減させるとともに、不快感を軽減することができる。

最終域感を感じる位置から、患者は施術者によって加えられた抵抗に対して膝関節を伸展するよう指示される。この収縮は大腿直筋のPIRを誘発する（図7.18）。

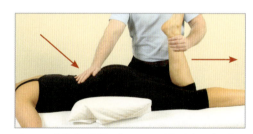

図7.18 施術者が抵抗を加えている間、患者は膝関節を伸展させる

10秒間の収縮の後、弛緩期間の間、図7.19に示すように、施術者は膝関節をさらに屈曲させ、大腿直筋を伸長させる。

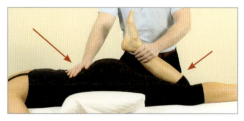

図7.19 施術者は腰椎を安定させながら、大腿直筋を伸長させるために患者の膝関節を他動的に屈曲させる

大腿直筋のMET治療の別法

一部の患者は、大腿直筋に対する前述したMETが腰部に負担をかける可能性がある。次に説明するのは、より効果的な大腿直筋に対するMETの別法であり、トーマス検査変法の肢位に基づく。

患者は前述のようにトーマス検査変法の肢位となる。施術者は患者の右大腿を持ち、患者の右膝関節を床に向かってゆっくりと他動的に屈曲させる。最終域感はこの肢位で非常に早く得られるため、初めてこのテクニックを行う際は細心の注意を払う必要がある。

最終域感を感じる肢位から、患者に、施術者によって加えられた抵抗に対して膝関節を伸展するよう指示する（図7.20）。10秒間の収縮の後、弛緩期間の間、施術者は膝関節を他動的にさらに屈曲させる（図7.21）。これは硬い大腿直筋を伸長させる非常に効果的な方法である。

ヒント

大腿直筋の両側の緊張は骨盤の前傾を引き起こし、L5椎間関節が脊椎前弯位へ強いられ、腰痛をもたらす結果となる。

大腿直筋の片側（典型的には右側）が短縮位の場合、これは寛骨を前方回旋方向に引っ張り、同側の仙骨の相対的なカウンターニューテーションさせる可能性がある。

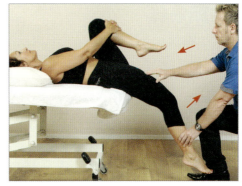

図7.20 施術者は大腿直筋を触診し、患者は抵抗に対して膝を伸展させる

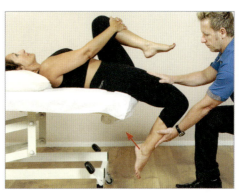

図7.21 施術者は大腿直筋を伸長させるために患者の膝関節を他動的に屈曲させる

内転筋群

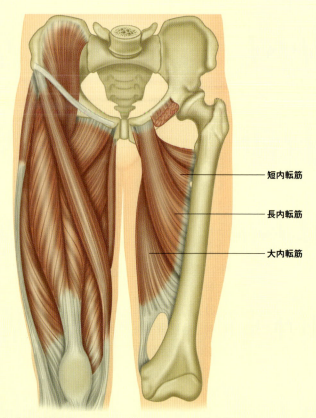

図7.22 内転筋群の起始、停止、作用、神経支配

起始
恥骨の前部。大内転筋は坐骨結節も起始とする

停止
大腿骨内側の股関節から膝関節までの全長

運動
股関節の内転、屈曲、内旋

神経
大内転筋：閉鎖神経（L2-L4）、坐骨神経（L4、L5、S1）
短内転筋：閉鎖神経（L2-L4）
長内転筋：閉鎖神経（L2-L4）

内転筋群の評価
《股関節外転検査》

左側を検査するために、患者はベッドの上に背臥位となる。施術者は患者の左脚を持ち、右手で内転筋群を触診しながら股関節を他動的に外転させる(図7.23)。最終域感を感じたとき、その位置に注目する。

正常な他動的な外転可動域は45度である。可動域がこれよりも小さい場合は、硬い左内転筋群が示される。

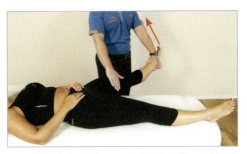

図7.23 施術者は外転させ、最終域感を感じる位置で内転筋群を触診する

しかし、このルールには例外がある。可動域が45度未満である場合、内側ハムストリングスが他動的な外転の運動を制限している可能性がある。内転筋群の短縮と内側ハムストリングスの短縮を区別するために、膝関節を90度に屈曲する(図7.24)。可動域が増加した場合、これは内側ハムストリングスの短縮を示す。

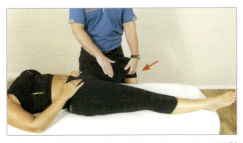

図7.24 内転筋群の短縮と内側ハムストリングスを区別するために膝関節を屈曲させる

要約すると、ハムストリングスが制限因子であるかどうかを特定するために、施術者は膝関節を他動的に屈曲させ、そのまま他動的な外転を続ける。関節可動域が改善すれば、ハムストリングスが制限組織であり、内転筋群の短縮ではない。

注意

内転筋群の短縮という用語は、大腿骨に付着するすべての内転筋群を指すが、薄筋は例外である。この筋は膝関節の内側の鵞足すなわち膝関節の下に付着し、膝関節および股関節に作用する。

内転筋群のMET治療

短縮した内転筋群を伸長させる最も効果的な方法の一つは、図7.25(a)(b)に示す位置からMETを利用することである。患者を背臥位にし、膝関節を曲げ、両踵を合わせる。患者の股関節を内転筋群の最終域感を感じるまでゆっくりと他動的に外転させる。

最終域感を感じる位置から、患者に、施術者によって加えられた抵抗に対して股関節を内転するよう指示する。

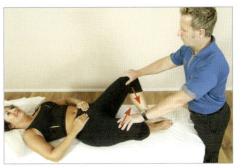

図7.25(a) 患者は施術者の抵抗に対して股関節を内転させる

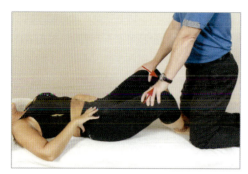

図7.25(b) 患者に、施術者の抵抗に対して股関節を内転させる

ヒント

内転筋群の過活動は外転筋群（特に中殿筋）の弱さをもたらす可能性がある。これは、第5章で説明したように、トレンデレンブルグ歩行となる（p.89）。

10秒間の収縮の後、弛緩期間の間、図7.26(a)(b)に示すように、施術者によって股関節を他動的にさらに外転させる。

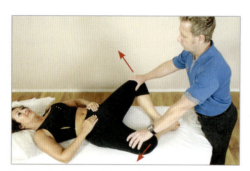

図7.26(a) 施術者は内転筋群を伸長させる

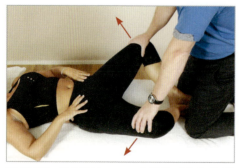

図7.26(b) 別のポジション——施術者は内転筋群を伸長させる

ハムストリングス

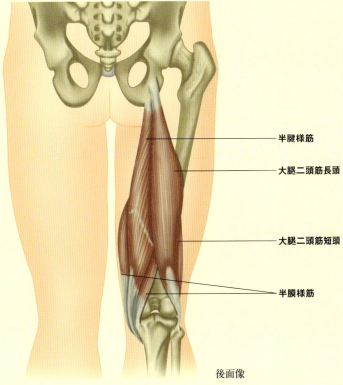

後面像

図7.27 ハムストリングスの起始、停止、作用、神経支配

起始
坐骨結節。大腿二頭筋は大腿骨の後面からも起始する

停止
半膜様筋：脛骨内側上顆の後面（脛骨の上部内側）
半腱様筋：脛骨骨幹部の上部内側
大腿二頭筋：腓骨頭（上端）。脛骨外側上顆（脛骨上部外側）

作用
膝関節屈曲と股関節伸展。半膜様筋および半腱様筋は膝関節屈曲位での下腿の内旋、大腿二頭筋は膝関節屈曲位での下腿の外旋にも作用

神経
坐骨神経（L4、L5、S1、S2、S3）

ハムストリングスの一般的な評価

《下肢伸展挙上検査》

　この検査は、ハムストリングスの一般的な長さの全体的な印象を把握するのに役立つ。患者を両脚を伸展させ背臥位にし、施術者は患者の左股関節を、最終域感を感じるまで他動的に屈曲させる。正常な関節可動域は80〜90度である。80度未満は、ハムストリングスが短縮していることを示す。しかし、坐骨神経の緊張および特定のハムストリングス損傷もまた、股関節の屈曲可動域を制限する可能性がある。

　図7.28（a）に示すように、患者はハムストリングスにおいて正常な可動域である。図7.28（b）に示すように、80〜90度未満のものは短縮と判断される。

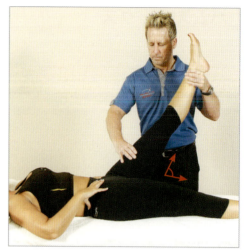

図7.28(b)　下肢伸展挙上検査。ここでは45度の可動域が示されており、ハムストリングスの短縮を示している

ハムストリングスのMET治療（非特異的）

　次のテクニックは、ハムストリングス全体を伸長するのに非常に適している。p.142〜p.143では、内側および外側のハムストリングスを具体的にどのように判別するか説明する。

　施術者は立位で、患者の右脚を持って、ハムストリングスにおける最終域感を感じるまで股関節を他動的に屈曲させる。この位置から、図7.29に示すように、患者の下腿を施術者の右肩に置く。

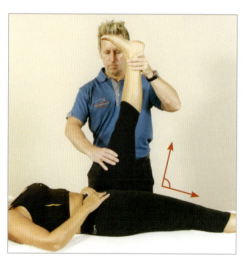

図7.28(a)　下肢伸展挙上検査。80〜90度の可動域は正常である

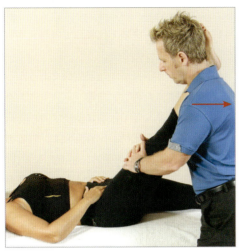

図7.29 患者は右脚を施術者の肩に対して下方へ押しつける

ハムストリングスの停止に対するMETの別法

このテクニックはハムストリングスの停止部を伸長するのに非常に適している。図7.31に示すように、患者の股関節を90度に屈曲させ、下腿は施術者の肩の上に置く。

施術者の肩に対して10秒間下方へ押し付けるよう、患者に指示する。ハムストリングスの収縮後、弛緩期間の間に、施術者は図7.30に示すように、右脚を他動的にさらに屈曲させる。

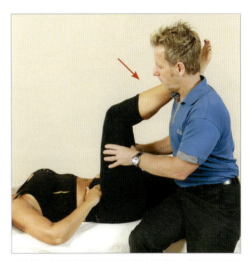

図7.31 股関節を90度屈曲させた状態で、患者は下腿を施術者の肩の上に置く

この位置から、ハムストリングスの収縮を活性化するために、患者に殿部の筋に向かって踵を引くように指示する。10秒間の収縮の後、弛緩期間の間、施術者は図7.32に示すように、最終域感を感じる位置まで膝関節を他動的に伸展させる。

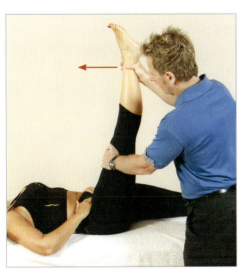

図7.30 施術者は股関節を他動的にさらに屈曲させる

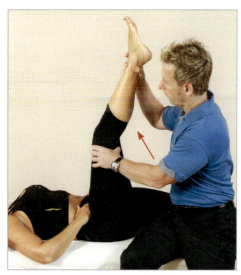

図7.32 施術者はハムストリングスを伸長させるために膝関節を他動的に伸展させる

ことにより、内側ハムストリングスにおける外側ハムストリングスと比較しての筋長異常を区別することができる。

　半腱様筋や半膜様筋が制限組織であるかどうかを判別するために、内側ハムストリングスは以下のようにして個別に検査する。施術者は患者の下腿を把持し、外旋および外転を加え、同時に股関節を他動的に屈曲させる（図7.33〔a〕〔b〕）。最終域感を感じる位置に注意する。従来の方法による可動域よりも制限されている場合、内側ハムストリングスは短縮しているとみなすことができる。

《RI法》
　上記のようにハムストリングスに接触するよう、患者に指示する。しかし、10秒の収縮の後の弛緩期間では、施術者は患者に、膝関節を他動的にさらに伸展させるように曲げてある膝関節をゆっくりとまっすぐにするように指示する。患者は膝関節をまっすぐにするように大腿四頭筋を収縮させる。これはハムストリングスにRI効果を誘発し、より効果的で安全は伸長を生じさせることを可能にする。

内側ハムストリングス
（半腱様筋および半膜様筋）の評価

　ハムストリングスの一般的な評価を行った後、可動域が80度未満である場合、ハムストリングスを構成する筋のなかに軟部組織の制限が存在すると結論づけることができる。しかし、この評価ではハムストリングスのどの部位が硬くなっているかは分からない。
　特定の検査により、原因であるハムストリングスの個々の構成要素を識別することが可能である。以下の検査方法を評価に組み込む

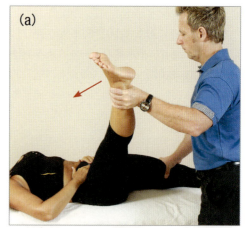

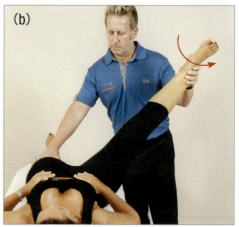

図7.33 a：制限組織として内側ハムストリングスを鑑別するために、患者の下肢を外旋および外転させ、他動的に股関節を屈曲させる。　b：別視点からの検査肢位

外側ハムストリングス（大腿二頭筋）の評価

この検査では大腿二頭筋の短縮を鑑別する。

施術者は内旋および内転を加え、患者の脚を他動的に屈曲させる（図7.34〔a〕〔b〕）。運動が制限されていると感じる場合、施術者は従来の方法による股関節屈曲可動域よりも制限されているかどうかを判断する必要がある。そうであれば、外側ハムストリングスを構成する大腿二頭筋が短縮していると判断することができる。

ヒント

内側と外側のハムストリングスは一緒にではなく、個々に治療すべき可能性があることに留意すること。

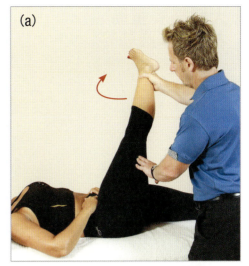

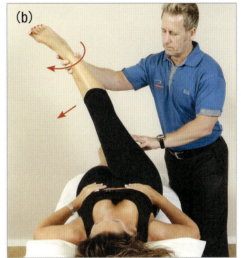

図7.34 a：大腿二頭筋を検査するために、施術者は内旋および内転を加え、下肢を他動的に屈曲させる。 b：別視点からの検査肢位

大腿筋膜張筋
および腸脛靱帯

第7章

マッスルエナジーテクニックと骨盤との関係

腸脛靱帯 —————

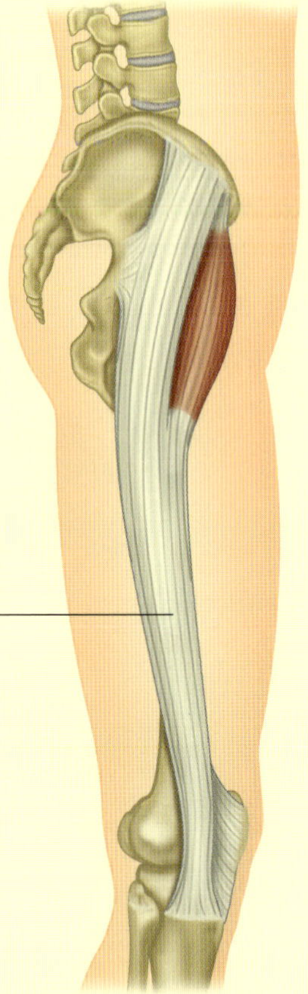

図7.35 大腿筋膜張筋および腸脛靱帯の起始、停止、作用、神経支配

起始
前方に向かう腸骨稜の外側縁前方

停止
股関節のすぐ下方にある腸脛靱帯につながり、脛骨の上部外側（ガーディー結節）まで走行する

作用
股関節の屈曲、外転、内旋。大腿外側筋膜を緊張させ、膝を安定させる

神経
上殿神経（L4、L5、S1）

大腿筋膜張筋および腸脛靱帯の評価

《オーバー検査》

整形外科医のFrank Oberが、「腰椎捻挫と坐骨神経痛」(Ober 1935a) という記事を書き、1937年にこの検査を最初に記述した。

彼は、腰痛と坐骨神経痛を減らすために、収縮した大腿筋膜張筋と腸脛靱帯との関係について議論した。

患者は側臥位となり、図7.36 (a) に示すように、施術者は患者に動いてもらいながら患者の肩関節、股関節、膝関節のアライメントを整える。

施術者は患者が十分にリラックスしていると感じたら、患者の左膝関節をコントロールしながら、患者の脚をベッドに下ろすように、自分の膝をハーフスクワットのようにゆっくりと曲げる。膝関節が水平レベルよりも下に落ちる場合、図7.36 (b) に示すように、大腿筋膜張筋や腸脛靱帯は正常と分類される。大腿部が水平なまま、またはわずかに下にしか下りない場合、図7.36 (c) に示すように、大腿筋膜張筋や腸脛靱帯は短縮していると分類される。

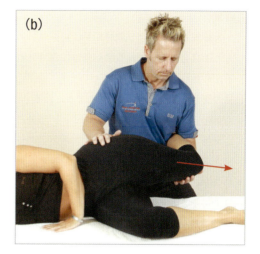

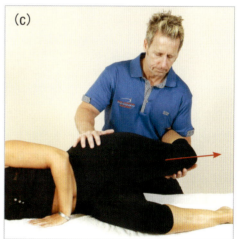

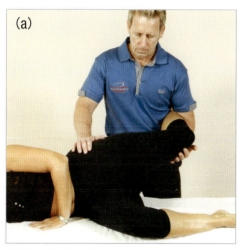

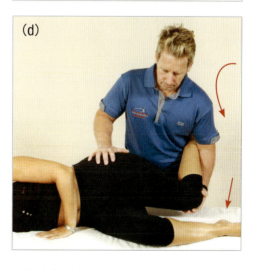

図7.36　オーバー検査
a：施術者は患者の左膝関節を把持し、ベッドに向かって膝を下ろす前に患者に完全にリラックスしてもらう
b：膝が下りることによって大腿筋膜張筋や腸脛靱帯が正常な伸長であることが示される
c：膝が保持されていることにより硬い大腿筋膜張筋や腸脛靱帯が示される
d：股関節が屈曲および内旋することを許してしまうと、正常な大腿筋膜張筋や腸脛靱帯と誤って判断してしまう可能性がある

注意

　大腿筋膜張筋および腸脛靱帯に短縮が認められる場合、下肢は比較的外転位に保持される。しかし、施術者が足を下げるとき、股関節は内旋を伴う屈曲に自然と落ちそうになる（図7.36（d））。このように下肢がベッドに近づくことが生じた場合、大腿筋膜張筋や腸脛靱帯の伸長が正常であると誤って判断してしまう。しかし、硬い大腿筋膜張筋や腸脛靱帯は、この機能異常の位置に股関節が留まる。

　したがって、検査中に患者の下肢を持つときには股関節が屈曲および内旋が生じないよう十分に注意することが重要である。

　次の点に注意してほしい。オーバー検査が陽性である場合、大腿筋膜張筋および腸脛靱帯は短縮し硬いと判断され、治療プロトコルは腸脛靱帯の伸長を促すためにストレッチおよび徒手療法テクニックを行うべきであると判断される。しかしながら、研究では徒手療法による腸脛靱帯の伸長の改善は不可能に近いことが示されている。Chaudhryら（2008）によると、腸脛靱帯の伸長をわずか1％変更するにはおよそ1トン（925kg）の圧力が必要となることが示されている。したがって、徒手療法およびストレッチのテクニックでは、腸脛靱帯に有意な変形を引き起こし、硬さを軽減させることは実際には困難である。

　Tenneyら（2013）の研究は、腰痛を経験する被験者（オーバー検査が陽性である）における腹筋群およびハムストリングスの活性化は骨盤の位置の改善をもたらし、その後オーバー検査の結果が全体的に改善したことを明らかにした。

大腿筋膜張筋および腸脛靱帯のMET治療

　筆者は、以下のMETは治療計画に含まれるべき適切な手順であると考える。これは、結合組織成分すなわち腸脛靱帯の伸長を改善させるのではなく、大腿筋膜張筋の緊張を改善させる方法になると考えている。大腿筋膜張筋にMETのPIR法を使用することは筆者にはとても意味があり、個人的にはこのテクニックは大腿筋膜張筋を弛緩させ、腸脛靱帯の緊張をいくらか軽減させると考えている。これはディープマッサージテクニック（一般的に腸脛靱帯の「ストリッピング」と呼ばれる）またはフォームローラーを使用して、腸脛靱帯を伸長するために多大な時間を費やすのではなく、これらの組織を治療する好ましい方法である。このタイプのテクニック（特にフォームローラー）は、腸脛靱帯の軟部組織は（すでに論じたように）ほぼ1トンの圧力を使用しても長さが1％も変化しないことが研究によって示されているため、過去に仮定されていた効果が実際にはない可能性がある。

　上記について説明するための例を挙げてみよう。オックスフォード大学にある筆者のクリニックで講義をしているときに、天気が暖かい日は特に、小さな草地を横切って敷かれている陸上競技場のトラックを窓から見ることがある。すると、ほぼ毎日（天気が良いときのみだが）、若い男性が2〜3時間の間、フォームローラーを使用して下肢を転がして過ごしているのを見かける。

　彼は"ローラー Dave"というニックネームを付けられていたが、筆者はなぜフォームローラーを下肢にするのか質問したことがある。彼は単に「治療家の先生が腸脛靱帯をリリースするために、毎日これをやるように勧めてくれたんです」と筆者に言った……。オックスフォードで筆者が開催しているコースに参加したことがある一部の受講生は、彼がいつもフォームローラーを使っていたことを見ていたので、彼らがこの文章を読むときには自然と笑顔になるだろう。

とにかく、治療プロトコールに戻ろう。患者は背臥位となり、施術者は患者の屈曲した左下肢を右下肢に交差させる。施術者は右手で患者の左膝関節を把持し、左手で下腿遠位あるいは右足関節を保持する。患者の右下肢は最終域感を感じるまで内転させる。最終域感を感じる位置から、図7.37に示すように、患者は施術者によって加えられた抵抗に対して右脚を外転するよう指示される。

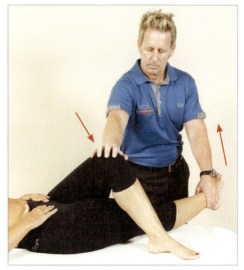

図7.38(a) 患者の左膝関節を安定させ、施術者が右下肢を内転させつつ、大腿筋膜張筋を伸長する

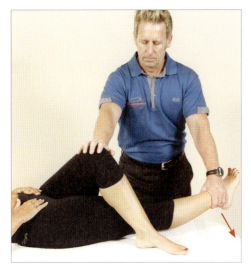

図7.37 患者は抵抗に対して右下肢を外転させる

10秒の収縮の後、弛緩期間に施術者は他動的に患者の右脚をさらに内転させる（図7.38〔a〕）。これは、右大腿筋膜張筋の伸長を促し、腸脛靱帯にも影響を与える可能性がある。

図7.38（b）をみると、患者は左に向いた側臥位となる。これは右腰方形筋の伸長と大腿筋膜張筋と腸脛靱帯の伸長を促す。

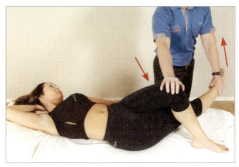

図7.38(b) 患者は左向きの側臥位となり、施術者が右下肢を内転させつつ、腰方形筋および大腿筋膜張筋を伸長する

梨状筋

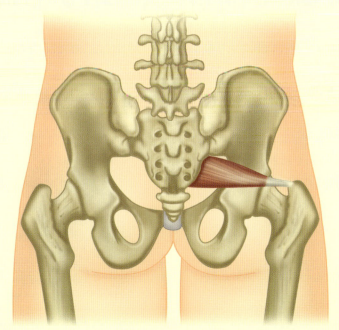

図7.39 梨状筋の起始、停止、作用、神経支配

起始
仙骨S2-S4の内側（前）面

停止
大腿骨の大転子（上端）

作用
股関節の外旋および伸展。股関節屈曲位にて大腿を外転させる。臼蓋における大腿骨頭の保持を助ける

神経
腰神経の前枝（L5）および仙骨神経（S1、S2）

股関節の位置の観察評価

梨状筋の相対的な長さの初期評価は、観察によるものである。患者は背臥位になり、ベッドの頭側端から患者の下肢を観察する。注目する点は足部の相対的な位置である。

図7.40から分かるように、患者の左足部は右足部よりも正中線から離れているように観察される。実際の動きは外旋の位置にある股関節に原因がある。これはおそらく左股関節における梨状筋の短縮に関連している。

梨状筋は仙骨の前面に付着しているため、仙骨の捻転に関して非常に重要な筋である。その引っ張りは対角線方向にあるので、梨状筋の短縮は仙骨底を後下方に回旋させる。この運動は、寛骨に対して傾きを生じさせ、仙腸関節の可動性の低下をもたらし、結果として関節の低可動性をもたらす可能性がある。

梨状筋の他動的評価

股関節の位置を観察し梨状筋が短縮しているかどうかを判断するために、患者は腹臥位となる。患者の片方の膝関節を90度に屈曲させることで、施術者は他動的に股関節を内旋できる。これは、もう一方の膝関節についても90度屈曲した状態で繰り返し行われる。可動域が小さい側は、対応する梨状筋の短縮を示す可能性がある（図7.41）。

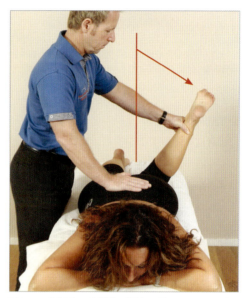

図7.41 施術者は、梨状筋の短縮を評価するために、膝を90度に屈曲したまま左股関節を他動的に内旋する

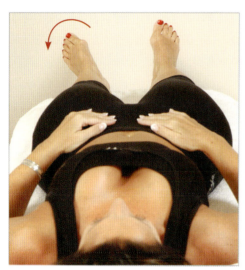

図7.40 左足部は外旋位となっている

梨状筋の相対的長さを評価する別の方法は以下の通りである。患者は両膝関節を屈曲した状態で腹臥位となり、下肢をベッドの外側に倒すように指示される。これは股関節の内旋を誘導する。患者の頭部の位置から、施術者は下肢の位置を観察する。図7.42に示すように、下肢は片側で非対称であるように観察される。股関節が外旋位にあるので、患者の左側は機能異常があると判断することができる。この場合、股関節の内旋が制限され、このことは梨状筋が短縮位となっていることを意味する。

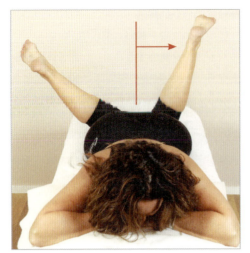

図7.42 左股関節の減少した可動域は左梨状筋の短縮を示唆する

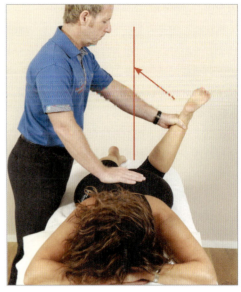

図7.43 患者は抵抗に対して左下肢の股関節を外旋させるよう指示される。施術者は右手で腰椎を安定させる

梨状筋のMET治療

患者は上記のような検査に類似した肢位となるが、右下肢は真っすぐで左下肢は曲げた肢位となる。施術者は左手で患者の左下腿や足を把持しつつ、右手で骨盤や仙骨が安定させる。患者の左足は、最終域感を感じる位置まで他動的に内旋させ、患者は施術者の左手で加えられた抵抗に対して下腿を引っ張ることによって梨状筋を収縮させて、股関節を外旋させる（図7.43）。

梨状筋の10秒間の収縮の後、弛緩期間に、施術者は患者の左股関節をさらに内旋させる。これは、図7.44に示すように、梨状筋を伸長させる。

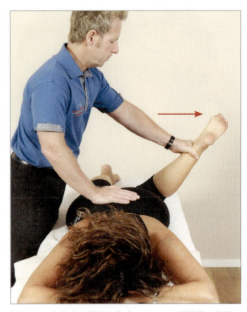

図7.44 施術者は腰椎を安定させつつ、梨状筋を伸長させる

梨状筋のMETテクニックの別法

《テクニック1》

患者を背臥位にし、施術者は患者の左下肢が右下肢を横切るようにし、他動的に下肢の肢位を整える。右手で患者の左寛骨の運動を制御し、施術者は患者の左膝に外側より力を加え、股関節を最終域感が感じる位置まで他動的に内転させる。

図7.45に示すように、施術者は運動に抵抗しつつ、患者に左股関節を外転するよう指示する（梨状筋は外転筋である）。

10秒間の収縮の後、弛緩期間に、図7.46に示すように、施術者は患者の左股関節をさらに内転させる。

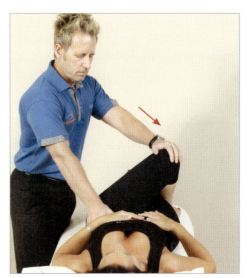

図7.46 テクニック1：施術者は右手で寛骨および腰椎を安定させ、患者の左股関節をさらに内転させる

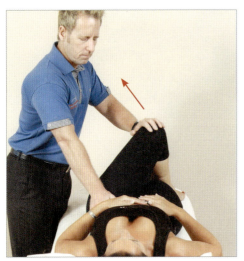

図7.45 テクニック1：患者は最終域感を感じる位置から、施術者によって矢印の方向に加えられた力に対して股関節を外転する

《テクニック2》

これは、梨状筋を伸長させるために、筆者が推奨する方法である。

施術者は患者の左膝を右胸部に当て左下腿を把持し、同時に股関節の外転を伴って外旋させつつ、股関節の屈曲させる。このテクニックは梨状筋を相対的な最終域感を感じる位置とするが、最終的に最適な位置を達成するためには施術者による微調整や患者からのフィードバックが必要となる。この細かく調整された最終域感を感じる位置から、患者は施術者の胸部に膝を押し倒すように指示される。これは、図7.47に示すように、梨状筋の収縮を誘発する。

10秒間の収縮の後、弛緩期間に、図7.48に示すように、施術者は股関節の屈曲および内転させたまま、股関節を他動的にさらに外旋させる。

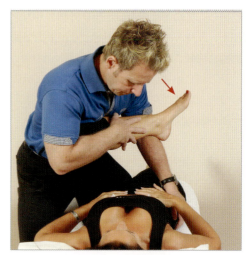

図7.48　テクニック2：施術者は胸と手を使用して患者の左股関節をさらに外旋および内転させる

ヒント

人口の5人に1人（20%）の坐骨神経が梨状筋を通過する。これにより、殿部と下肢の痛みをもたらす。しかし、一般的に背部の痛みはないため、あなたの仮説から椎間板と腰椎による原因を除外することができる。

注意

股関節が60度屈曲した後、解剖学的な付着により、梨状筋は外旋筋から内旋筋へ変化すると考えられている。左股関節を60度以上屈曲させた図7.48を見ると、梨状筋を伸長させるために患者の左股関節を外旋させている。

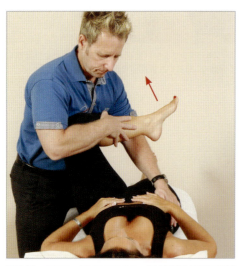

図7.47　テクニック2：このテクニックは最適な位置に到達するために微調整が必要である。最終域感を感じる位置から患者は膝を押し倒し、股関節を外転するように指示する

腰方形筋

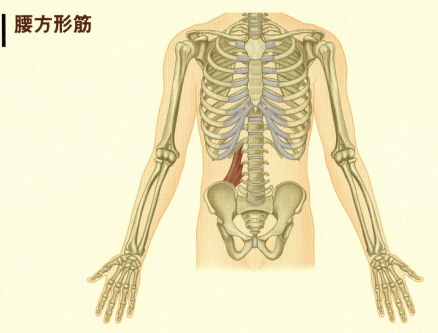

図7.49 腰方形筋の起始、停止、作用、神経支配

起始
腸骨稜。腸腰靱帯（L4、L5から腸骨までの靱帯）

停止
第12肋骨。上4つの腰椎の横突起（L1-L4）。

作用
脊柱を側屈させる。深呼吸中に第12肋骨を固定する（例えば、声のコントロールをしている歌手の胸部を安定させるのに役立つ）。脊柱の腰椎コンポーネントを伸展させるのを助け、側方安定性を与える。

神経
肋下神経の前枝および上位3または4の腰神経（T12、L1、L2、L3）

腰方形筋の評価

筆者の経験では、立位側屈検査は腰方形筋の硬さを示す、比較的良い検査である。

患者は立位となり、腰椎の中間位を維持する。図7.50に示すように、立位姿勢から、患者は左へ側屈し、同時に左手を左下肢側面に下ろすようにスライドするよう指示される。患者が左側屈した際、施術者は腰方形筋の右側を触診することにより最終域感を感じ、最終域感を感じる位置に到達したとき、患者の左中指は左側の腓骨頭に触れるべきである。

中指が左腓骨頭に触れるか近づいた場合、右側（反対側）の腰方形筋は正常と分類される。制限がある場合、右腰方形筋は硬いと分類される。

注意

この検査は、他の多くの腰椎の要因が全体の結果に影響するため、腰方形筋の短縮を判断するための決定的なものではない。例えば、腰椎椎間板の病理または椎間関節の制限や痛みはこの検査中に影響を受け、施術者に偽陽性の結果を与える。

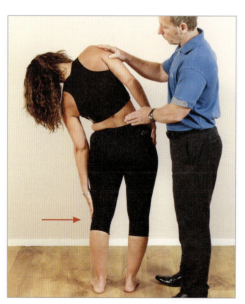

図7.50　右の腰方形筋が正常な長さの場合、左手は腓骨頭に触れる

腰方形筋のMET治療

《PIR法》

ベッドの上で「バナナ」のような体勢を取るよう、患者に指示する。患者は右手を頭の下に置き、右下肢を左下肢の上に置いた半側臥位を想定することで、この肢位を取る。図7.51に示すように、左下肢はベッド端に至る。

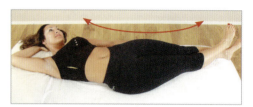

図7.51　患者の右の腰方形筋は、「バナナ」の肢位を想定することで最終域感を感じる位置となる

患者がこの肢位を取る際、施術者は右手を患者の頭の下に置き、腋窩を把持する。施術者の左手は患者の左骨盤を安定させる。

この肢位から、患者は施術者の右手によって腋窩に加えられた抵抗に対して右側屈をするよう指示される（図7.52）。これは右腰方形筋におけるPIRを誘発させる。

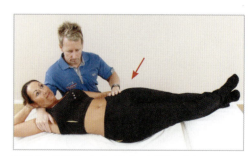

図7.52　施術者の左手が患者の左骨盤を安定させている間、患者は右側屈を行う

10秒間の収縮の後、弛緩期間の間、施術者はさらに左側屈させ、右の腰方形筋を伸長させる。

《RI法》

　患者の肢位と手順は、PIR法で説明したものと同様であり、唯一の違いは施術者が新しい最終域感を感じる位置を奨励するとき、左下肢に向かって左手を伸ばすよう患者に指示する（図7.53）。これにより、左腰方形筋の収縮が誘発され、右腰方形筋がRIを介して弛緩され、伸長が可能になる。

　10秒間の収縮の後、弛緩期間に、施術者は患者の腰を安定させつつ、患者の左股関節を他動的にさらに内転させる。これにより左腰方形筋は伸長される。

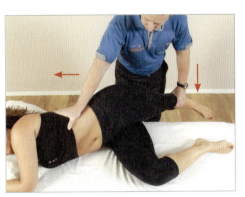

図7.55　施術者は左股関節の内転を促している間、腰を安定させ、右手で第12肋骨に頭部への力を静かに加える

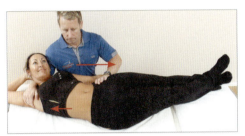

図7.53　施術者が動きをガイドしつつ、患者はゆっくりと左側屈するよう指示される。これは右腰方形筋においてRI効果を誘発する

腰方形筋のMETの別法

　図7.54に示すように、腰方形筋のMETの別法については、患者は側臥位となり、左下肢はベッドの脇へ出す。施術者は右手で下部肋骨（腰方形筋の付着部）を安定させ、左手で患者の左下腿を把持する。患者は施術者の左手によって加えられた抵抗に対して左股関節を外転するよう指示される。これにより左腰方形筋の収縮のPIRが誘発される。

ヒント

　腰方形筋が過活動状態となり、その後、対側の中殿筋が弱い場合には短縮する可能性がある。それはまた、片側、例えば右側に過度に伸ばしすぎることによって姿勢が歪む可能性がある。この場合、左腰方形筋の持続する損傷は左腰方形筋の防御的なスパズムをもたらす。そして左腰方形筋が短縮すると、左寛骨は腸骨仙骨関節による上方へのずれ（第12章p.238）が生じる。

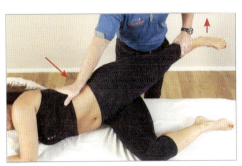

図7.54　施術者の右手が下部肋骨を安定させつつ、患者は左股関節を外転させる

第8章 股関節、および股関節と骨盤の関係

Chapter 8 | The Hip Joint and Its Relationship to the Pelvis

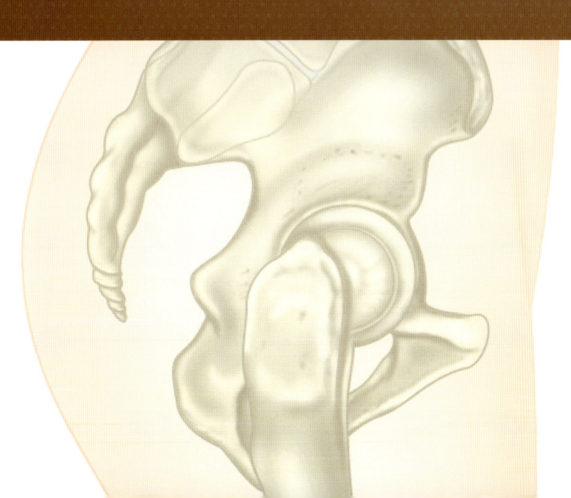

第8章 股関節、および股関節と骨盤の関係

筆者は骨盤帯、股関節、鼡径部、または膝関節や足関節複合体の部位について講義するとき、いつも次のように生徒に話す。

「もし股関節の関節内に病変があるなら、それは最終的に臀部さらには膝関節や下肢などの、股関節から離れた部位で疼痛や機能異常を起こすだろう」

これを言った後、Ida Rolf博士の有名な言葉を学生たちに思い起こさせる。

「痛みがある所ばかりが問題ではない」

この章では、疼痛部位（患者の表す症状）だけに治療を集中するべきではないという、Rolf博士の言葉に関係することを示していく。私たちは治療家（筆者は「身体の探偵」と呼ぶ）として、患者の表す疼痛の原因を特定し、単に疼痛部位をマッサージするだけにならないように努めるべきである。

筆者は、骨盤周囲に疼痛を訴えてクリニックに来院した仙腸関節痛の患者を非常に多く診てきた。オックスフォード大学のスポーツ障害と背部痛のクリニックにて、膝や下肢と同様に、腰椎、股関節外側、鼡径部、殿部、内転筋、ハムストリングスに疼痛を有している患者を何千人と診てきたが、その疼痛の根本的な原因は、疼痛部位とは全く異なる構造や組織に見つかることがあった。

本書を読み、筆者が今述べたことに基づいて結論を急いでほしくない。患者がどこかに疼痛を訴えたときはいつでも、股関節に関する本章の内容が症状の主たる原因の解明につながると言っているわけではない。しかし、時には股関節内にある病変が、実際に患者の症状を解く鍵となることもある。本章では股関節に焦点を当てているため、これを読んで得られる特別な知識があなたの患者について、あるいはあなた自身の有する症状に関する問題の答えとなる可能性がある。本章によって読者が適切な方向へ導かれ、さらに本書の情報は少なくとも読者が患者を正しく治療するための戦略を提供する助けになり得る。そして徒手療法のテクニックを用いて治療するのか、専門家のセカンドオピニオンを紹介するかの決め手になる可能性がある。

これから実証する評価のプロセスは、患者の訴える症状の原因が何であるかについて正確な仮説を立てるのに役立つ。そのような観点から、筆者はクリニックに来院したすべての患者の股関節をスクリーニングしていきたいと考えている。特に骨盤帯、腰椎、膝関節などの部位に疼痛を有す患者の場合、股関節内に病変がないことを確認したい。

股関節の解剖

周知の通り、股関節（腸骨大腿関節）は滑膜性の球関節に分類される。腸骨、坐骨、恥骨の3つの骨で構成されている寛骨臼と大腿骨頭が関節を形成している。股関節は多軸運動が可能であるため、身体の最も可動性のある関節の一つであることに間違いない。しかし、深い寛骨臼の構造を考慮すると、関節は可動性だけでなく高い安定性も持っている（図8.1）。

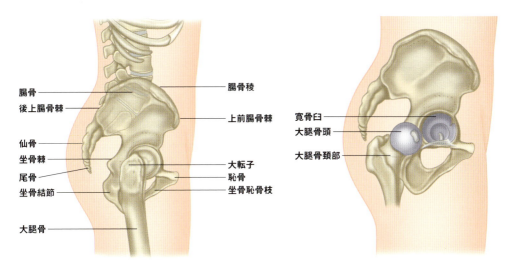

図8.1 股関節（腸骨大腿関節）の解剖

　個人差もあるが、股関節の正常可動域は以下の通りである。

- 屈曲:0〜130度
- 伸展:0〜30度
- 内旋:0〜35度
- 外旋:0〜45度
- 外転:0〜45度
- 内転:0〜25度

　以前の章で述べた通り、骨盤帯は前方・後方への回旋や傾斜が可能であり、同時に腰椎は屈曲または伸展する。実際に、骨盤帯の回旋や傾斜動作は左の股関節、右の股関節、または腰椎のうち一つ以上の関節で運動から生じる。必ずしもこれらの3つの部位すべてで動きが生じなければならないということではないが、骨盤が回旋するためには、そのなかの一つでも動きが生じなければならない。

　表8.1は、骨盤帯における特定の動作と、腰椎と股関節の関連する動作を示している。

表8.1 骨盤、股関節、腰椎の動きの指標

骨盤の動き（回旋）	腰椎の動き	右股関節の動き	左股関節の動き
前傾	伸展	屈曲	屈曲
後傾	屈曲	伸展	伸展
左側方移動	左側屈	外転	内転
右側方移動	右側屈	内転	外転
左回旋	右回旋	外旋	内旋
右回旋	左回旋	内旋	外旋

第8章　股関節、および股関節と骨盤の関係

股関節の
スクリーニング

筆者は、関節内の病変の存在を確認または考慮するためのスクリーニングとして、簡単な検査をいくつか行う。

1.他動外旋可動域検査
2.他動内旋可動域検査
3.他動屈曲可動域検査
4.クワドラント検査
5.FABER検査
6.FAIR検査
7.トーマス検査、トーマス検査変法

これらの検査は、股関節に関与する可能性がある病変のスクリーニングとして使用する。本書は骨盤に関するものであり、股関節に関するものではない。それでも骨盤帯または腰椎周辺における機能異常や疼痛に関して、股関節自体に原因がないこと、または部分的に原因があることを明確にする必要がある。筆者が股関節検査に用いる検査は、何千もの患者を治療してきた筆者自身の経験から成るものであり、それらの検査を適用する方法について自分の考えをいくつか取り入れた。他にも股関節をスクリーニングするために使用できる検査は多くあるが、用いる手技は各々のクリニックで患者と一緒に治療家が選択することになる。すでに述べたが、ここで紹介する検査は筆者自身の個人的な経験や嗜好に基づいて選択している。

本章の股関節病変スクリーニングのための

他動可動域検査は、特に関節の最終域感を自身の手で感じるために使用する。本技法を「関節の最終域感」と呼ぶ。関節の最終域感は、最終可動域で施術者が感じ取る運動の質である。最終域感は、検査している関節内にあるさまざまな病態の本質を明らかにすることに大いに役立つ。

滑膜関節にある「正常な」最終域感とされるものは、通常次の4つに分類される。

● 柔らかい最終域感　例：膝関節屈曲
● 硬い最終域感　例：肘関節伸展
● 筋性の最終域感　例：股関節屈曲（ハムストリングス）
● 関節包性の最終域感　例：肩関節外旋

患者やアスリートを評価、特に他動可動域検査を行っているときは、「通常の最終域感」としてすでに述べられているものとは異なる種類の最終域感を感じる可能性がある。この場合、関節内に存在する「病的な最終域感」と呼ばれるものがあると仮定できる。この検査の陽性所見は留意すべきであり、さらなる検査、または専門家への紹介がその後必要となる可能性がある。

実際、病変が本当に存在するかを確認するためには、反対側との比較を行うべきである。例えば、患者の左股関節を完全屈曲させ、疼痛や硬さがなく、少なくとも130度の可動域が確保され、患者が最終可動域で快適であれば、運動は正常で病変は存在しないと仮定できる。一方、右股関節で同じ動き（屈曲）をしたときに、約110度以下の屈曲しか可動域がなく、特に最終可動域で疼痛を伴い、かつ、または、鼡径部に制限を感じる。さらに、動きのなかで「より硬い最終域感」を感じる。これ

らの所見は、股関節の可動域が正常ではないと判定できる。さらに、制限や疼痛を伴うため、その最終域感は病的とみなされ、検査が陽性であり、さらなる検査が必要となる。

ただ注意すべき点として、以前、両側股関節の他動可動域検査で制限を有する比較的若い患者の評価を行ったときに、動きと可動域は両側で同程度であったため、私たちは可動域の点では正常とみなしたことがあった。

股関節の内外旋が制限されているときに考慮すべきもう一点は、それが骨盤の機能異常によって引き起こされる可能性である。例えば患者の右の寛骨が前方回旋している（最も一般的な機能異常）とすると、右股関節の内旋は、通常左に比べて制限され、左股関節の外旋は右に比べて制限される。患者の左の寛骨が前方回旋している場合、左股関節は内旋制限、右股関節は外旋制限がある。

股関節の回旋制限は、それぞれの股関節の内外旋の他動可動域の合計が非常に似ているにもかかわらず、骨盤の機能異常が存在するときに起こり得る。例えば、右の寛骨が前方回旋し、代償として左の寛骨が後方回旋している、といった最も一般的なマルアライメント症候群を呈する患者の例を挙げる。骨盤のマルアライメントによって、他動内旋可動域検査で右股関節は25度（正常は35度）に制限され、他動外旋可動域検査では、55度に可動域が増加し（正常は45度）、合計の可動域は80度となる。一方、左股関節は内旋が55度に拡大し、外旋が25度に制限されるが、これもまた合計の可動域は80度となる。

他動可動域検査における左右股関節の不一致は、股関節と隣接し直接的な関係を有する左右の寛骨マルアライメントによって主に生じる。このような関係性から、寛骨の位置の変化は股関節の位置に直接的な影響を及ぼす。

骨盤のアライメント修正によって、合計の可動域に変化はなくとも（この場合80度）、左右股関節の回旋要素が両側とも正常／同等になり、可動域が改善するのが一般的である。しかし、股関節内に構造的病変が存在しなければ、骨盤のアライメント修正は全体的な股関節可動域を改善するうえで非常に効果的である（骨盤帯の機能異常の修正は第13章で述べる）。

1. 他動外旋可動域検査

施術者は、図8.2（a）に示すように患者の股関節と膝関節を他動的に90度屈曲させる（「90/90ポジション」と呼ぶ）。一方の手は膝の上に、もう一方の手は足関節の上に置き、股関節を他動的に外旋させる。図8.2（b）に示すように、通常、45度の可動域が得られる。

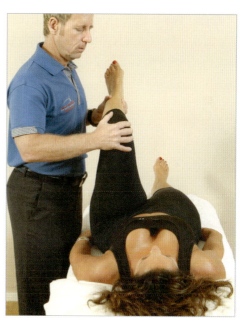

図 8.2(a) 他動可動域検査。左股関節と膝関節を90度屈曲させる、90/90ポジション

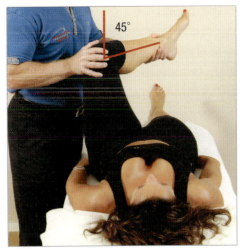

図8.2(b) 左股関節を他動的に正常可動域の45度に外旋させる

3. 他動屈曲可動域検査

股関節を他動的に完全屈曲させる。図8.2(d)に示すように、通常130度の可動域が得られる。

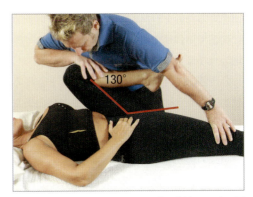

図8.2(d) 左股関節を他動的に正常可動域の130度に屈曲させる

2. 他動内旋可動域検査

施術者は、患者の股関節と膝関節を他動的に90度屈曲させる。一方の手を膝の上に置き、もう一方の手を足関節に置き、股関節を他動的に内旋させる。図8.2(c)に示すように、通常35度可動域が得られる。

注意

図8.2(e)から、左の股関節の屈曲動作中に右脚がベッドから持ち上がっていることが分かる。これは右腸腰筋の短縮を表す。本検査はトーマス検査としても知られており、通常は腸腰筋の短縮によって引き起こされる股関節の屈曲拘縮を診るのに利用される。

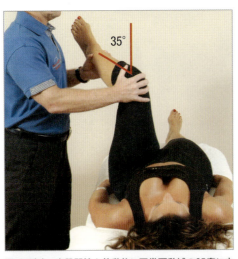

図 8.2(c) 左股関節を他動的に正常可動域の35度に内旋させる

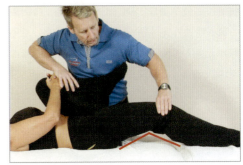

図8.2(e) 右股関節は屈曲位であり、腸腰筋の短縮を示している（トーマス検査）

4. クワドラント検査

クワドラント検査では、股関節の内側・外側を評価する。施術者は患者の股関節を他動的に90度屈曲させる。一方の手は下腿の上に、他方の手は下腿の上に置く。次に施術者は、図8.3(a)に示すように、大腿骨の長軸に縦方向に力を加える。続いて、図8.3(b)に示すように、クワドラントの外側を評価するために外転位で股関節を圧縮する。図8.3(c)では、クワドラントの内側を評価するために内転位で股関節を圧縮する。股関節内に病変があれば運動に抵抗が生じ、検査は陽性となる。何らかの不快感または疼痛を感じる場合も陽性とする。

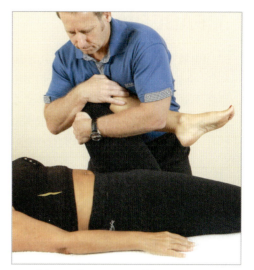

図8.3(b) 股関節クワドラント外側は、外転位で圧縮して検査する

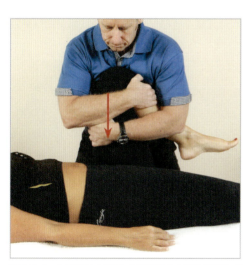

図8.3(a) クワドラント検査。左股関節を中間位（90度）で圧縮する

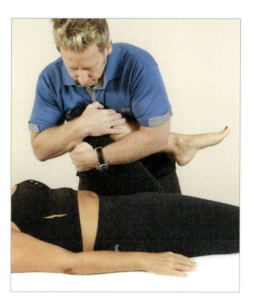

図8.3(c) 股関節クワドラント内側は、内転位で圧縮して検査する

5. FABER検査

FABER検査(またはHugh Talbot Patrickの名前に由来するパトリック検査)は、股関節の屈曲・外転・外旋の特異的な動きに関連する。

施術者は図8.4に示すように、患者の股関節を屈曲・外転・外旋させる。制限または疼痛が存在する場合、特にこの動きにより仙腸関節に痛みがある場合、股関節内の病変またはおそらく骨盤(仙腸関節)の機能異常を示している。例を挙げると、屈曲・外転・外旋のFABER検査のポジションにする間に左(鼠径部または股関節外側)に制限や疼痛がある場合、左の股関節内病変による痛みであると考えられる。

一方、このような制限や疼痛は、右の寛骨が前方回旋位に保持されることで、左のFABER検査が陽性を示す可能性がある。この場合、右の寛骨の前方回旋の修正(第13章p.255～258)によって、左FABER検査が改善することが全体的な解釈につながるかもしれない。しかし、寛骨の修正をしてもFABERの位置に全く何の変化がない場合、股関節内に筋骨格系の問題が存在するか、または疼痛が骨盤後面や上後腸骨棘付近にある場合、仙腸関節が関与していると仮定することができる。これらの病変の両方はさらなる検査を必要とする。

6. FAIR検査

FAIR検査は股関節を屈曲・内転・内旋させ、一般的には梨状筋症候群の同定に使用される(この検査は、「屈曲・内転・内旋するFADIR検査」とも呼ばれる)。しかし、今回は股関節内病変を除外するために修正した手法を紹介する。

患者は背臥位を取り、施術者は図8.5(a)に示すように、患者の股関節を屈曲・外転・外旋の開始肢位にする。続けて、施術者は、図8.5(b)に示すように、屈曲・内転・内旋を伴う運動をする。この検査中に制限や疼痛(通常は鼠径部に感じられる)がある場合、股関節内に病変があることを示している。しかし、患者が殿部の中央部分のみに疼痛を感じ、鼠径部には疼痛を感じない場合、梨状筋が関与する。

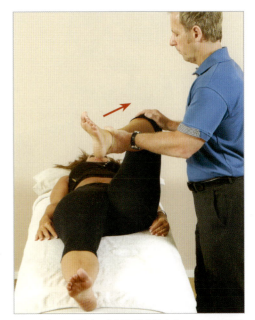

図8.5(a) FAIR検査。左股関節を検査するための開始肢位

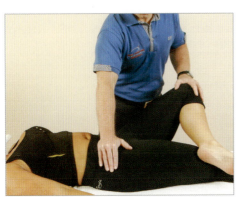

図8.4 FABER検査。左股関節の検査

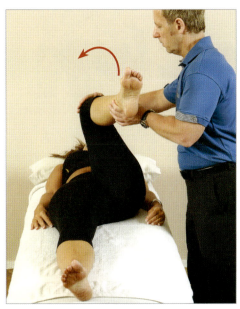

図8.5(b) 左股関節を検査するための最終肢位

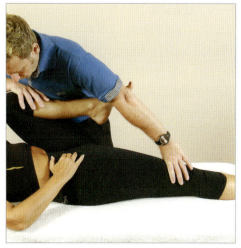

図8.6(a) トーマス検査。大腿の後面がベッドに接触していることから、右腸腰筋は正常な筋長であることを示す

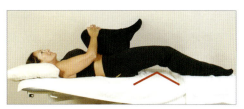

図8.6(b) 右殿部はベッドから離れており、腸腰筋の短縮を示している

7. トーマス検査・トーマス検査変法

トーマス検査

　トーマス検査は、股関節の屈曲拘縮および股関節屈筋群、特に腸腰筋の短縮との関係を検査するために使用される。

　患者は背臥位で左膝を抱える。患者が後方に移動する場合、図8.6(a)に示すように、左膝を胸に向かって引き上げる（必要に応じて施術者がこの運動を補助する）。股関節の最大屈曲は寛骨の最大後方回旋を促し、腰椎の前弯を平坦化させる。図8.6(a)に示すように、腸腰筋の正常な筋長と検査の陰性所見は、右大腿後面がベッドに接触したままである。図8.6(b)は線で示すように、患者の右の殿部がベッドから離れた場合、右腸腰筋の短縮による屈曲拘縮が示される。

第8章　股関節、および股関節と骨盤の関係

165

トーマス検査変法

本検査は第7章で紹介されたこと（p.130〜135）を参照していただきたいが、検査される特定の筋（腸腰筋や大腿直筋）は、骨盤と同様に股関節に直接的な関連が強いため、再度検査について説明することが重要であると考えている。

トーマス検査変法は腸腰筋、大腿直筋、内転筋群、および大腿筋膜張筋や腸脛靱帯の短縮を検査するために使用される。筆者はいつも、特に前述したすべての筋のなかで腸腰筋は骨盤や腰椎の機能に不可欠であるだけでなく、股関節病変に関与することを生徒に伝える。

右股関節を検査するために、患者は左膝を抱えた状態でベッドの端に寝る。後方に移動する場合、図8.7(a)に示すように患者は左膝をできるだけ胸に引きつける。股関節の最大屈曲は、寛骨の最大後方回旋を促し、腰椎の前弯を平坦化させる。この肢位で、施術者は右股関節に対して患者の右膝がどこにあるのかをみる。膝の位置は股関節の高さのすぐ下でなければならない。図8.7(a)は正常な腸腰筋と大腿直筋の筋長を示している。図8.7(b)では、施術者の両手の位置により、右膝と右股関節の位置を示している。股関節が屈曲位に保持されている場合、右腸腰筋の短縮が確認される。膝が伸展していることにより、大腿直筋の短縮も確認できる。

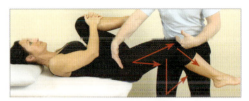

図8.7(b) 右腸腰筋の短縮が確認される。膝が伸展しているので、大腿直筋も短縮している

トーマス検査変法の検査肢位では、施術者は股関節を外転させたり（図8.8）、股関節の内転をさせたりすることができる（図8.9）。一般に、それぞれ10〜15度の可動域は正常である。

股関節に外転制限がある場合、すなわち外転10〜15度未満で患者が伸長痛を感じる場合、内転筋群は短縮している。内転制限がある場合、腸脛靱帯および大腿筋膜張筋は短縮している。

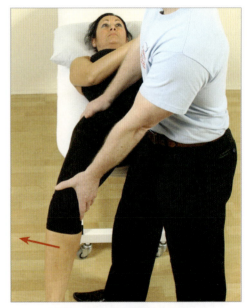

図8.8 股関節の外転制限は内転筋群の短縮を示す

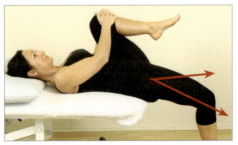

図8.7(a) トーマス検査変法。右膝は殿部の高さより低く、腸腰筋および大腿直筋の正常な筋長を示す

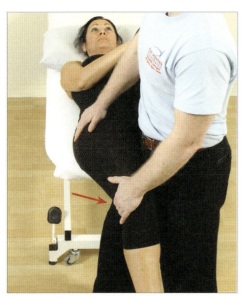

図8.9 股関節の内転制限は腸脛靱帯や大腿筋膜張筋の短縮を示す

股関節の病理

Mitchellら（2003）は「股関節の病理学：25症例における臨床所見とMR撮像、超音波、関節鏡所見の関連性」の論文のなかで、股関節が殿部痛および腰痛だけでなく鼠径部痛の原因になり得ると考察している。

その研究では、被験者全員がある段階で股関節の関節鏡検査を受け、病変の存在が確認されたと報告した。さらに、検査した患者の72％が腰椎および鼠径部に疼痛があると報告した。しかし、一部の患者では殿部（36％）、膝関節外側（20％）、大腿部（16％）、ハムストリングス（12％）、坐骨神経（16％）、腹部（8％）に疼痛を訴えた。

腰痛は非常に一般的な筋骨格症状であるが、股関節病変を伴う背部痛は大腰筋などの股関節前面筋と密接な関連性がある可能性を、彼らは報告している。

反対側の股関節と比較して、制限かつ痛みのある股関節クワドラントにおける陽性所見についてのみ一致した結果を示した（本検査での疼痛部位は鼠径部、股関節外側、殿部または腰部）。疼痛を伴う股関節クワドラントは、他の局所的病変（例えば腸恥滑液包炎または腱障害）からも生じ得ることや、硬い股関節クワドラントは殿筋のタイトネスから生じ得ることに留意すべきである。検査された被験者の88％でFABER検査が陽性となり、通常股関節領域の疼痛であったが、時には鼠径部または殿部に疼痛があった。FABER検査陽性の鑑別診断として、特に反対側の殿部を指す場合には、仙腸関節の病変である。

結論として、股関節の病変、特に関節唇の病変（68％が関節唇損傷であると診断された）は以前考えられたよりも多いことが示された。慢性的な鼠径部痛や腰痛の患者で、特に急性傷害の病歴がある場合には、その可能性が高くなる。疼痛や股関節クワドラントの制限、FABER検査陽性が診られた場合は、まずMR関節造影撮像を推奨し、さらに陽性なら股関節鏡検査を検討すべきである。

関節唇損傷

　寛骨臼の関節唇は、寛骨臼の縁をつなぐ線維軟骨の輪である。主な機能は、臼蓋を深くして脱臼の防止を助けることである。これは肩関節内に位置する関節唇と同様である。

　エアロビクス、スキー、ホッケーなどの主に回旋系のスポーツによって関節唇損傷を引き起こした患者および選手（主に女性）を診たことがある。また、ウェリントンブーツをぬかるみから強引に引き抜こうとした際に、右関節唇を損傷した女性（図8.10）もいた。けがのメカニズムには、他にも転倒などがある。ケーススタディで後述するように、この外傷は関節唇が損傷されたままになることが問題となる。

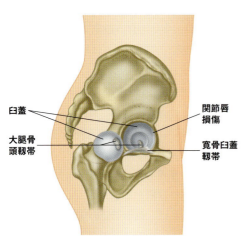

図 8.10　関節唇損傷

　患者は一般的に、鼠径部に何らかの不快感を有する傾向がある。これはいつも正しい考えであるとは限らないが、鼠径部以外の他の部位において疼痛を訴える症例（Mitchellの研究を思い出してほしい）についても、その部位を治療しても改善が少ない場合、股関節に構造的な原因がないのではないかという疑いを持つべきである。

　関節唇裂傷を有する患者は、少なくとも18カ月から2年間は診断されないとされている。この理由の一つは、理学療法士の大半が損傷を確認することが難しいということだと考えられる。これはオックスフォードの筆者のクリニックでも当てはまる。関節唇損傷の疑いがあるような症状を呈している患者の大部分は、股関節の動きが制限されているだけでなく、1年以上も疼痛も抱えている。また、過去の経験から注目すべき点は、関節唇裂傷と診断された患者のほとんどが女性だったことである。

　股関節と鼠径部周辺の疼痛に悩まされていると、電話で患者に相談を受けたことがあった。次の話は奇妙に聞こえるかもしれないが、彼女と話している間、彼女に背臥位で寝てもらい、健側の下肢を胸に向かって動かし膝を持ってもらった。彼女は動きに問題はなく、疼痛や硬さが感じられないと返事をした。その後、彼女に患側で同じ動きを繰り返すように指示したところ、痛みで運動するのが困難であり、鼠径部は特に硬いと言った。彼女に股関節のMRI撮像を行うよう指示し、おそらく関節唇裂傷であることを伝えた。数週間後、彼女がメールで、筆者の股関節に対する理論は正しかったと知らせてくれたと同時に、損傷を治癒するために関節鏡検査を予定していると言った。

　患者が訴えた症状は、クリック感と鼠径部がロックするよう感覚であった。治療なしで関節唇裂傷の状態が長く続くほど、股関節が悪化し、特に今後変形性関節症になるなど、恒久的な損傷を蓄積する可能性が高くなると確信している。

症例検討

　オステオパスをやっている筆者の友人は、右殿部下部の坐骨結節近くに痛みを感じていたので、診ることができるかどうか尋ねてきた。

しかし、彼女は時折身体の他の部分、例えば右ハムストリングスの上部にも疼痛を訴えた。別の日には、右殿部の中心部の痛みを感じるときもあった。奇妙なことに、さらに別の日は、右股関節の大転子に疼痛を感じていた。これはどういうことなのか、非常に混乱した。

初発症状から4カ月以上が経過していたため、病歴の確認が非常に重要になった。現病歴は、彼女は走っているときに氷の上で転び、身体の右側から大きく転倒して受傷していた。その当時、強い疼痛があり、右股関節と大腿部周辺に大きな打撲痕があり、ひどい転び方だったと彼女は言った。

彼女は1週間ほど休んだが、走るたびに先ほど述べた4つの箇所のうちの一つで痛みを感じていた。その間にいくつかの開業医に相談し、さまざまな診断を受けた。椎間板の脱出に由来するという者、他にはハムストリングスの腱障害、梨状筋症候群、転子と坐骨の滑液炎、仙結節靱帯捻挫、さらには椎間関節症候群の可能性さえあると言われた。さらに、腰椎と骨盤のMRIを撮像したが、痛みとの関連性は何もなかった。

疼痛の可能性のある部位を触診すると、坐骨結節、仙結節靱帯、梨状筋、および転子包に特に圧痛が認められた。これらの構造のいずれかが彼女の疼痛の原因である可能性がある。筆者は最初に股関節をスクリーニングし、検査時に何も気にならなかったため、腰椎に痛みの原因がある可能性を疑った。

数週間経過し、約10マイル（16km）の長距離を走った後、患者は鼠径部に疼痛を感じ、不快感で足を引きずり始めた。彼女の担当開業医は少し挫折したようだった。腰椎と骨盤のMRIで病変が確認されなかったため、症状の変化を確認するためにステロイドを股関節に注入した。

疼痛は即時的に緩和し、特にその後数日間痛みが減少したことから、彼女は股関節のMRAを予約し、最終的に後方関節唇裂傷と診断された。損傷はかなり大きかったため、関節鏡で関節唇の縫合を行った。現在その患者は、最初に問題があると診断されたいずれの部位にも痛みを感じることなく走ることができるようになった。

本症例では、痛みがある部位だけを治療しても意味がないことがあるというIda Rolf博士の言葉をまさに示したものである。もし本症例の疼痛主訴の箇所を治療していただけであれば、患者自身が全く望んでいないランニングの完全休止でもしないかぎり、患者の症状は間違いなく良くならなかったと推測する。

FAI

今まで何度も遭遇した患者のなかで、股関節に関連するもう一つの病理学的問題は大腿臼蓋インピンジメント（Femoroacetabular impingement：FAI）と呼ばれる病態である。本疾患は関節唇損傷の症状を呈すると同時に、身体のさまざまな部位に関連痛を引き起こす可能性がある。

FAIとは、大腿骨と寛骨臼との間の挟み込みの状態を意味する。これは股関節周辺の何らかの軟部組織が圧縮されている（衝突している）状態であり、一般的に股関節の異常な形状により引き起こされると考えられている。変形した形状のため、大腿骨と寛骨臼が完全に合致せず、それらが互いに擦れ、関節に損傷を生じさせる原因となる。

FAIにより、骨棘は大腿骨頭の周りまたは寛骨臼に沿って生じる傾向がある。骨棘の過形成は、骨が滑らかに滑るのではなく、これらの骨を互いに擦れさせる。時間の経過とともに、これは関節唇損傷および関節軟骨の破壊を招き、後に変形性関節症につながる変性

の原因となり得る。

FAIのタイプ

FAIにはカム、ピンサー、カムとピンサーの混合といった3つの主要なタイプがある。

《1.カムタイプのFAI》

カムタイプのFAIは一般に女性より男性に多く、大腿骨頭の形状が本来の円形ではなくなり、寛骨臼内を円滑に回転することができない状態になる。「ピストルグリップ」のような大腿骨頭の端に隆起が形成される(図8.11)。このような骨棘の形成の結果として、剪断力が関節軟骨や関節唇に加えられる。

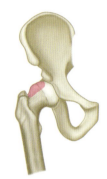

図 8.11　カムタイプのFAI

《2.ピンサータイプのFAI》

ピンサータイプのFAIは男性よりも女性に多く、寛骨臼の正常な縁に骨棘が形成されている状態である(図8.12)。ピンサータイプのFAIになると、関節唇が圧迫され、続いて寛骨臼の突出した縁の下で関節軟骨や関節唇に亀裂が入ることがある。

《3.カムタイプとピンサータイプが混合したFAI》

複合的なFAIでは、ピンサーとカムの両方のタイプが同時に存在している(図8.13)。

FAIでは、患者は最初に鼠径部に疼痛を有する傾向がある。これは慢性的なインピンジメントが関節唇損傷を引き起こした場合には、クリックやロッキング、キャッチングの症状に関連していることが多い。関節唇損傷とFAIが同時に存在する場合、通常、立位、座位、歩行の時間が長くなるほど悪化する傾向があるが、特に患側の回旋運動が重要となる。それは慢性化した状態のために、二次的な問題が存在する傾向が見られるからである。例えば、疼痛や硬さのために患者が足を引きずって歩いたり、トレンデレンブルグが現れることがある。また、患者によっては殿部や腰部、仙腸関節、大腿部、さらには膝にまで疼痛を経験することもある。

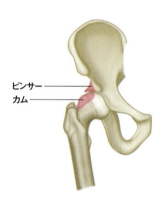

図8.13　カムタイプとピンサータイプが混合したFAI

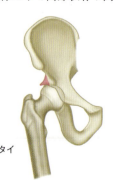

図 8.12　ピンサータイプのFAI

第 9 章 殿筋群と骨盤の関係

Chapter 9　The Gluteal Muscles and Their Relationship to the Pelvis

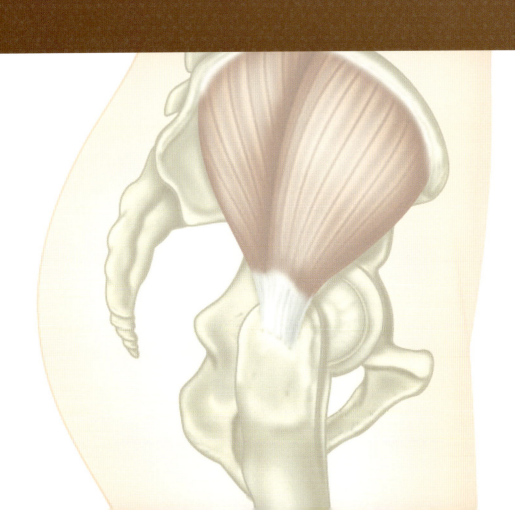

第9章

殿筋群と骨盤の関係

本書は、骨盤帯と仙腸関節に焦点を当てている。しかし、殿筋群が骨盤帯の全体的な機能と安定性における中心的な要素であるため、殿筋群の役割についても言及しなければならないと筆者は考えている。

この章の目的は、骨盤帯における殿筋群との特異的な関係と、骨盤帯内に存在する可能性がある機能異常がどのようにして殿筋群の発火の失敗や潜在的な弱化、活動の抑制を引き起こすのかについて検討することである。そのため、本章では中殿筋と大殿筋の解剖・機能・評価・骨盤帯との関係に焦点を当てる。

中殿筋

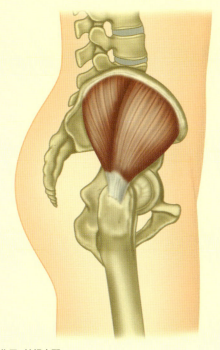

図9.1 中殿筋の起始停止、作用、神経支配

起始
腸骨の外表面（腸骨稜の下：前殿筋線と後殿筋線の間）

停止
大腿骨大転子の外側表面上の斜走隆線

作用
上部線維：①股関節外旋、②股関節外転の補助
前部線維：①股関節内旋、②股関節屈曲の補助
後部線維：①股関節外旋、②股関節伸展

支配神経
上殿神経（L4、L5、S1）

中殿筋の機能

第4章に戻って、私たちが片脚立位を行うとき、外側スリング機構を活性化させることを思い出してほしい (p.79〜80)。すでに説明したように、この機構は同側の中殿筋、小殿筋、内転筋群と対側の腰方形筋で構成されている (図9.2)。中殿筋の潜在的な弱化は、おそらく代償による他の筋の過活動が生じている。このことを以下に説明する。

特に中殿筋の後部線維が弱化している患者は、内転筋群と大腿筋膜張筋と接続している腸脛靱帯が過活動している傾向にある。また、中殿筋後部線維が弱いことが示唆されている場合は、梨状筋は過活動的となる。

中殿筋は、骨盤の動的安定性にとって重要な筋と考えられている。例えば、筆者の経験では、趣味や競技などで走るのを好み、中殿筋の弱さのために骨盤帯の動的安定性が悪くなっている患者は、ストライド長を短くする傾向がある。これは、患部をより引きずっているようなパターンを採用することによって、踵接地時の床反力を低減し、骨盤姿勢を維持するために必要な筋肉制御量を減少させている。

中殿筋の評価

膝関節や下部腰椎、骨盤に疼痛を有している患者を診るときはいつでも、評価の過程の一部分として殿筋群(特に中殿筋)の強さを確認する。この章では、中殿筋と大殿筋の機能的役割と骨盤帯との関係の説明だけでなく、股関節外転筋群や股関節伸展筋群の正確な発火順序を決定するために使用される、股関節外転・伸展発火パターン検査についても含めて説明する。

筆者の見解として、中殿筋および大殿筋は腰椎・骨盤帯・下肢・上肢の領域に疼痛を認める個々の患者やアスリートに対して評価される必要がある。筆者のクリニックを訪れる多くのアスリートがランニングに関連する下肢ならびに体幹のオーバーユース障害を抱えており、それらの大半は中殿筋または大殿筋(もしくは両方)機能が不良である。

筆者は、特にランニングのようなスポーツにおいて、中殿筋や大殿筋の強さと制御が生体力学的に効率的なパターンを達成するうえで、おそらく最も重要な要素であるという結論に達した。あなたが走っている間にいつも

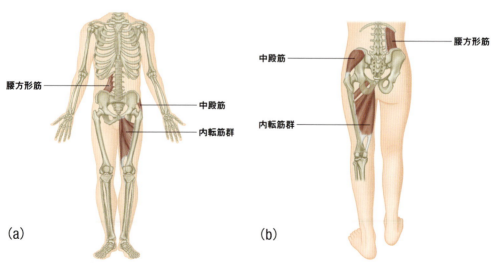

図9.2 a:外側スリング機構　b:歩行周期中に活動している外側スリング筋群

完全に空中であるか、または片方の脚で動的に安定していることには、あまり驚く必要はない。すべての治療家は中殿筋と大殿筋の両方の機能を評価し、修復できるはずである。

中殿筋の解剖学的構造を詳しく見てみよう。
中殿筋は腸骨稜の全長、腸骨外側（後殿筋線と前殿筋線の間）、殿筋筋膜、大腿筋膜張筋の後部境界、上層の腸脛靱帯に付着する。中殿筋は3つの部分（前部、中部、後部）にはっきりと分割されており、集合的に大腿骨の大転子に巻き付きながら入り込み、広い結合腱を形成する。中殿筋のより垂直な前部および中間部分は、より水平な後部部分よりも股関節を外転するためにより良い位置にあるように見える。

上述のように、中殿筋はその構造のなかに前部線維と後部線維とを含んでいるが、私たち治療家が心配しているのは後部線維である。中殿筋後部線維は大殿筋と連携して働き、特にこれら2つの筋は股関節位置を外旋位に制御し、歩行が開始されると股関節・膝関節・足関節を整列させるのに役立つ。

一例として、治療家が観察するなかで、歩行するように指示された患者について考えてみる。歩行周期の初期接地における左下肢への荷重時に、中殿筋は下肢に作用する安定機構に部分的に関与し、下肢の全体的なアライメント調整を助ける。患者は歩行を続け、立脚期になる。立脚期における左中殿筋の収縮は、部分的に股関節外転を許容する原因となる。左の中殿筋が収縮しているにもかかわらず、右股関節におけるヒッチングタイプと考えてほしい。股関節の右側は、左側より少し上に持ち上がるように見える。

このプロセスは、右脚が床から少し離れて持ち上げることを可能にし、歩行周期の遊脚期の間に右脚のスイング運動を自然に許容するので、非常に重要である。

左の中殿筋に何らかの弱さがある場合、身体は歩行サイクルの間に2つの方法のうち一つで応答する。一つは立脚側の反対側の骨盤（この場合右側）が下降するトレンデレンブルグ歩行（図9.3〔a〕）、もしくは代償性トレンデレンブルグ歩行（図9.3〔b〕）となり、体幹全体を過度に弱い股関節側にシフトさせることが観察される。

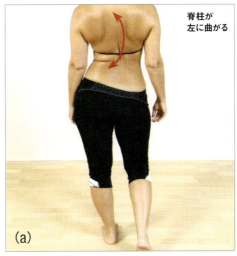

脊柱が
左に曲がる

(a)

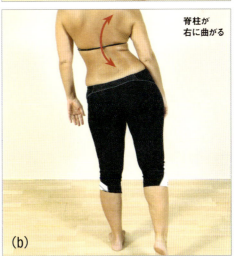

脊柱が
右に曲がる

(b)

図9.3　a：トレンデレンブルグ歩行　b：代償性トレンデレンブルグ歩行

中殿筋の弱化は骨盤帯と腰椎の全体的な安定性に影響を与えるだけでなく、踵接地から立脚中期までの運動連鎖全体に影響を与える。

中殿筋の弱化によって、次のようなことが引き起こされる。

- トレンデレンブルグ歩行（トレンデレンブルグもしくは代償性トレンデレンブルグ歩行）
- 腰椎の症状と仙骨の捻転
- 対側腰方形筋の過緊張
- 同側の梨状筋、大腿筋膜張筋、腸脛靱帯の過緊張
- 大腿骨の過度の内転および内旋
- 膝の外反もしくはおそらく内反位への逃避、膝蓋骨のマルトラッキング症候群
- 足部の位置に対する脛骨の内旋
- 足の内側への体重移動の増加
- 距骨下関節の過度な回内

上記の中殿筋機能弱化の結果によるリストから分かるように、アスリートもしくは患者は、潜在的なトレンデレンブルグ歩行による腰椎の側屈もしくは回旋の増加によって、何らかの形で引き起こされるスポーツに関連した障害の継続的なリスクがあり、さらに運動連鎖による他の生体力学的作用によっても影響を受ける。

（通常は側屈と反対方向の）腰椎の回旋を伴った側屈運動が増加すると、その後仙骨を回旋させ腰椎の運動と反対側に側屈する。その結果、第2章p.28～29で説明したように、前方仙骨捻転が存在する可能性がある（例えば、仙骨左捻転左傾斜軸もしくは、右捻転右傾斜軸）。

中殿筋の弱化は、膝蓋大腿痛症候群、シンスプリント、足底筋膜炎、またはアキレス腱炎などの状態に至り、さらには距骨下関節の長期間の過回内も引き起こす可能性がある。

股関節外転筋群発火パターン検査

左側の股関節外転筋群の発火順序を確認するために、患者は左下肢を上にして両下肢をそろえた側臥位姿勢となる。ここでは中殿筋、大腿筋膜張筋、腰方形筋を検査する。

施術者は腰方形筋を右手で軽く触診する。次に、中殿筋、大腿筋膜張筋を触診するために、図9.4（a）と（b）に示すように、施術者は左手の母指で中殿筋を、示指と中指で大腿筋膜張筋を触診する。

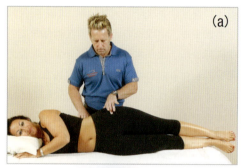

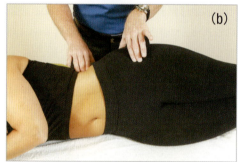

図9.4　a：腰方形筋、中殿筋、大腿筋膜張筋の触診　b：触診部位

施術者が発火順序を検査するために、患者は左下肢を数インチ右下肢から離して股関節を外転するように指示する。このとき、代償運動を確認することが重要である。この検査の考え方として、患者は股関節を、以下に挙げた代償運動なしで外転させなければならない。

- 骨盤の左側が一緒に動く（股関節との連動は左の腰方形筋が活動していることを意味する）
- 骨盤が前方へ傾斜する
- 骨盤を後方へ傾斜する

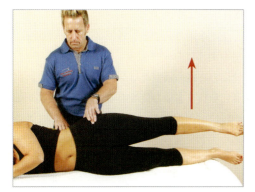

図9.5　患者が左股関節を外転している間、施術者は発火順序を記録する

正しい発火順序は中殿筋、大腿筋膜張筋、最後に腰方形筋（骨盤の25度の高さで）でなければならない。腰方形筋または大腿筋膜張筋が最初に発火する場合、発火のパターンが失敗していることを示し、潜在的にこれらの筋肉の適応が欠如することを示唆する。

股関節外転筋群の発火順序を確認したら、次のステップを決定する必要がある。特に中殿筋が弱いと言われている場合、多くの患者はジムに行くことによって、弱い中殿筋を強化しなければならないと感じており、側臥位での股関節外転運動を多く行う。とりわけ大腿筋膜張筋と腰方形筋が主たる股関節外転筋である場合、明らかに弱い中殿筋を強化することの難しさは、この側臥位での股関節外転運動が中殿筋を強化しないからである。したがって、筆者はこれを繰り返し行わせない。梨状筋は弱い外転筋でもあり、骨盤もしくは仙腸関節の機能異常を引き起こし、根本的な問題をさらに複雑にする可能性がある。

適切な対応としては、ひとまず中殿筋の強化は見合わせて、まず大腿筋膜張筋や腰方形筋、股関節内転筋の短縮もしくは緊張した組織に焦点を当てることである。

理論的には、第7章で説明したようにMETにより緊張した組織を長くすることによって、緩んで弱くなった組織がより緊張を取り戻し、自動的にその強度を回復する。

一定期間後（2週間を推奨）、中殿筋の筋力が回復しなかった場合、この筋肉の特異的および機能的な強化運動を加えることができる。

中殿筋前方線維筋力検査

左の中殿筋の前方線維を検査するために、患者は左下肢を上にした側臥位姿勢となる。施術者は右手で患者の中殿筋を触診する。そして、患者に左下肢を右下肢から数インチ離したところまで左股関節を外転させ、この位置で保持するように指示する。左手を患者の膝の近くに置き、施術者は左下肢に対して下方に圧力を加える。患者には圧力に対して抗するよう指示する（図9.6）。これに抗することができれば、中殿筋の前方線維は正常と判断される。

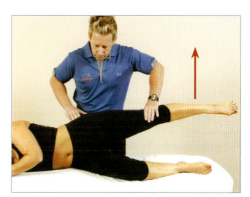

図9.6　患者は施術者の抵抗に抗して、左の股関節を外転する

中殿筋後方線維筋力検査

左側の検査では、中殿筋の後部線維をより重視するために、図9.7に示すように、施術者は患者の左股関節伸展と外旋にわずかに制御する。前方線維筋力検査と同じように下方に圧力をかける。患者がこの外力に抵抗することができる場合、中殿筋の後方線維は正常と判断される。

強さとは対照的に、筋持久力を評価したい場合は、患者に外転した足を保持し、そのポジションを少なくとも30秒維持するように指示する。

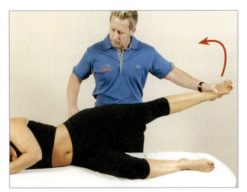

図9.7 中殿筋の後方線維を強調（股関節の外旋とわずかな伸展）

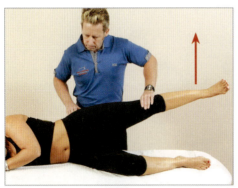

図9.8 施術者は患者の外転した下肢に対して、下方に圧力を加える

歩行周期中の中殿筋の役割についての以前の説明から、中殿筋の弱化はトレンデレンブルグ歩行もしくは代償性トレンデレンブルグ歩行のいずれかを引き起こす可能性があることを思い出してほしい。このことと、中殿筋の弱化によって起こり得る結果について少し考えてみよう。

左足を踏み込むと、外側スリングが始まる。左中殿筋は左足で安定しようとするときに、骨盤の右側の高さをコントロールするために責任を負う主要な筋である。左の中殿筋が弱い場合、体重を支えながら、骨盤は右に沈み込むことになる。その沈み込み動作は、腰椎が左側屈・右回旋し（タイプ1の脊柱力学）、左側の椎間関節ならびに椎間板、神経根を圧迫して痛みが生じる。

この左への側屈運動は、脊柱右側の腸腰靱帯ならびに椎間関節の関節包などの、他の構造を伸長させ、痛みの原因となる可能性がある。

また、筆者は以前に仙骨捻転についても言及した。左の中殿筋が弱い場合、腰椎の左への側屈と右への回旋するため、仙骨と反対の動きを引き起こすことになる。したがって、仙骨は左捻転左傾斜軸の仙骨捻転のように右側屈と左回旋する。

別の例を見てみよう。左の中殿筋が弱い場合、反対側（右）の腰方形筋は弱い筋の役割を引き受けようとするので、より代償して働く。この増加した代償的なパターンは時間の経過とともに右の腰方形筋の適応的な短縮を引き起こし、トリガーポイントの形成をもたらし、その後疼痛を引き起こす可能性がある。

ケーススタディ

次のシナリオを想定してみよう。特に歩行やランニングによって悪化する腰椎あるいは右下の腸骨上（腰方形筋領域）に痛みを訴える患者が、クリニックを受診する。患者の腰部（腰方形筋領域）の右側を触診した後、筋肉が硬く、（痛みを）生じさせる可能性があるトリガーポイントをリリースすると説明する。

腰方形筋の長さの正常性を促進するために、METのような収縮弛緩のテクニックを使用することができる。現在の症状の大部分が改善するため、患者と治療家はこの治療によって非常に満足するだろう。しかしながら、患者が車に戻って10分間散歩すると、腰方形筋の痛みが再発してしまう。なぜだろうか？それは弱い左の中殿筋は右の腰方形筋に本来働く以上のことを強制しているからであり、治療家は原因の根本ではなく、提示された症状だけを治療したからである。

Rolf博士の賢明な言葉を思い出してほしい。「疼痛のある所ばかりが問題ではない」

治療の面では、骨盤が再調整されるまで、殿筋が通常の発火順序能力を回復しないこと、または固有の強度を発揮させないことを示唆している。骨盤の位置を再調整するだけで、殿筋は通常の発火順序を回復し、筋力を回復することがある。骨盤帯を矯正した後、殿筋群の筋力トレーニングを進める前に、拮抗筋を長くすることを推奨する（ただし、それが適切であると感じる場合のみ）。

上記を手短かに要約すると、次のようになる。

最初に提案することは、提示する骨盤の機能異常を修正することである（第13章）。次に短縮した拮抗筋を見つけたなら、METを通して、これら筋長を正常化することを提案する（第7章）。最後に、骨盤の位置を再調整し て維持するために、簡単なアウターエクササイズの実施を推奨する（第3章）。

第9章
殿筋群と骨盤の関係

大殿筋

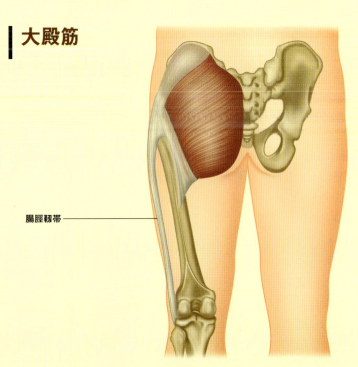

腸脛靭帯

図9.9 大殿筋の起始、停止、作用、神経支配

起始
腸骨外表面（後殿筋線の後方）と腸骨の上および後ろの部分。仙骨および尾骨の隣接する後面。仙結節靭帯。脊柱起立筋の腱膜

停止
遠位部の深部線維：大腿骨の殿筋結節
残りの線維：大腿筋膜の腸脛靭帯

作用
股関節の内転を補助する。腸脛靭帯との連絡を通して、膝関節の伸展を安定化させる。
上部線維：股関節の外旋と外転
下部線維：股関節伸展と外旋（ランニングや座位からの起立時に強く伸展する）。体幹の伸展

支配神経
下殿神経（L5、S1、S2）

大殿筋の機能

　機能的な観点から、大殿筋は骨盤、体幹、大腿骨の間の関係を制御するいくつかの重要な役割を果たす。

　この筋肉は股関節を外転・外旋させることができ、膝のアライメントを制御するのに役立つ。例えば、階段昇降において、大殿筋は股関節を外転・外旋させて下肢を最適な位置に保つと同時に、身体を次の段に運ぶために股関節を伸展させる。

　大殿筋が弱い、もしくは誤った発火をする場合、膝が内側にずれるように見えることがあり、骨盤も外側に飛び出るように観察されることもある。

　大殿筋は仙腸関節の安定化にも重要な役割を果たし、強力な閉鎖筋として説明されている。

　大殿筋線維のいくつかは、仙結節靱帯と胸腰筋膜に直接接続しており、これらは接続している筋肉の活動により緊張している非収縮性の結合組織である。この筋膜への接続の一つは広背筋であり、大殿筋は対側の広背筋と胸腰筋膜を介してパートナーシップを形成する。このパートナーシップ接続は後斜走スリングと呼ばれる（図9.10）。詳しくは第3章を参照してほしい（p.35～36）。

　このスリングは、歩行もしくは歩行周期における単脚支持期における仙腸関節への圧縮力を増加させる。

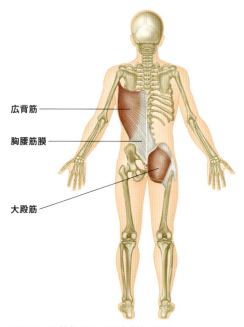

図9.10　後斜走スリングと広背筋の関係

　大殿筋の誤った発火もしくは弱化は、後斜走スリングの効果を低下させ、仙腸関節障害を引き起こしやすい。身体は次に反対側の広背筋の活動を増加させることにより胸腰筋膜を介して緊張を増加させ、この弱さを補うように努める。いずれの代償メカニズムと同様に、構造は機能に影響し、機能は構造に影響する。これは身体の他の領域が影響を受けていることを意味する。例えば、広背筋が上腕骨と肩甲骨に付着するため、肩関節の力学は変更される。代償のために広背筋が特に活動的である場合、これは段差昇降やランジ動作のような動きの間、一方の肩が他方の肩よりも低いように観察される。

　第4章（p.77）で説明したように、大殿筋はハムストリングスと連携して歩行サイクルに重要な役割を果たすからである。踵接地の直前に、ハムストリングスが活動し、仙結節靱帯の付着を介して仙腸関節の緊張を増加させる。

　また、この後斜走スリングは、体重を支えるサイクルのための仙腸関節のセルフロック

機構を支援する。踵接地から立脚中期までの歩行周期は、仙結節靱帯の弛緩や寛骨の自然な前方回旋によってハムストリングスの緊張は減少する期間である。股関節伸展活動が開始するために、ハムストリングスの活動が減少し、大殿筋の活動性が増加する。大殿筋は後斜走スリングの付着を介して、立脚初期〜中期において、仙腸関節の安定性を有意に増加させる。

大殿筋の弱さや誤った発火は、仙腸関節の安定性や骨盤の位置を維持するために、歩行周期の間、ハムストリングスを活動状態のままにしてしまう。その結果として生じたハムストリングの過活動は、継続的かつ異常な緊張状態に陥いることになる。

先に述べたように、この章の焦点は、殿筋群が抑制によって弱くなったときに骨盤の機能に何が起こるかを診ることである。私たちはすでに小殿筋について説明したので、本章では大殿筋に焦点を当てる。

段階的に作用するこの筋は拮抗筋が短縮もしくは緊張した場合、あるいは骨盤のマルアライメントが存在する場合に、弱くなる傾向にある。しかし、大殿筋は、支配神経であるL5およびS1神経根に影響を及ぼすヘルニアなどの神経学的障害がある場合にも弱いと判断される。また、その他さまざまな種類の股関節の病気(例えば、関節唇損傷〔第8章p.168〜169〕や関節包炎)によっても大殿筋の弱化が生じる。

大殿筋の弱化を潜在的に引き起こし得る主要な筋肉は、大殿筋の股関節伸展作用に対する拮抗する股関節屈筋として分類される腸腰筋、大腿直筋、内転筋群である。トーマス検査変法を使用した腸腰筋および他の関連した短縮された拮抗筋の評価は第7章ですでに紹介した(p.130〜135)。その評価が十分に理解されているならば、METを使用して、緊張もしくは短縮した拮抗筋を正常化する必要がある。

これらの高度なテクニックを習得し応用した後、治療家は、緊張した組織の延長を促す目的で自身の治療様式に組み込むことができる。これにより、骨盤と腰椎の正常な中間位が促進され、弱化した中殿筋を元に戻す効果が期待される。

大殿筋の評価

ここでは、大殿筋を含む股関節伸展筋の正しい発火パターンを決定するために使用される、股関節伸展発火パターン検査について説明する。検査の目的は伸展筋群の実際の発火順序を確認して、エンジンのシリンダーのようにすべてが正確に発火するようにすることである。誤った発火パターンが、アスリートや患者に診られるだろう。

図9.11に股関節伸展の正しい発火パターンを示す。通常の筋活動は、下記の順序で起こる。

- ●大殿筋
- ●ハムストリングス
- ●対側の腰椎伸展筋
- ●同側の腰椎伸展筋
- ●対側の胸腰椎伸展筋
- ●同側の胸腰椎伸展筋

股関節伸展発火パターン検査は、その適用において独特である。6気筒のエンジンを持った車だと考えてみてほしい。基本的に、「エンジン」とは身体のことである。

エンジンには特定の発火方法があるように、あなたの身体もそうなのだ。例えば、車のエンジンにおける個々のシリンダーは、1-2-3-4-5-6のように番号順には発火しない。1-3-5-6-4-2のように、あらかじめ定められた最

適な順序で行われる。もし車を修理に出して、整備士がスパークプラグのリード線の2つを間違えて誤って戻してしまった場合、エンジンはまだ動作するものの効率は悪くなる。そして、最終的には故障することになるだろう。

私たちの身体もそれと同じだ。私たちの場合、特に活動的だが、誤った発火の機能異常があれば私たちの身体も崩壊し、最終的に苦痛を与える。

股関節伸展発火パターン検査

《手順1》

施術者は患者の左ハムストリングスと左の大殿筋に指先を軽く置く（図9.12（a）（b））。そして、施術者は患者に左の下肢を5cm挙上するよう指示する（図9.12（c））。施術者はどの筋肉が最初に発火しているかを特定し、この最初の結果を記録する（付録1の**表A1.1**を使用）。

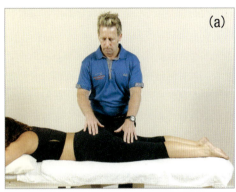
(a)

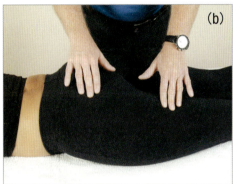
(b)

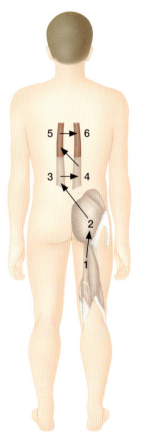

筋活動順序
1. ハムストリングス　　どちらのグループも
2. 大殿筋　　　　　　先に活動することがある
3. 反対側の腰椎伸展筋
4. 同側の腰椎伸展筋
5. 反対側の胸椎伸展筋
6. 同側の胸椎伸展筋

図9.11　股関節伸展における正しい筋発火パターン

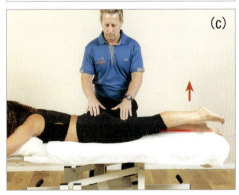
(c)

図9.12　股関節伸展発火パターン：手順1
a：施術者は患者の左ハムストリングスと大殿筋を軽く触診する　b：施術者の手の位置　c：患者はベッドから左下肢を持ち上げる

《手順2》

施術者は脊柱起立筋に母指を軽く当て、患者にベッドから左下肢を2秒持ち上げるように指示する(図9.13〔a〕〔b〕)。施術者は、どの脊柱起立筋が最初に発火するか注意して特定する(付録1の表A1.1)。右下肢についても同様に手順1・手順2を繰り返し、その結果を記録する(付録1の表A1.2)。このようにして、どの筋肉が発火しているかいないかを正確に判断することができる。

発火パターンは①大殿筋、②ハムストリングス、③対側の脊柱起立筋、④同側の脊柱起立筋でなければならない。手順1において大殿筋が初めに発火することが分かっている場合には、これが間違いなく正しいということができる。同じことは手順2でも当てはまる。対側の脊柱起立筋が最初に収縮する場合、発火パターンは正しいと言える。

しかし、ハムストリングスが最初に発火したり、もしくは同側の脊柱起立筋が最初で大殿筋は収縮していないと感じた場合は、誤っ

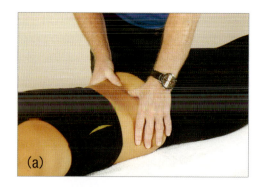
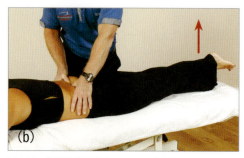

図9.13 股関節伸展発火パターン:手順2
a:施術者は患者脊柱起立筋を軽く触診する　b:患者はベッドから左下肢を持ち上げる

表9.1　左側の股関節伸展発火パターン

	1st	2nd	3rd	4th
大殿筋	○	○	○	○
ハムストリングス	○	○	○	○
反対側の脊柱起立筋	○	○	○	○
同側の脊柱起立筋	○	○	○	○

表9.2　右側の股関節伸展発火パターン

	1st	2nd	3rd	4th
大殿筋	○	○	○	○
ハムストリングス	○	○	○	○
反対側の脊柱起立筋	○	○	○	○
同側の脊柱起立筋	○	○	○	○

た発火パターンであると推察できる。誤った発火の機能異常が修正されないと、エンジンとしての身体が壊れ始め、機能異常の代償パターンが作られてしまう。

筆者の経験では多くの患者において典型的に、ハムストリングスと同側の脊柱起立筋は最初に収縮し、大殿筋は4番目に収縮することが分かった。このような場合、脊柱起立筋とハムストリングスは股関節伸展運動を助ける際に支配的な筋になる。これは骨盤の過前傾を引き起こし、結果として脊柱の過度な前弯を伴い、下部腰椎の椎間関節の炎症を引き起こす可能性がある。

注意

この章では5番、6番の筋の発火パターンは説明していない。なぜなら、1〜4の筋の順序が正しい発火パターンであることを確かめる必要があるからである。5番と6番の筋の発火パターンは一般的に自己修正が可能であるため、1〜4の筋の発火順序が修正されると通常の発火パターン順序に従う傾向があることも分かっている。

発火パターンに影響を与える可能性のある別の要因は、以前に発症した障害である。Bullock-Saxtonは、股関節伸展運動における下肢の筋と後方体幹筋のタイミング、発火順序に対する以前の足関節捻挫の影響にについて調査した。彼らは対象群と比較して、足関節捻挫を有する群における大殿筋活動の始まりに有意差があること（発火の遅延）を見出した。

歩行サイクルは継続した

大殿筋の弱化もしくは誤った発火により、いくつかの代償パターンが形成される可能性がある。

まず、腸腰筋、大腿直筋、内転筋の拮抗的な緊張が生じ、相反抑制として一般的に知られている衰弱抑制によって徐々に引き起こされた大殿筋の弱化を抱える患者の例を見てみよう。

前面の筋肉の軟部組織の緊張は、歩行周期中の股関節の伸展を制限する。代償反応として、寛骨が前方の位置により回旋することを強いられ、対側の寛骨は後方の位置にさらに回旋するように強いられる。ハムストリングス（特に大腿二頭筋）は大殿筋の弱さの結果として、寛骨の前方回旋の増加を助けることにより代償パターンの一部となる。Sahrmanは、ハムストリングスが大殿筋の阻害のために支配的である場合、腹臥位で下肢を伸展させると転子部の前部に触診できることを示唆した。これは2つの寛骨の間において少し複雑になる（すでに前の章で説明したが）。すなわち、仙骨は、寛骨の回旋増加により、通常よりも少し多めに回旋し側方に曲げなければならない。仙骨は、捻転を一方向に増加させる（片方を回旋させ、側方に曲げる）ことによって、代償する必要がある。

図9.14（a）の仙骨左捻転左傾斜軸もしくは図9.14（b）の仙骨右捻転右傾斜軸のようになる。

また、腰椎は、2つの図に示すように、仙骨とは反対方向に少し多めに、逆回旋する可能性があり、脊柱として代償することがある。

歩行周期中には、仙骨および腰椎の自然な回旋が生じる。しかし、寛骨回旋が増加するためには、仙骨と腰椎は同様に代償するしかない。腰椎と仙骨（L5とS1）の間には、椎間板がある（第10章p.194〜196）。この椎間板が上下の脊椎部分で力をかけられていると想像してほしい。この運動は椎間板に負の影響を与える。スポンジから水を絞り出すようなもので、椎間板はそのような動きの増加を

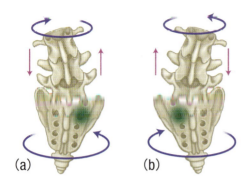

図9.14　仙骨捻転　a:仙骨左捻転左傾斜軸　b:仙骨右捻転右傾斜軸。緑色の部分は、捻転により深くなる部位を示す

の広背筋との間に関連があることが分かる。これらの2つの筋肉は歩行周期中に後斜走スリングを介して、対側に力を伝導し、その後、胸腰筋膜を介して張力を増加させる。この機構は、体幹内圧上昇と下部腰椎・仙腸関節の閉鎖安定化のために非常に重要である。

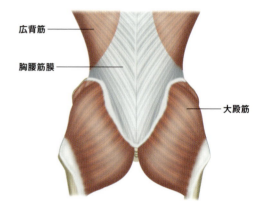

図9.15　胸腰筋膜と大殿筋の関係

好まない。

　誤った発火を潜在的に修正する一つの方法は、以下の通りである。

　筋長検査（トーマス検査変法）を通じて、まずどの筋肉が実際に短縮された位置に保持されているかを判断する必要がある。METおよび特定の筋膜リリーステクニック（これらのデモンストレーションについてはGibbons〔2014〕を参照）を使用して、これらの短縮・緊張した組織を治療し、正常化することができる。

　筆者が前に話したことを思い出してほしい。骨盤帯のマルアライメント位置は、大殿筋の弱化抑制における別の原因因子であり得る。そのことを念頭に置き、特に誤った発火を修正しようとするときには注意してほしい。

胸腰筋膜と大殿筋・骨盤の関係

　胸腰筋膜は、体幹・股関節・肩の筋群を結合して、それを覆う靱帯型の結合組織の厚く、強いシートである。大殿筋の通常の機能は図9.15で示すように、筋膜に伸長作用を及ぼし、その下端部を引っ張ることである。この図から、胸腰筋膜の後部層により大殿筋と反対側

　腹横筋と多裂筋など、腰部の安定性にかかわる深部筋の同時収縮も影響を及ぼす。第3章で議論されたこれらの筋肉は、四肢を動かすときに協働する。筆者が知っている限り、腹横筋と多裂筋が特に大殿筋の関与により引き起こされたことについて、最近発表された研究はない。しかし、腹横筋と多裂筋がすべて仙腸関節の閉鎖力を補助する骨盤の仙結節靱帯との関連性を持っているため、腹横筋と多裂筋が大殿筋の収縮に確実に反応すると、筆者は個人的に確信している。

ケーススタディ

　このケーススタディでは、仙腸関節における殿筋群の関係が、患者の提示する症状の重要なリンクであることを強調したい。

　患者は34歳の女性であり、ロイヤルエアフォースのフィジカルトレーナーであった。彼

女は左の肩甲骨の上部に痛みを訴えて、クリニックに来院した（図9.16）。4マイル（6.5km）走ると、痛みが強くなったため中止した。止まると不快感は落ち着くが、再び走り出そうとするとすぐに戻ってしまう。ランニングは痛みの原因となる唯一の活動であった。彼女の苦痛は8カ月間続いており、過去3回で悪化し、仕事に影響を与え始めていた。苦情を引き起こす既往歴や関連する精神症状はなかった。

っていた。整体師は彼女の頚椎（C4/C5およびC5/C6）の椎間関節の徒手療法も使用していた。診察時に彼女が痛みを緩和してほしいと訴えた限られた部位にMETとトリガーポイントリリースが実施されていたが、彼女が4マイル以上走ることを試みたときに結局痛みが出た。

彼女は（MRIやCTなど）スキャンを受けていなかった。

総合的なアプローチを講じる

ケーススタディの患者を、限局的ではなく全体的に評価してみよう。

痛みは4マイル走った後でのみ生じることを思い出してほしい。提示された痛みが何であるかにかかわらず、筆者が初めて新しい患者を診るときは通常、骨盤の位置と動きを評価する（身体のこの領域をそれに関連するすべてのものの基礎とみなすため）。筆者は病院で、機能異常の骨盤を矯正するときに、患者の症状が落ち着く傾向になるのをよく経験している。しかし、筆者がこの患者を評価したとき、彼女の骨盤が水平で正しく動いていることを発見した。

筆者はその後、患者や通常のスポーツ活動に参加している競技者に行う前述した大殿筋の発火パターン検査を実施した。筆者は、骨盤が正しい位置にあると感じたら発火パターン検査だけを行う。ここでのもっともな考え方は、骨盤がわずかにずれたときに筋の誤った発火という陽性所見を得ることが多いということである。

問題の患者で、筆者は大殿筋の弱化と誤った発火の両方を見つけたが、右側の発火は左側の発火に比べて少し遅いようであった。骨盤に何らかの機能異常を発見することができなかったため、筆者はこのアプローチをもう少し追求した。

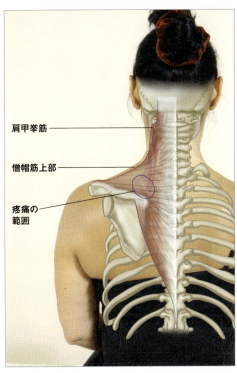

図9.16 患者の疼痛領域（左肩甲骨上部）

僧帽筋上部に治療を集中させたという別の開業医に診てもらった後、彼女は整体師を訪問した。そこでは、頚椎と肋骨の領域への治療を受けている。

彼女が受けた治療は患部（つまり僧帽筋、肩甲挙筋、胸鎖乳突筋、斜角筋群など）に対する軟部組織テクニックを行うということに偏

先に進む前に、あなたにいくつかの質問を提示しておきたい。

「どのようにして右の大殿筋の弱化が左の僧帽筋に痛みを生じさせるか？」

「大殿筋と僧帽筋の間につながりがあるか？もしそうなら、これはどのように可能であるか？」

「問題を解決するために何ができるか？」

「最初に起こったことは何か？」

大殿筋機能

前にやったことを思い出してほしい。大殿筋は主に強力な股関節の伸展筋であり外旋筋であるが、歩行サイクルを続けている間に強制的に閉鎖することによって仙腸関節を安定させるのにも役立つ。大殿筋線維のいくつかは、仙骨から坐骨結節に至る仙結節靭帯に付着し、この靭帯は仙腸関節を安定させるのを助ける重要な靭帯である。

すべて一緒にリンクする

私たちは何を知っているのだろうか？

私たちは患者の大殿筋の右側が発火パターンにおいてわずかに遅く、かつ仙腸関節の強制閉鎖プロセスにおいて役割を果たすことを知っている。これは、中殿筋が仙腸関節を安定化する機能を発揮できない場合、関節を安定させるのに役立つことを示している。

左の広背筋は、右の大殿筋とさらに重要な仙腸関節を安定させるのに役立つ協働筋である。患者が走ることに参加すると、右足が地面に接地し、歩行周期を繰り返すたび、左の広背筋が過剰に収縮する。これによって、左の肩甲骨が下降し、下向きの引っ張りに抵抗する筋肉が上部僧帽筋と肩甲挙筋である。

その後、これらの筋肉は疲労し始める。問題の患者にとって、約4マイルで起こり、その時点で彼女は左肩甲骨上に痛みを感じる。

治療

大殿筋の弱化を治療する簡単な方法は、単に筋力に基づいた運動を処方することだとあなたは考える可能性がある。しかし、実際には、これは必ずしも正しい解決策ではない。より緊張している拮抗筋が大殿筋の明らかな弱さの原因となることもあり得るからである。このケーススタディで問題になっている筋肉は腸腰筋（股関節屈筋）であり、その短縮は大殿筋の衰弱抑制をもたらす。

このパズルに対する筆者の答えは、患者の右腸腰筋を伸長して（第7章p.131〜132）、大殿筋の発火活動を促進するか、同時に大殿筋のための簡単な筋力トレーニングを導入することである。

予後、予測

ランニングを控え、1日2回METを使用して腸腰筋と大腿直筋と内転筋を伸長するのを補助してくれるパートナーを得るよう、筆者は患者に勧めた。アウターコアの強化と安定化エクササイズ（第3章p.49〜70）を、次回の治療まで毎日1回行うようにアドバイスした。

10日後、彼女を再評価し、大殿筋の発火順序が股関節伸展発火パターン検査で正常であること、関連する腸腰筋、大腿直筋、内転筋の緊張の低下を発見した。これらの心強い結果から、筆者は快適に感じるまで走れるはずだとアドバイスした。

筆者の治療が問題を解決するかどうかについて、完全な自信があったわけではなかったが、彼女は10km走っている間もしくは走った後に痛みがないと報告した。患者はまだ痛みがなく、大殿筋の筋力強化運動と短縮もしくはタイトな筋に対する伸長テクニックを定期的に使用し続けている。

結論

このケーススタディは、症状または痛みの根本にある原因が、症状や痛みが現れる場所に局所的でないことが非常に多いことを示している。そして、そのことは、あらゆる方法がよく吟味されなければならないことを意味している。このケーススタディから引き出される情報が、あなたが本書を読み進めるのに十分な興味をそそられることを、筆者は願っている。あなたは次の患者を評価し治療するときに、これまで普通と思って行ってきたものとは少し違った方法で診療することだろう。

本書（と筆者がこれまで書いたすべての本）は「ジグソーパズルの旅」と呼ぶものにあなたを連れて行っていると、筆者は考えている。もしあなたがそれに忠実であれば、その絵は最終的にもっときれいなものになる。

この章と上記のケーススタディを読んだ後、あなたは殿筋群が弱い、もしくは誤った発火した場合の状況をよりよく理解できるだろう。胸腰筋膜を緊張させる（特に大殿筋の）機能が減少し、対側の広背筋と同側の多裂筋の自然な過活動を引き起こす。大殿筋と中殿筋の弱化の抑制は運動連鎖を全体を通して他の代償機構を過剰に刺激し、これらのすべてが何らかの形で自然に骨盤の機能と安定性に影響を及ぼすと考えている。

第9章 殿筋群と骨盤の関係

第10章 腰椎、および腰椎と骨盤の関係

Chapter 10　The Lumbar Spine and Its Relationship to the Pelvis

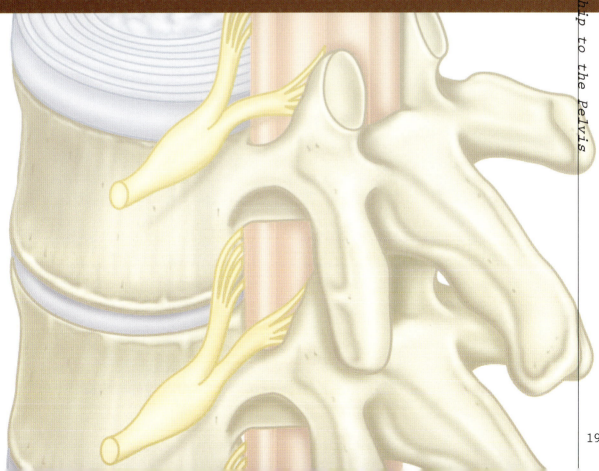

この章のねらいは読者に骨格の病理を理解してもらうことであり、その病理を理解することは、腰椎の根本に潜在する原因だけでなく、腰椎そのものも明らかにできる。一つの例えをお示しする。ある患者があなたのクリニックにいて、腰部の起立筋に局所的な痛みを有している。診察で、あなたは右の寛骨が前方回旋した位置で固定されていること（最も一般的だが）を発見する。その原因は右の腸腰筋や大腿直筋の過活動と、続いて生じた筋の短縮である可能性がある（第7章 p.130〜131、p.134のトーマス検査変法で示したように）。大腿直筋の起始は、腸骨の下前腸骨棘である。この筋の付着の影響で、筋は自然に寛骨を前下方に引っ張ることになる。このような寛骨の前方回旋での固定は、右大殿筋を抑制（スイッチングオフ）して筋力低下を引き起こす原因となる。詳細は第9章（p.181）で説明した。

もし大殿筋が右寛骨前方回旋の影響で抑制された場合、患者が股関節の伸展運動を必要とするときでも、正確な運動を行うことはできないだろう（例えば歩行やランニング中）。一方で腰部の起立筋は、このような大殿筋の抑制的な筋力低下を、過剰に代償しようとする働きの一つとなる（第9章 p.186）。やがて、特に腰部の起立筋の過剰な代償メカニズムは、潜在的な痛みだけでなく腰の張り感の原因にもなる。

このような特別な骨盤の機能低下に対処する選択肢はたくさんある。一つの方法（個人的にはとても有効と考えているが）は、METと呼ばれる軟部組織に対する手法を用いることである。これを用いることで、腸腰筋や大腿直筋を正常に戻すのである（このテクニックは第7章 p.131〜132、p.134〜135に示されている）。さらに特別なMETを追加することで、寛骨の前方回旋を矯正することもで

きる（第13章 p.255〜258）。筋と寛骨を正常化した後、あなたは大殿筋の筋力を再評価する。もし大殿筋がまだ抑制されているならば、正しい筋の収縮過程が大殿筋の再活性を促す可能性がある（大殿筋の活性化と正常化に関するより多くの情報は『強める！殿筋』を参照のこと）。

骨盤の機能異常（腸骨仙骨、仙腸関節そして恥骨結合）を見つけたら、最初にそのうちのいくつか、あるいはすべてを矯正すること（第11章と第12章を参照）は理にかなっているのではないだろうか。それは、腰椎の機能異常を評価したり治療したりするより先に行う（ただし、脊柱の回旋が主要な機能異常の場合を除く）。できればこれ以上読み進める前に、筆者がなぜこのように言うのかを考えてみてほしい。

上手くいけば、あなたはこんな結論を出せるだろう。建物が建っている周辺の問題に取り組む前に、建物の土台となる部分の問題に取り組むのが非常に重要であると。例えば筆者は、骨盤は家が建てられる前の基礎部分に似ていると考える。もし基礎部分が水平でなければ、私たちはその場所に家を建てることを望まない。筆者は腰椎周囲を観察し、それを評価するときには同じように類推することを試みる。もし骨盤が最初から水平でなければ、腰椎も水平ではない。そして、脊柱周辺はもとからある自然な脊柱の弯曲が変化すること対応して、いくつかの方法で自動的に代償する。このことは機能的で構造的な側弯を生じさせる可能性をもたらす。この代償メカニズムとしての腰椎の不自然な姿勢変化が、唯一あることを引き起こす。それはあなたには容易に推測できるだろう……つまりそれは、もちろん痛みである！

筆者はこの章で議論される脊椎の病理のほとんどが、姿勢全体の直接的もしくは間接的

な結果であるとともに、骨盤帯を統合し安定させるための直接的もしくは関節的な結果であると確信している。しかしながら、これを証明することはとても困難だ。なぜなら筆者が言っていることを後押しするような最近の臨床研究を全く探すことができないからである。筆者が述べてきたことを何らかの方法で正しいと証明しなければならないが、それはなぜかと言えば、基本的な土台（骨盤のような）は身体に起こり得るあらゆる機能異常すべてを代償する主要な部位に違いないからである。そしてこのことは、運動連鎖全体における直接的なノックオン効果を有することになるとともに、腰椎は明らかに代償連鎖機構の一部分なのだ。

ここでは少しの間、現実的になろう。特異的もしくは非特異的腰痛と診断された患者があなたに会いに来るときには、彼らはおそらくすでに脊椎に何らかの病変を抱えている。彼らはMRIやレントゲン、もしくは他の診断方法により脊椎病変を確定している可能性がある。筆者がすでに前文で述べたことは以下のようなことである。つまり患者がクリニックの扉を入ってくる以前に、脊椎病変はすでに存在しているのである！

筆者は開業してスポーツ整骨医やスポーツセラピストとして、何千もの患者を診てきたが、脊椎や骨盤病変あるいは姿勢や軟部組織のアライメントの予防のための初期の評価や治療について相談した人は数えるぐらいだ。筆者の言いたいことをもう一度言わせてはしい。筆者のもとを訪れた患者やアスリートの99.9％は、身体のどこかに痛みや機能異常の兆候をすでに有しているのである。そして、脊椎あるいは骨盤の機能異常や病変がすでに存在している可能性が高い。このことは本書で筆者が強調してきたことである。

腰椎の解剖

腰椎を構成する個々の脊椎分節は5つあり、それぞれの椎骨は以下のような構造により構成される（図10.1）。

- 椎体
- 棘突起
- 横突起
- 上椎間関節と下椎間関節
- 椎間孔
- 脊柱管
- 椎弓板
- 椎弓根
- 椎間円板：髄核と線維輪

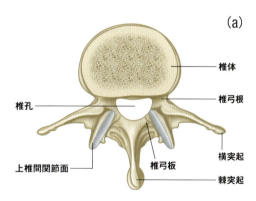

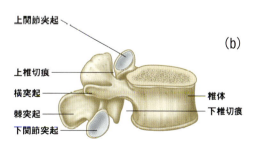

図10.1　腰椎（L3）の一般的解剖　a：上面図　b：側面図

第10章　腰椎、および腰椎と骨盤の関係

193

椎間板

隣接する腰椎の間には、椎間板として知られる構造物があり、人間の脊柱には合計23に上るこの軟部組織性の構造物がある。椎間板は3つの部分から成り、線維輪と呼ばれる外側の固い殻、髄核と呼ばれる線維輪の中心にあるゲル様の物質、そして椎体終板と呼ばれる椎体に付着する部分である。私たちは年を重ねるにつれて、椎間板の中心から水分が消失していく。自然に椎間板の弾性が小さくなるにつれて、衝撃吸収としての効果も小さくなる。

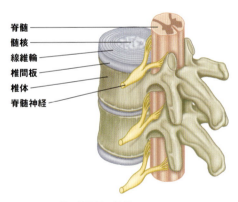

図10.2　腰椎と椎間板の解剖

神経根は、椎骨と椎間板の間の狭い通路、その通路は椎間孔として知られているが、そこを通って脊柱管から出ていく。椎間板に損傷があり、脊柱管や神経根を圧迫すると椎間板ヘルニアといわれ、痛みや他の症状を生じる可能性が出てくる。

椎間板ヘルニア

椎間板ヘルニアはしばしば椎間板の膨隆、椎間板の脱出、あるいはぎっくり腰と言われる。これらの用語は、椎間板の中央より強制的に外部に突出するが、髄核の中身であるゲル状物質に由来する。具体的に言うと、椎間板それ自体は滑って移動しない。しかし、椎間板の中央にある髄核組織は大きな圧力下で中央より移動し、線維輪にヘルニアを起こしたり、破裂させさえする（図10.3）。椎間板ヘルニアが深刻になると組織を膨隆させ脊髄神経を圧迫し、局所的な痛みや関連痛、そして、しびれあるいは腰背部、下肢あるいは足部や足関節の筋力低下をも引き起こすことがある。腰椎椎間板ヘルニアのおよそ85～95％はL4とL5の椎間、もしくはL5とS1の椎間のどちらかに発生する。椎間板との接触によって生じた神経の圧迫はおそらく、図10.4に示すようなL4、L5もしくはS1の神経支配領域に沿った痛みとなる。

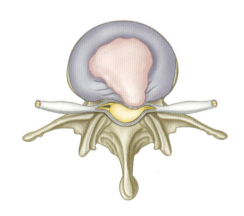

図10.3　椎間板ヘルニア

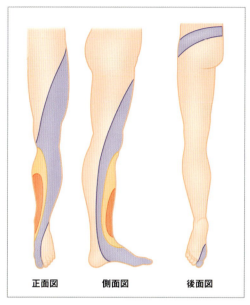

正面図　側面図　後面図

■ 75%の人々に診られるL4の痛みの領域
■ 50%の人々に診られるL4の痛みの領域
■ 25%の人々に診られるL4の痛みの領域

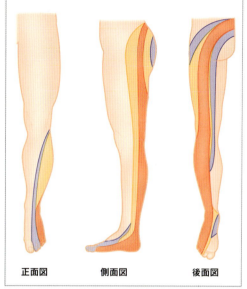

正面図　側面図　後面図

■ 75%の人々に診られるS1の痛みの領域
■ 50%の人々に診られるS1の痛みの領域
■ 25%の人々に診られるS1の痛みの領域

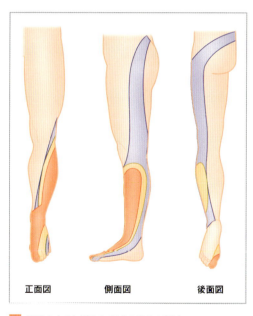

正面図　側面図　後面図

■ 75%の人々に診られるL5の痛みの領域
■ 50%の人々に診られるL5の痛みの領域
■ 25%の人々に診られるL5の痛みの領域

図10.4　L4とL5そしてS1神経根の痛みの皮膚分節経路

第10章　腰椎、および腰椎と骨盤の関係

椎間板の退行性病変

退行性椎間板病変（Degenerative Disc Disease：DDD）は老化の過程と密接に関連する傾向があり、椎間板の痛みが慢性的な腰痛の原因となるとき、そしてそれは股関節周囲にも痛みが放散する可能性があり、症候群として言及されることもある。一般的にその状態は、腰や椎間板のような腰に関連した組織への損傷の結果として起こる。また損傷の持続は炎症を引き起こす可能性があり、続いて線維輪などの外側の組織を弱体化させる可能性もある。さらに、このことは内部の髄核にも明らかな影響を与えることになる。この反応性のメカニズムは、過剰な動きを作り出す可能性もある。なぜならば、椎間板は上下に位置する椎体の動きを制御できないからである。自然な炎症反応と結びついたこの過剰な動きは、化学物質を作り出して局所的に炎症を引き起こし、通常慢性的な腰痛のような症状を起こす。

DDDは線維輪（線維軟骨で構成）の軟骨細胞（細胞は軟骨基質から成り、主にコラーゲンを含んでいる）の数を増加させる原因となることが分かっている。長い時間をかけて、内部にあるゼラチン状の髄核が線維軟骨に変化する可能性がある。そして、髄核に突出を許した箇所では外側の線維輪は損傷を受ける可能性があり、椎間板が縮小する原因となる。そして最後には骨棘と呼ばれる骨の棘を形成することがある。

背中の筋肉と違って、腰椎の椎間板は血液の供給がないため、組織を自己治癒することはできない。そのため、DDDの痛みの症状は慢性化する可能性があり、椎間板ヘルニアや椎間関節痛、神経根の圧迫や脊椎分離症（椎間関節部の欠陥）、そして脊柱の狭窄（脊柱管の狭窄）などのようなさらなる問題を引き起こす。

椎間関節

続いて、腰椎にある椎間関節（解剖学的に関節突起間関節であることが知られているが）について見ていこう。これらの構造物は、多くの痛みを引き起こす原因となる可能性がある。椎間関節は椎体の後方に位置し、その役割は脊椎が屈曲や伸展、あるいは側屈や回旋運動を行う際に脊柱を支持する。椎間関節の位置やその向きから、これらの関節はある種の動きを許し、その他の動きを制限する。例えば腰椎は回旋運動を制限するが、屈曲と伸展については自由に運動する。胸椎においては回旋と屈曲は自由に運動できるが、伸展は椎間関節により（肋骨によっても）制限される。

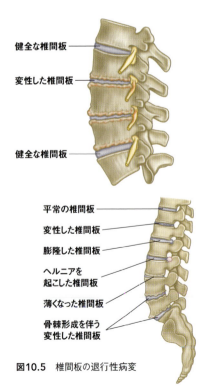

図10.5 椎間板の退行性病変

それぞれ個々の脊椎には2つの椎間関節がある。一つは上方の椎間関節で、関節面は上を向いており、蝶番に似た働きをする。もう一つは、下に位置する下方の椎間関節である。例えばL4の下方の椎間関節はL5の上方の椎間関節と関節を形成する。

身体の他のすべての滑膜関節のように、それぞれの椎間関節は結合組織である関節包により覆われており、関節を栄養し関節運動を滑らかにするために滑液を分泌する。また関節の表面は軟骨で覆われており、関節運動を滑らかにするのに役立つ。さらに椎間関節は高頻度で痛みの受容器の神経支配を受け、そのため痛みの感受性が強く腰痛を発生させる。

椎間関節症候群と病変

椎間関節はお互いの関節面が滑り合う傾向にあるため、脊椎は自然と一定の運動となる。そしてすべての荷重関節と同じように、時間とともに関節は摩耗し変性となる。椎間関節が摩耗してくると（軟骨も損傷を起こす可能性がある）、椎間関節の軟骨下骨の骨増殖を引き起こし、椎間関節を肥厚する。これは椎間関節症候群や病変の前兆であり（図10.6）、最終的には脊椎症と呼ばれる状態になる。このようなタイプの症状もしくは病変の過程は、慢性的な腰痛を有する多くの患者にとっては非常によく診られる。

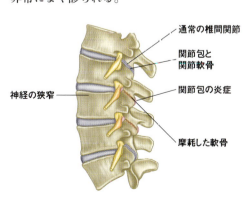

図10.6　椎間関節症候群と脊椎症

骨盤の機能異常の原因としての腰椎

筆者は多くの機会で骨盤や、可能な限り股関節の考え方について述べてきた。そこは腰椎や骨盤帯の痛みの発生に関連しており、まさにその鍵となる部位である。しかしながら問題を解決するためには、その他の構造（すでに述べてきたことからは離れた）がより大きな絵に組み込まれる必要がある。そのためには時間がなければならない（もちろんまだあるが）。

筆者が話そうとしている構造は、実際大きな役割を演じる可能性がある。次の考え方をひとたび理解することで、あなたが正しい順序でパズルを組み立てるのに役立つ。そして、はっきりとした絵があなたの前に姿を現すだろう。

潜在的な問題は隠れていて、休眠状態にあり、機能異常のようにそれ自体は見えない。つまり筋骨格の問題は草地に静かに横たわり、他に干渉しない。少しの間、問題は実際に腰椎にあるという可能性について考えてみよう。そして、この構造は骨盤の機能異常を持続させる主な理由であると同様に、ミステリーを解決する鍵となる可能性がある。

例えばあなたが何度も治療を行ってもよくならないような、骨盤の機能異常を繰り返す患者がいると仮定する。そして、あなたは常々壁に頭をドンドンと打ちつけるかのような思いをしている。なぜならあなたが（治療の期間中に）していることが、過去に治療してきた他の患者と違って、問題を解決するような鍵とならないからである。問題は潜在的に腰椎にある。そして機能異常を起こす骨盤のパター

ンを維持し制御するような、根本原因となる要因こそがまさにこの腰椎の骨格構造なのである。もし腰仙椎の連結部分（L5/S1）に回旋要素があれば、繰り返す骨盤の不良アライメントの原因の一つだと認められたはずである。

腰椎が根本原因であるという例を見てみよう。もし私たちのL5に時計回り（右回り）の回旋があるとしたら、右側の横突起は後方へ回旋する。L4とL5の横突起の腸腰靱帯には軟部組織の付着があり、この靱帯の組織は直接、腸骨稜に付着する。右回旋により右腸腰靱帯の緊張が増し、L5の右回旋は右寛骨の後方回旋を強制する。それと同時に左のL5横突起は前方に回旋し、これは左寛骨の前方化（前方回旋）を生じる（図10.7）。Farfan（1973）は腰椎横突起が見かけ上短くなるほど、腸腰靱帯は長くなり、回旋トルクが大きくなると推論した。

L5の右下方の椎間関節はS1上方の椎間関節との間で比較的に開大位となる。しかしながら、左の椎間関節はS1との間で狭小化するだろう。もし左の椎間関節が圧縮され、その位置が継続して維持されると、そこが中心軸（てこの支点）になる可能性がある。L5とS1の椎間関節のこのような左への固定は、仙骨の右への回旋を促す。そしてそれは最終的に図10.7に示すように、骨盤全体を右回旋位に強制する。

それでは、私たちはこの先どのように腰椎の機能異常を治していけばよいだろうか。第12章の骨盤の評価では、もし骨盤の機能異常が存在するときに、あなたが評価を進めていくのに役立つような、貴重な情報の一部が記載されている。あなたが患者の腰椎の機能異常を判断していくための方法を読んで理解すれば、次にあなたに適するのは第13章の本文であり、そこを読む必要がある。そこには腰椎症候群で見られる可能性があるいくつかの機能異常について、それらを治す方法の詳細が説明してある。

注意

あなたが腰椎症候群を評価して気づいた特有の機能異常について、あなたはその再調整に着手する前に、最初に骨盤の機能異常を治療することを筆者はお勧めする。

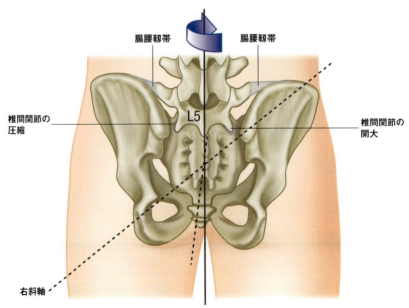

図10.7　仙骨と寛骨に対するL5回旋の影響

第11章 仙腸関節スクリーニング

Chapter 11 Sacroiliac Joint Screening

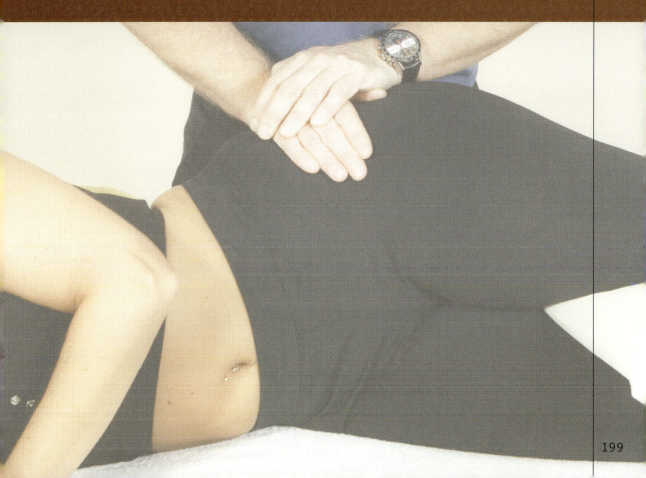

骨盤の包括的な評価手順を説明する前に、仙腸関節をスクリーニングする標準的な検査手順を知っておくことは有意義である。スクリーニングを行えば、患者の示している症状の原因（もしくは部分的な原因）が仙腸関節にあると判断でき、一方では仙腸関節が関与していないと結論づけることができる。

まず、仙腸関節のスクリーニング検査を行っておく必要性を説明していこう。例えば、下部腰椎と骨盤、または骨盤に疼痛を持った患者の場合、通常は基礎病理学に基づいた股関節のスクリーニングを実施する（第7章で説明した）が、それは潜在的に背部または骨盤の疼痛は股関節に原因の可能性があるからである。スクリーニングで陽性の場合、少なくとも、股関節の病理や機能異常をさらに調べる必要があるかを判断できる。腰部や骨盤の疼痛症状を減少させる長期的な治療効果を望むのであれば、これらの臨床所見は特異的な腰痛または骨盤領域よりも、むしろ股関節領域の治療戦略を再考、変更させるだろう。

Schamberger（2013）はアライメント不良による症状の概念について言及しており、成人の80〜90％は骨盤のアライメント異常を来たしていると述べている。回旋のアライメント不良は最も多く見られ、矢状面における右寛骨の前方回旋と代償的な左寛骨の後方回旋をしばしば伴っている（患者の約80％）。

このような回旋のアライメント不良は単独で生じる場合もあれば、複合して生じることもある（アップスリップ、アウトフレア、インフレアなど。第12章 p.235〜241）。アップスリップが単独で生じているのは患者のおよそ10％であり、一方で他のタイプ（回旋やアウトフレア、インフレア）を伴っているのは5〜10％である。アウトフレアとインフレアは約40〜50％で生じており、どちらも単独で生じることもあれば、両方が組み合わさることや他のタイプと組み合わさることもあり得る。

Klein（1973）も、高校卒業生の80〜90％に骨盤のアライメント不良があることを示している。そのうち、約1/3は症状がなく、2/3は症状を認め、その症状は例えば腰痛や鼠径部痛であった。Kleinは対象者の90〜95％に、以下の3つの共通したアライメント異常があったと報告した。

1. 回旋アライメント不良ー寛骨の前方もしくは後方への回旋、もしくはそれら2つが複合している（約80〜85％）
2. アウトフレアまたはインフレア（40〜50％）
3. アップスリップ（15〜20％）

患者が示している状態や機能異常の原因を考えて判断する際に、患者の現病歴は最も重要な情報の一つである。診察中、患者の痛い場所を尋ねることは、検査者にとって非常に有用である。個々のケースに対して骨盤評価を行った際、患者が上後腸骨棘の下内側の領域を指差し（図11.1（a））、それを2回実施して一貫してその範囲が0.4インチ（1cm）以内

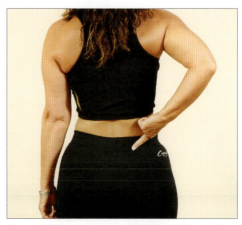

図11.1(a)　フォーティンフィンガー検査。患者は疼痛部位を指差している

であれば、仙腸関節の機能異常の陽性兆候である。

上記はフォーティンフィンガー検査と呼ばれる1例である。この検査は有用だが、後述する誘発検査、特にFABER（パトリック）検査と一緒に活用するとよい。

Schamberger（2013）は、局所的な疼痛は片方または両方の仙腸関節から生じていると言及している。両方の仙腸関節の可動性が低下している、または一方の仙腸関節がロッキングされる場合、他方はたとえ正常であったとしても、その部位に疼痛を訴えることが多い。この疼痛出現の理由としては、異常のある仙腸関節の運動が制限されることにより、代償的に他方の正常な関節やその関節包、靱帯への負担が増大したためである。

1997年の研究では、フォーティンフィンガー検査は腰痛と仙腸関節機能異常を鑑別するために実施された。仙腸関節に機能異常がある患者の鑑別に、この臨床的な兆候が適当か否かを調べるため、仙腸関節へ注射を行って誘発試験を実施した。54人の患者からフォーティンフィンガー検査にて選出されたのは16人であった。その後、16人の患者は関節注射にて誘発を認め、仙腸関節の異常が確認された。これらの結果は、簡易な診断的評価であるフォーティンフィンガー検査が仙腸関節に障害のある患者を効果的に鑑別できることを示唆した。

Fortinら（1994）は以前に仙腸関節の疼痛パターンの図を作成する研究を実行しており、実際に10人の仙腸関節に造影剤キシロカインを注入した。彼らは図11.1（b）に示すよう、注射後直ちに上後腸骨棘から尾側（下方）に4インチ（10cm）、そして1.2インチ（3cm）外側の殿部に感覚鈍麻が生じたと報告した。注射剤の投与と同時に示される最大の疼痛領域と感覚鈍麻の領域は一致していた。

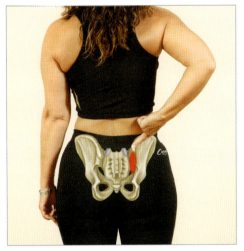

図11.1(b)　1994年のFortinらの研究における、仙腸関節の関連痛出現パターン

しかし、仙腸関節の疼痛出現パターンに関する、正確な場所については多くの議論がされており、Fortinは上後腸骨棘に対して4インチ（10cm）尾側で、1.2インチ（3cm）外側と報告している。対照的にSlipmanら（2000）が行った研究によれば、仙腸関節の関連痛出現範囲はFortinの見解とは有意に異なる結果を示していた。Slipmanは臨床基準を満たした患者50人の仙腸関節に対して透視的に注射を行い、陽性反応を引き出すことを実施したところ、次のような結果を示した。

47人の患者（94.0%）は殿部の疼痛を示し、36人（72.0%）は腰痛を示した。25人の患者（50.0%）は関連する下肢の疼痛を示した。14人の患者（28.0%）は膝より遠位の下腿痛、7人（14.0%）は鼠径部の疼痛を訴え、6人の患者（12.0%）は足部の疼痛を示した。なお、18の疼痛出現パターンが観測された。統計的に有意な関係性を示したのは疼痛の場所と年齢であり、若い患者は膝より遠位の疼痛を訴えることが多かった。

以上より、仙腸関節由来の疼痛出現は腰部や殿部に限られてはいないと結論づけられた。

仙腸関節誘発スクリーニング検査

厳密に評価された研究に基づく、仙腸関節の検査方法は多数存在する。しかしながら、筆者は現在、これらのうち臨床的に価値があり、イギリス（他国でも）にて日常的に実施されている5つの検査を使用している。これらの仙腸関節誘発検査は、個別で行うより組み合わせて実施したときのほうが正確性に優れており、特に仙腸関節の機能異常が潜在的に存在するとき、感度、特異度とも非常に優れている。これらの検査は、股関節および腰仙部に対してもストレスを与えるため、仙腸関節に対して適用したとしても、すべてが仙腸関節に特異的なわけではない。圧縮タイプの検査はより直接的に関節間の疼痛を確認でき、牽引タイプの検査は対応する靱帯や関節包の疼痛を誘発可能である。

以下に挙げる5つの検査のうち3つが陽性であるならば、仙腸関節の機能異常を仮定することができる。

1. FABER検査
2. 圧縮検査
3. 大腿スラスト検査
4. 離開検査
5. ゲンスレン検査

1. FABER検査

FABER検査（屈曲、外転、外旋）は、股関節の潜在的な異常に対するスクリーニングで用いられ、第8章（p.160）でも記載した。しかしながら、仙腸関節の機能異常を調べる際も有効である。FABER検査は仙骨に対して、寛骨の後方と外側方向への運動を引き出す。すなわち、この運動は仙骨のニューテーションを誘導し、関連する靱帯（仙結節靱帯、仙棘靱帯、骨間靱帯）にストレスを与えるため、施術者は仙腸関節の機能異常を判別できる。

寛骨の後方回旋は、仙腸関節の後方部分を圧縮し、また関節の前方部分を離開することにより、前方の関節包や関連する靱帯を伸長する。

施術者は患者の股関節の横に立ち、患者の股関節を屈曲、外転、外旋位にする。骨盤の対側（上前腸骨棘）を固定し、図11.2に示すよう、施術者側の患者の膝に対して徐々に圧迫を加えていき、股関節屈曲、外転、外旋を強調していく。疼痛が限定されている場所（主に股関節）、または仙腸関節の後方に認めるのであれば、仙腸関節の病理学的または機能異常の可能性が示唆される。

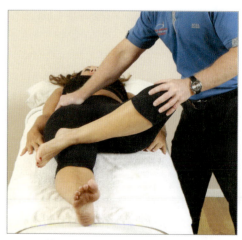

図11.2 仙腸関節機能異常の検査であるFABER検査

2. 圧縮検査

患者は施術者に背を向けた側臥位を取り、楽になるよう膝の間に枕を挟む。図11.3(a)(b)に示すように、施術者は寛骨の外側面を通して徐々に下方に圧迫を加えていき、大腿骨大転子と腸骨稜の間で仙腸関節に一致する疼痛が出現するかを確認する。

3. 大腿スラスト検査

患者は背臥位となり、片方の股関節を90度屈曲位とする。施術者は屈曲した股関節側に立ち、対側の上前腸骨棘を押さえ、患者の骨盤を固定する。図11.4(a)(b)に示すように、大腿骨軸に対して徐々に圧迫を加えていき、仙腸関節に疼痛が出現するかを確認する。

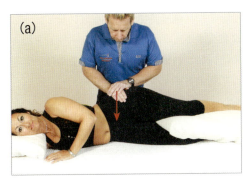

図11.3(a) 仙腸関節機能異常の検査である圧縮検査

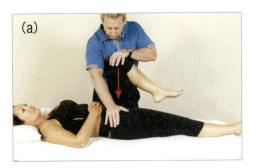

図11.4(a) 仙腸関節機能異常の検査である大腿スラスト検査

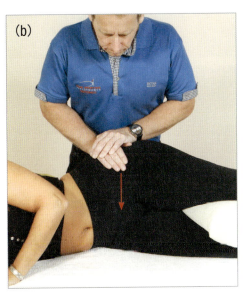

図11.3(b) 圧縮検査の拡大図

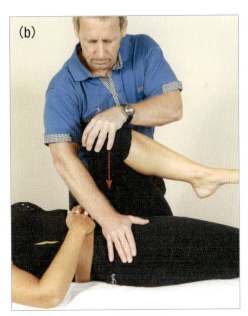

図11.4(b) 大腿スラスト検査の拡大図

第11章 仙腸関節スクリーニング

4. 離開検査

　患者の姿勢は背臥位とし、支持のために膝下に枕を挿入する。上肢を交差させ、肘を軽度屈曲位とし、左右寛骨の上前腸骨棘に治療者の手を置く。図11.5(a)(b)に示すように、徐々に外側へ圧迫を加えていき、仙腸関節の離開を促していくと疼痛が出現する。

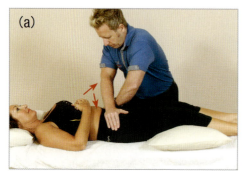

図11.5(a)　仙腸関節機能異常の検査である離開検査

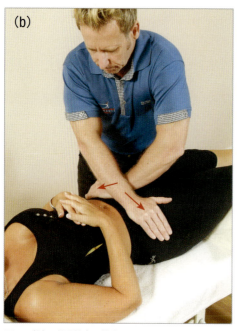

図11.5(b)　離開検査の拡大図

5. ゲンスレン検査

　患者はベッドの左端近くで背臥位となる。右膝を抱えて自身の胸に近づけるようにして、右股関節を屈曲してもらう。これは右寛骨を後方に回転、左の寛骨を対照的に前方へ回転させる動きであると同時に、仙腸関節を固定する役割がある。図11.6(a)(b)に示すように、施術者は患者の左下肢をベッドから降ろし、すでに伸展位である左下肢に対し、さらに拡大するよう徐々に伸展方向へ圧迫を加える。同時に右下肢に対しては、患者の手を通して屈曲方向へ圧迫を加える。

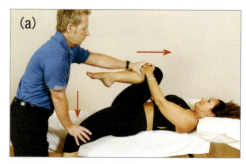

図11.6(a)　仙腸関節機能異常の検査であるゲンスレン検査

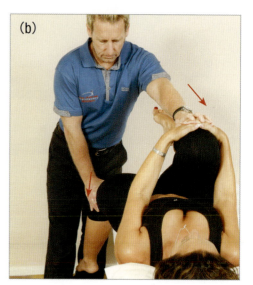

図11.6(b)　ゲンスレン検査の拡大図

第12章 骨盤の評価

Chapter 12　Assessment of the Pelvis

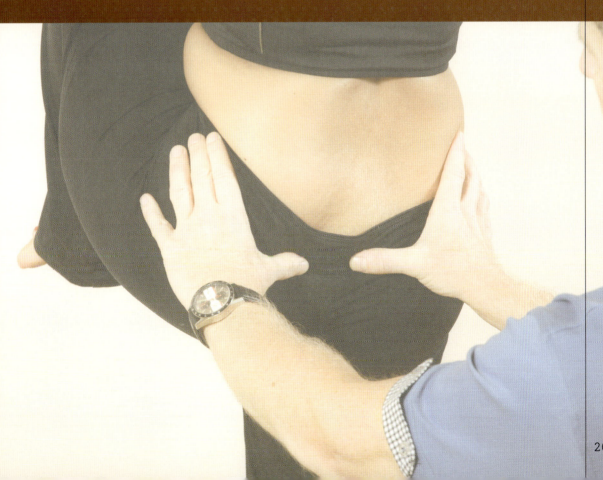

第12章　骨盤の評価

第11章で紹介した5種類の仙腸関節誘発スクリーニング検査を用いて仙腸関節の検査を行うと、少なくとも仙腸関節に痛みと機能異常がある可能性を確認でき、それを軽減することができる。さて、次の段階は骨盤の評価である。

本章の評価手順1は、オックスフォードにある筆者のクリニックで、個人的に患者の評価を行う際に用いている検査プロトコールに非常によく似ている。しかし、個々の検査からすべての情報を収集するには多くの時間を要するので、特に初診時に最初からすべての過程に従って評価を行う必要はない。また、個々の検査が完了したら次の計画を立てるために有益な情報を得ることも必要となる。

多くの治療家が一度の治療で患者の症状を軽快または消失させることができると確信している。それは筆者も同感だ。しかし、患者個人の筋骨格系の生体力学的な構造を正しく理解するためには、さらなる治療を何度も行う必要があると思っている。検査結果は2回目、3回目、または4回目の治療でより明確になることがあるし、本章で説明するすべての検査を初診時に行うのは難しいかもしれないからである。

読者が特に骨盤と腰部の病変を抱える患者に初めて対面したとき、本書（特に本章）が何度も参考にされることを期待している。本書は、骨盤のアライメント不良を修正することだけではなく、この興味深い領域を理解するうえで大いに役立つものとなるだろう。

評価手順 1

本節では、以下の検査について説明する。

- ・骨盤安定性検査
- ・メンズ自動下肢伸展挙上検査
- ・立位体前屈検査
- ・後屈検査
- ・座位体前屈検査
- ・ストーク検査
- ・股関節伸展検査
- ・腰椎側屈検査
- ・骨盤回旋検査

付録1の表A1.3は、立位を取る患者の正確なランドマークを記録するために役立つ。同様に、表A1.4は数種類の骨盤の機能異常の臨床所見を記録するために使用できる。

骨盤安定性検査

立位では、以下のランドマークに注意して観察を行う。

- ・腸骨稜（後方観察）
- ・上後腸骨棘
- ・大腿骨大転子
- ・腰椎
- ・殿溝
- ・膝窩溝
- ・下肢、足部、足関節肢位（前面像）
- ・腸骨稜（後面像）

- 上前腸骨棘
- 恥骨結節

後面像

　患者は、両下肢に均等に体重をかけた立位姿勢となる。施術者は患者の背後に座るか膝立ち位となり、腸骨稜の上端に両手を置き、その高さを確認する（図12.1〔a〕〔b〕）。

　右寛骨の前方回旋（最も一般的な所見）または仙骨に対して腸骨のアップスリップがある場合には、右寛骨がわずかに高位になることが極めて一般的である。しかし、右寛骨が前方回旋しているにもかかわらず、実際に右寛骨の位置が低位であるように見えるときには注意する必要がある。これは、左下肢の解剖学的な長さ（真性の脚長差）によって引き起こされているかもしれない。一方で、座位と腹臥位では、脚長差の影響が除去されることにより、右寛骨が前方回旋位で固定されるため、右腸骨稜が高位となる可能性がある。

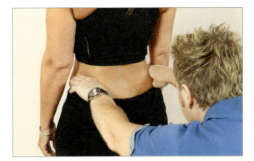

図12.1(b)　両手の位置

　施術者は母指を上後腸骨棘の下端に置き、両側の上後腸骨棘の高さを比較する（図12.1〔c〕）。

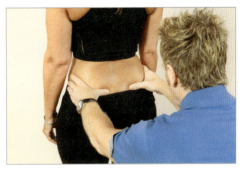

図12.1(c)　左右の上後腸骨棘の高さを比較するための両手の位置

　次に、大腿骨大転子の先端に両手（指尖部）を置き（図12.1〔d〕）、その高さを再度確認する。その後、殿溝と坐骨結節を触診する（図12.1〔e〕）。

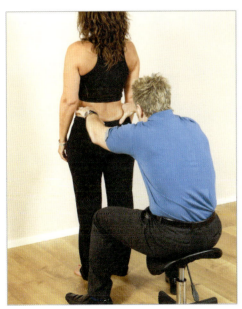

図12.1(a)　骨盤安定性検査。腸骨稜の後面像、すなわち腸骨稜の高さを確認するための両手の位置

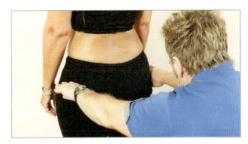

図12.1(d)　大腿骨大転子の高さを確認するための両手の位置

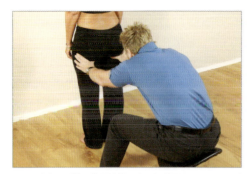

図12.1(e) 殿溝と坐骨結節の高さを確認するための両手の位置

施術者は、主に下肢の外旋や足部が過回内（扁平足）、回外（凹足）もしくは中間位であるかを確認しながら、腰椎、殿溝、膝窩溝の非対称性を観察する。その後、下肢、足部、足関節の相対的な位置関係を観察する（図12.1(f)）。

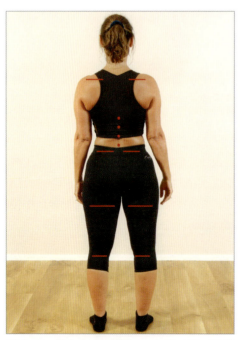

図12.1(f) 腰椎、殿溝、膝窩溝および下肢、足部、足関節の相対的な位置の観察

前面像

患者は、両下肢に均等に体重をかけた立位姿勢を取る。施術者は患者の前に座るか膝立ち位となり、腸骨稜の上端に両手を置き、その高さを確認する（図12.1(g)）。

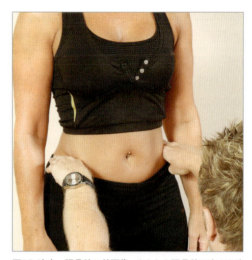

図12.1(g) 腸骨稜の前面像、すなわち腸骨稜の高さを確認するための両手の位置

次に、母指を上前腸骨棘の下端に置き、両側の上前腸骨棘の高さを比較する（図12.1(h)）。

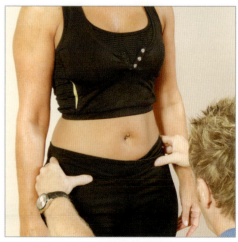

図12.1(h) 左右の上前腸骨棘の高さを比較するための両手の位置

施術者は、それらの位置を確認するために恥骨結節の高さを触診してもよい（図12.1(i)）。

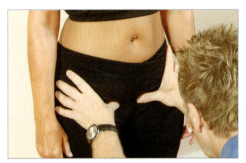

図12.1(i) 恥骨結節の高さを確認するための両手の位置

注意

　最初の評価の際に、右下肢のわずかな外旋と、左足部に対して右足部が相対的に回内することが最も一般的な所見となる。

　これらの所見が観察された場合、右寛骨の前方回旋のアライメント不良が存在し、その代償として左寛骨の後方回旋が生じている可能性がある。その一方で、一般的に観察されることは少ないが、反対側（左側）で同様の所見が得られた場合、右寛骨の後方回旋に伴う左寛骨の前方回旋のアライメント不良が存在している可能性がある。

腸骨稜または大腿骨大転子のいずれか一方が低位にある場合には、解剖学的に下肢の短縮があることを示している。また、大腿骨大転子の高さが左右対称であり、腸骨稜の高さが左右非対称である場合には、骨盤の機能異常が存在している。

メンズ自動下肢伸展挙上検査

Mensら（1999, 2001, 2002）は、仙腸関節における機能異常の診断検査を開発した。

彼らは、骨盤ベルト使用の有無における自動下肢伸展挙上検査と仙腸関節の可動性との関係性について調査したところ、骨盤帯痛を有する患者において、自動下肢伸展挙上検査の感度と特異度は高い値であることを証明した。そして、自動下肢伸展挙上検査は、骨盤帯痛の有無を判別するために適していると報告した。

検査手順

患者は背臥位となり、片脚を1インチ（2.5cm）程度ベッドから持ち上げる。この動作を反対側と同側の下肢を交互に約3～4回繰り返し行う（図12.2）。

次に、それぞれの下肢の挙上が仙腸関節の症状を増悪させるかどうかを聴取する。また、ベッドから片脚を持ち上げる際、どちらの下肢がより重く感じるかについても聴取する。

下肢挙上の開始時には、腸骨筋と大腿直筋が収縮し、その初期には寛骨の前方回旋が誘発される。つまり、この動作は、仙結節靱帯の張力を減少させ、その結果として仙腸関節のフォームクロージャーを弱くする。そのため寛骨の前方回旋は、動的安定化機構の作用を減少させる可能性がある。

Mensら（1997）は、背臥位で行われる自動下肢伸展挙上時の運動制限は、骨盤帯の異常な過可動性と相関することを報告している。

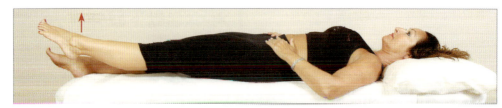

図12.2 メンズ自動下肢伸展挙上検査。患者は交互に左右の下肢を持ち上げ、どちらの下肢が重く感じるかどうかを聴取する

検査を続けるために、姿勢と力の作用点に関する6つの要素について説明する。しかし、これらの要素を説明する前に、検査手順を理解するために役立つ実例を覚えなければならない。それは最初に患者の自動下肢伸展挙上動作を観察する際、左下肢が重いと判断された場合、これは右下肢と比較して左下肢が明らかに重い下肢であると示している。

また、Snijdersら（1993a）は、次のような点に注目して観察している。体幹深部筋群により構成されるローカルシステムと表在筋群により構成されるグローバルシステムが正常に機能している場合、右下肢の自動下肢伸展挙上は腰椎移行部と右仙腸関節の両方を安定させる効果があり、脊柱から右下肢への力の伝達を効率的に行うことを可能にする。

6つの要素について

1. 後斜走スリングである右広背筋の対側性収縮は、力の作用効率を増大させる（図12.3）。右広背筋に収縮を加えることにより、挙上した左下肢は軽く感じるはずである。

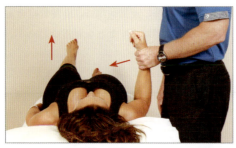

図12.3　左下肢の挙上に伴う後斜走スリングの活動

2. 前斜走スリングである右斜走筋の対側性収縮は、力の作用効率を増大させる（図12.4）。右斜走筋に収縮を加えることにより、挙上した左下肢は軽く感じるはずである。

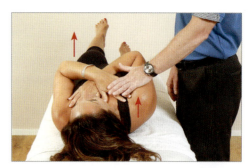

図12.4　左下肢を挙上に伴う前斜走スリングの活動

3. 体幹深部筋である腹横筋の活動は、力の作用効率を増大させる（図12.5）。腹横筋に収縮を加えることにより、挙上した左下肢は軽く感じるはずである。

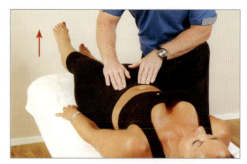

図12.5　左下肢を挙上に伴う体幹深部筋の活動

4. 右寛骨（反対側）の後方回旋は、力の作用効率を減少させる（図12.6）。そのとき、拳上した左下肢は重く感じるはずである。

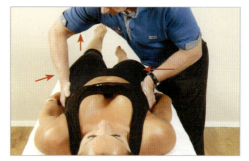
図12.8　左下肢の拳上時の両側寛骨への側方からの圧迫

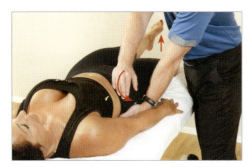
図12.6　左下肢の拳上に伴う右寛骨の後方回旋

5. 左寛骨（同側）の後方回旋は、力の作用効率を増大させる（図12.7）。そのとき、拳上した左下肢は軽く感じるはずである。

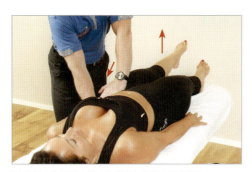
図12.7　左下肢の拳上に伴う左寛骨の後方回旋

6. 両側の寛骨を側方から圧迫すると、力の作用効率が増大する（図12.8）。そのとき、拳上した左下肢は軽く感じるはずである。

腹部深部筋により体幹を引き締めることなく、股関節屈筋群（主に腸骨筋）は、腸骨を前方に引き寄せることができ、仙腸関節を後傾させる。Mensら（1999）によって示されたように、仙骨のカウンターニューテーションは、背臥位のような無負荷の姿勢では典型的なアライメントである。

Shadmehr（2012）は、仙腸関節痛を有する患者の自動下肢伸展拳上時には、脊柱起立筋、大殿筋、大腿二頭筋、外腹斜筋の活動が減少することを報告している。

立位体前屈検査（腸仙関節機能異常）

第2章（p.25）で説明したように、体幹前屈時に両側の寛骨と骨盤帯は、大腿骨に対して前方へ回旋する。まず体幹前屈の開始時には、仙骨がニューテーションすることによって寛骨が約60度まで前方回旋する。この関節可動域は正常値であり、後部構成体（後斜筋群、仙骨靱帯、胸腰部の筋膜、ハムストリングス）が緊張し、仙骨のニューテーションを制限する。この位置は、仙骨は相対的にカウンターニューテーションで固定されており、このアライメントは仙腸関節の不安定性を引き起こす。仙骨の過度なカウンターニューテーションとそれに伴う仙腸関節の不安定性は、一般的にはハムストリングスの短縮と硬さが原因であると言われている。

検査手順

患者は、両下肢に均等に体重をかけた立位姿勢を取る。施術者は患者の上後腸骨棘に母指を軽く置き、両側の寛骨を把持する（図12.9）。

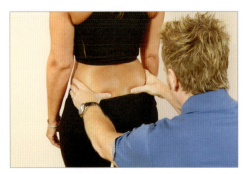

図12.9　立位体前屈検査。施術者は上後腸骨棘の下端に母指を置く

その後、患者は、膝関節を屈曲させずに床に向けてゆっくりとできる限り体幹を屈曲させる。施術者は寛骨の動きを観察し、両側の上後腸骨棘の動きに十分に注意する（図12.10）。

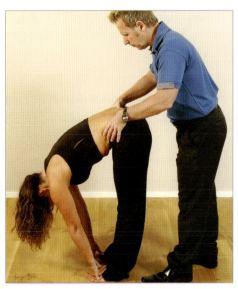

図12.10　患者が体幹を屈曲させた際、施術者は母指の位置を観察する

脊柱の屈曲は仙骨底を前方に移動させ、その動きは両側の仙腸関節に伝達される。仙骨が寛骨を前方へ回旋させる前に、通常、動きが静止する瞬間がある。そのとき、両側の上後腸骨棘が頭側（上方）へ持ち上げられるように感じるはずである（図12.11）。

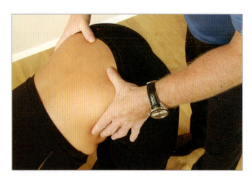

図12.11　患者が体幹屈曲位となったときの施術者の母指の拡大像

体幹を屈曲させている間、左右どちらかの母指がより上方（頭側）へ動く場合、これは寛骨が同側の仙骨に固定されていることを示唆している（図12.12）。この現象は、腸仙関節の機能異常として知られている。

同様に、同側の上後腸骨棘が対側と比較して早期に上方へ移動することにより、同側の腸仙関節が非常に早い段階で固定されていることも明らかとなる。

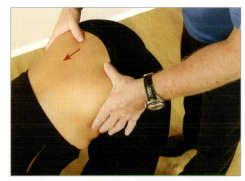

図12.12　右母指は左母指と比較して高い（頭側）位置にある。これは右側の腸仙関節の機能異常を示唆している

偽陽性所見

　反対側のハムストリングスが短縮し、硬くなっていると、寛骨の動きが制限されることにより、偽陽性となる場合がある。例えば、立位体前屈検査時に右上後腸骨棘が左側よりも頭方（上方）へ移動する場合、これは左ハムストリングスの短縮と硬さによって引き起こされている。この所見は、左寛骨が左ハムストリングスの短縮によって後退（または固定）されていると言い換えることもできる。

　さらに、同側の腰方形筋が短縮し硬くなっていると、寛骨の動きが制限されることによって、偽陽性となる場合がある。例えば、立位体前屈検査時に右上後腸骨棘が左側よりも頭側（上方）へ移動する場合、右腰方形筋が短縮している可能性がある。この所見は、右腰方形筋が早期に寛骨を前方へ引っ張ることによって引き起こされている（図12.13）。

ことにより、腸仙関節どのような機能異常が存在するかを明らかにする。第13章では、患者に好発するすべての腸仙関節の機能異常を修正する方法を紹介する。

　現在では、立位体前屈検査は筆者自身のクリニックで使用する主な検査の一つであるため、立位体前屈検査を実践することには非常に慣れている。

後屈検査

　患者は、両下肢に均等に体重をかけた立位姿勢を取る。施術者は患者の上後腸骨棘の上端に母指を軽く置き、両側の寛骨を把持する。その後、患者は体幹を十分に後屈し、施術者は上後腸骨棘を把持し続ける。

　寛骨の動きを観察し、両側の上後腸骨棘の動きに十分に注意する。正常の動きでは、上後腸骨棘がわずかに尾側（下方）に移動することを観察できる（図12.14〔a〕〔b〕）。

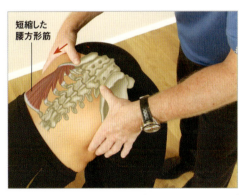

図12.13　右母指が左母指よりも高い位置にある。この所見は右腰方形筋の硬さを示唆している

注意

　立位体前屈検査は、脊柱の回旋、不安定性、すべりなどの実際の機能異常を示すものではなく、左右のどちらの寛骨が仙骨に対して相対的に固定されているかについて検査する方法である。

　本章の後半では、さらなる検査と触診を行う

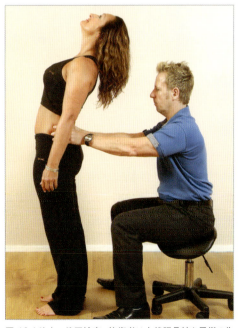

図12.14(a)　後屈検査。施術者は上後腸骨棘を母指の先端で把持し、患者に後屈するように指示する

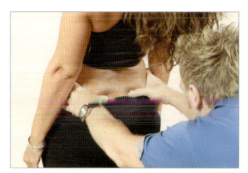

図12.14(b) 患者が後屈したときの施術者の母指の拡大像

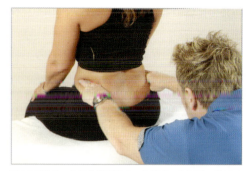

図12.15(a) 座位体前屈検査。施術者は腸骨稜の位置を確認するために母指で把持する

　患者が後屈している間、両側の寛骨と仙骨は同じ位置に留まるため、両母指の位置は相対的には変化しない。しかし、仙腸関節の安定性を維持するために、仙骨がわずかに前傾することが確認できるはずである。

座位体前屈検査（仙腸関節機能異常）

　座位体前屈検査を行う前に、腸骨稜の位置を確認することが非常に重要である（図12.15(a)）。Schamberger (2013) は、座位姿勢は坐骨結節の高さの左右差、寛骨の前方回旋またはアップスリップ（あるいはその両方）、寛骨の後方回旋またはダウンスリップ（あるいはその両方）のようなさまざまな問題を明らかにすることができると述べている。また、右寛骨の前方回旋または上方偏位に伴って、右坐骨結節は容易に座面から0.4インチ（1cm）上方へ持ち上がり、そのときには主に左坐骨結節へ体重がかかる。

肢位1

　患者は両下肢を床に平行に、またはベッド上の快適な位置に置き、ベッドの端に座る。施術者は、患者の両側の上後腸骨棘の下端に母指を軽く置き、両側の寛骨を把持する（図12.15(b)）。

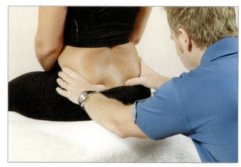

図12.15(b) 施術者は上後腸骨棘の下端を母指で把持する

患者は顎を胸部に向かって丸め込ませるように体幹をゆっくりと最大まで前屈し、両手で膝を支持しながらできる限りその肢位で保持する（図12.15〔c〕）。

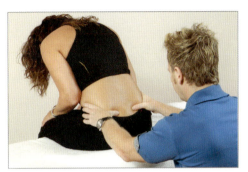

図12.15(c)　施術者は、患者が前屈する際に母指の位置を観察する

施術者は上後腸骨棘の動きに注目しながら、寛骨の動きを観察する。上後腸骨棘が上方へ移動することにより、左右のどちらかの母指が上方（頭側）へ動く場合には、仙骨が同側の寛骨に固定されている可能性がある（図12.15〔d〕）。この所見は、片側性の仙腸関節機能異常として知られている。

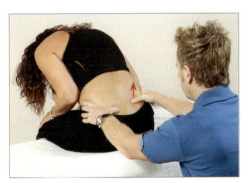

図12.15(d)　左母指よりも右母指が大きく頭側へ移動することが観察できる。この所見は、右仙腸関節の機能異常を示唆している

肢位2
患者は安静座位姿勢となり、施術者は仙骨尖の高さと位置を確認するために、母指を元の位置（上後腸骨棘の下端）から仙骨尖の後面（特に下外側角）に移動させる（図12.16〔a〕）。

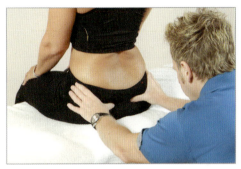

図12.16(a)　施術者は、仙骨尖に母指を置き、仙骨尖の下外側角の相対的な位置を観察する

片側の仙骨の下外側角が反対側と比較して非対称である場合、仙腸関節機能異常を評価するための所見の一つとして考えることができる。その後、患者は前屈し、施術者は仙骨尖の下外側角の動きと位置を観察する。

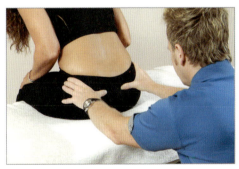

図12.16(b)　施術者は、患者が前屈したときの仙骨尖の下外側角の相対的な位置を観察する

注意

座位体前屈検査は、どのような種類の仙腸関節の機能異常が存在するかについて検査するものではなく、左右どちらの仙骨が寛骨に対して相対的に固定されているかについて検査する方法である。この検査により、仙骨における下肢と骨盤の影響を除去し、実際に仙腸関節での可動域不良が存在するかを判断することができる。なお、腰方形筋が短縮している場合、同側での検査結果は偽陽性となることに注意が必要である。

腸仙関節あるいは仙腸関節

立位体前屈検査と座位体前屈検査の両方で、上後腸骨棘の下端に置かれている施術者の右母指が、左母指よりも頭側へ移動すると仮定する。これは、左母指が右母指よりも低い位置にあると言い換えることもできる。この所見は、右側での腸仙関節および仙腸関節の機能異常が同時に存在することを示している。

立位体前屈検査において、右母指のみが移動する場合には、右側での腸仙関節の機能異常が存在していることを示唆している。一方で、座位体前屈検査において、右母指のみが移動する場合には、右側での仙腸関節の機能異常が存在していることを示唆している。

ストーク検査（片脚）

ストーク検査は、「ジレ検査」としても知られており、上部ポールと下部ポールの2つの要素を含んでいる。

検査1：上部ポール

患者は立位となり、施術者は患者の背後に座るか膝立ち位となる。施術者は左寛骨の先端に左手で把持し、上後腸骨棘の下端に左母指を置く。右手は、右寛骨を把持し、右母指でS2の高さ（上後腸骨棘の基準線となる）を確認する（図12.17）。

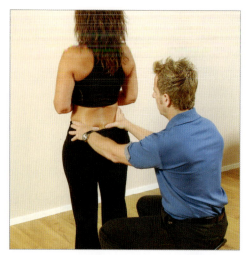

図12.17 ストーク検査の上部ポール。施術者は上後腸骨棘の下端に左母指を置き、S2の高さに右母指を置く

患者は、少なくとも股関節の高さまで左股関節を最大に屈曲する。施術者は左寛骨を左手で把持し、その動きを観察する。そのとき、S2の高さにある右母指に対して、上後腸骨棘に置かれた左母指が後方、内側、下方（尾側）へ回旋するように観察できるはずである（図12.18〔a〕〔b〕）。

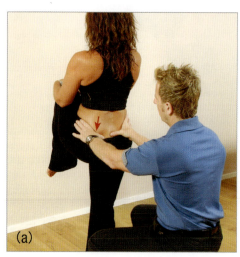

図12.18（a） 股関節を屈曲している間、通常、寛骨の下方への動きが観察される

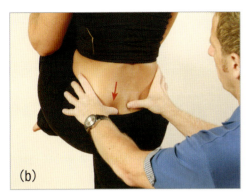

図12.18(b) 上後腸骨棘とS2を触診する施術者の手および母指の拡大像

この検査は上後腸骨棘に置かれた母指が内側下方へ移動しない場合、もしくは頭側へ移動する場合には、陽性と判断される（図 12.19〔a〕〔b〕）。

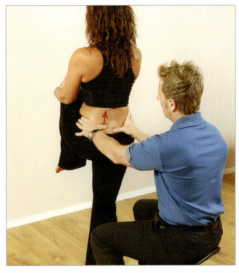

図12.19(a) 寛骨の異なる動きは、機能異常が存在していることを示している

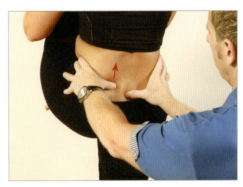

図12.19(b) 左寛骨の位置の変化についての拡大像

注意

従来の研究ではこの仮説は立証されていないが、ストーク検査における特定の動きは仙骨に対する寛骨の後方回旋を示唆している。多くの施術者はストーク検査を行う際、単純に母指の先端の動きを観察しているが、その動きが何らかの原因で制限されている場合には腸仙関節機能異常が存在している。この検査は、どのような種類の腸仙関節機能異常が存在するかについてを示すものではなく、機能異常の有無と左右のどちらに存在しているかを判定しているに過ぎない。

立位体前屈検査とストーク検査の両方が同側で陽性であった場合、腸仙関節機能異常が存在している。本章における次の検査は、このような機能異常の種類を明らかにするために有用である。そして反対側での検査は、その比較対象として扱うことができる。

検査2:下部ポール

患者は立位となり、施術者は患者の背後に座るか膝立ち位となる。施術者は左寛骨の先端を左手で把持し、下後腸骨棘の下端に左母指を置く。右手は、右寛骨を把持し、右母指で第4仙骨の高さ（仙骨裂孔の近く）を確認する（図12.20）。

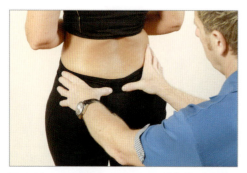

図12.20 ストーク検査の下部ポール。施術者は左下後腸骨棘の下端に左母指を置き、S4の高さに右母指を置く

患者は、少なくとも股関節の高さまで左股関節を最大に屈曲する。施術者は、左手で左寛骨に接触させながら、その動きを観察する。そのとき、S4の高さにある右母指に対して、下後腸骨棘に置かれた左母指が前方および外側へ回旋するように観察できるはずである（図12.21）。

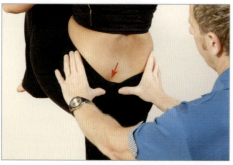

図12.21 股関節を屈曲している間、通常では寛骨の前外側への動きが観察される

この検査は、下後腸骨棘に置かれた母指が移動しない、もしくは頭側へ移動する場合には、陽性と判断される（図12.22）。

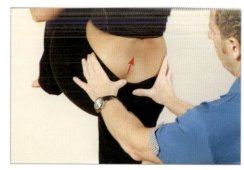

図12.22 寛骨の異なる動きは、機能異常が存在していることを示している

注意

上部および下部ポールの特異的検査は、前述された腸仙関節の動きと同様に、仙腸関節の運動にも感受性がある。他の研究者は、上部ポール検査が陽性であれば、仙腸関節の後方捻転が生じ、下方ポール検査が陽性であれば仙腸関節の前方捻転が生じている可能性があると考えている。しかし、これらの検査を用いて、仙腸関節の機能異常が実際に存在しているかを証明することは、その有効性に関する研究が限られているため非常に困難である。そのような状況ではあるが、これらの検査より、全体的な診断やその後の治療計画の立案に有用となる重要な触診のフィードバックを得ることができると考えている。

股関節伸展検査
（腸仙関節）

患者は立位となり、施術者は患者の背後に座るか膝立ち位となる。施術者は右寛骨の先端を右手で把持し、上後腸骨棘の下端に右母指を置く。左手は左寛骨を把持し、右母指でS2の高さ（上後腸骨棘の基準線となる）を確認する（図12.17）。

患者は、可能な範囲内で右股関節を最大まで伸展する。施術者は、右手で右寛骨を保持し、その動きを観察する。このときS2の高さにある右母指に対して、上後腸骨棘に置かれた右母指が上方（頭側）および外側へ回旋するように観察できるはずである（図12.23）。

触診によるこの所見は、腸仙関節前方回旋を示唆している。そして、反対側はその比較対象として検査する必要がある。

この検査は上後腸骨棘に置かれた母指が上外側へ移動しない、もしくは尾側へ移動する場合、陽性と判断される（図12.24）。

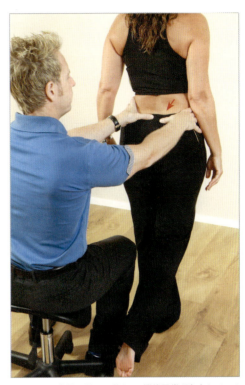

図12.24 寛骨の異なる動きは、機能異常が存在していることを示している

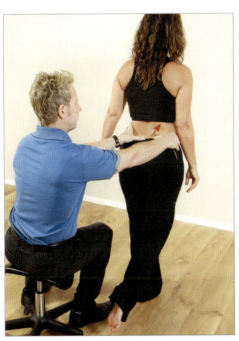

図12.23 股関節伸展検査。施術者は上後腸骨棘の下端を左母指で触診し、股関節を伸展している間、通常では寛骨の上外側への動きが観察される

腰椎側屈検査

患者は、両下肢を肩幅に開いた立位姿勢となる。施術者は患者の背後に座るか膝立ち位となり、左右の腸骨稜の先端に両手を置き、上後腸骨棘の後面を両母指で触診する。患者は、脊柱を屈曲させないように可能な範囲で左方向へ体幹を側屈する。施術者は腰椎を観察し、凸側（この場合は右側）の脊柱起立筋の膨隆部が滑らかな"C"のような曲線となることを確認する。この膨隆は、タイプ1（中立位）の脊柱力学のため、側屈した方向の反対側で確認することができる（図12.25(a)）。

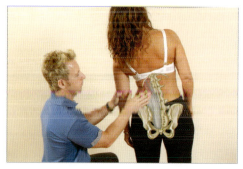

図12.25(b) 患者は左側屈している間、左側（同側）の脊柱起立筋の膨隆により、その動きの変化を確認できる

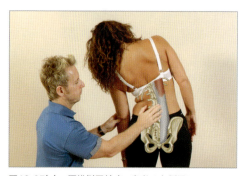

図12.25(a) 腰椎側屈検査。患者は左側屈しており、正常の運動では右側の脊柱起立筋の膨隆が確認できる

陽性所見は、凹側（側屈方向と同側）の膨隆（図12.25(b)）、または腰椎曲線の不足のいずれかが観察できることである。これらの陽性所見は、タイプ2（非中立位）の脊柱力学を示唆している。

注意

腰椎の弯曲を観察するとき、施術者は上後腸骨棘の触診から得られる所見にも注意するべきである。正常の右側屈には、左方向への腰椎回旋が含まれており、その結果（正常のタイプ1〔中立位〕の脊柱力学により）、反対側（右側）への仙骨の回旋が誘発される。

簡潔に言うと、患者が腰椎を右側屈するとき、正常に仙骨に対する腰椎の運動（腰仙運動）が行われている場合には、左方向への回旋（タイプ1〔中立位〕の脊柱力学）も複合して生じる。そのため、腰椎の右側屈と左回旋の結果、仙骨は反対方向への動き、すなわち左側屈と右回旋が引き起こされる。

この仙骨の動きは、右母指から得られる上後腸骨棘の触診所見から確認することができる。この所見は、腰椎が左回旋（タイプ1の脊柱力学のため、反対側へ側屈する）したという事実を示唆するものとなる。

骨盤回旋検査

　正常な立位姿勢である患者を観察するとき、一般的には、骨盤が非対称的な位置であるかどうかを評価する。典型的な回旋アライメント不良を有する患者の場合、特に右寛骨の前方回旋および左寛骨の後方回旋のような非常に一般的な所見を示すのであれば、骨盤が反時計回り（左回り）に回旋していることが明らかであり（図12.26（a））、通常では、このときの骨盤回旋角度は5〜10度の範囲内にある。

　そのため、患者が体幹を右回旋する場合には（図12.26（b））、左回旋角度が約35度であるのに対して、より大きな右回旋（約45度）が生じるはずである（図12.26（c））。

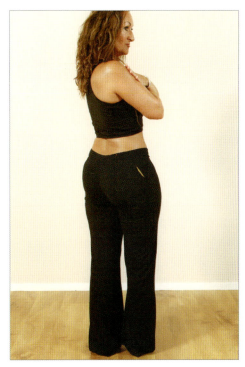

図12.26(b)　患者に右回旋（時計回り）させたとき、右回旋角度は約45度である

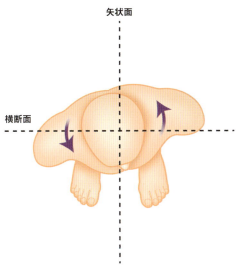

図12.26(a)　骨盤回旋検査。最も一般的なアライメント不良—左寛骨の後方回旋に伴う右寛骨の前方回旋

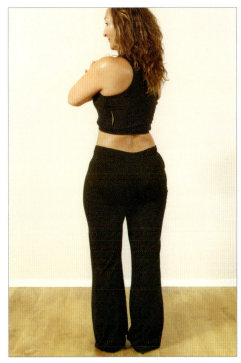

図12.26(c)　患者に左回旋（反時計回り）させたとき、左回旋角度は約35度である

第12章　骨盤の評価

上記の例において、たとえ骨盤の機能異常によりわずかに左回旋していたとしても、体幹の右回旋（時計回り）が左回旋よりも大きい理由は、左寛骨が後方回旋した肢位（これは機能異常の一種である）から開始されるためである。寛骨の中間位から動作が開始された場合と比較して、左寛骨が後方回旋した肢位から動作が開始されることは、左寛骨がより大きく前方回旋することを可能とさせることを意味している。また、右寛骨がすでに前方回旋している場合にも同様である。このとき、右寛骨は後方へ大きな関節可動域を有しており、右寛骨が大きく後方回旋（時計回り）しているように観察することができる。

同様に、Schamberger（2013）は、仙骨が楔形状であるために、左寛骨はわずかに内側へ閉じ、右寛骨はわずかに外側へ拡大していると述べている。この知見も、時計回り（右回旋）方向への回旋角度が増加することを裏付けている。

注意
骨盤が中間位にあり、明らかな非対称性や回旋がない場合（上記の例とは異なる場合）、それは骨盤の左回旋と右回旋における角度は同程度であると予測する。

評価手順2

触診―腹臥位

触診の評価基準に関して、検査者は、以下のように解剖学的ランドマークの非対称性を診る必要がある。まず、患者はベッドの上に腹臥位となり、施術者は患者の隣に立ち、目視で以下の高さを観察する。

- 殿溝
- 坐骨結節
- 仙骨結節靱帯
- 仙骨の下外側角
- 上後腸骨棘
- 仙骨溝
- L5
- 腸骨稜
- 大腿骨大転子

なお、付録1の表A1.5は、解剖学的なランドマークの非対称性について、腹臥位での触診評価を行うために役立つだろう。

殿溝と坐骨結節

最初に殿溝の高さを観察し、触診によってその位置を確認する。次に、殿溝から坐骨結節に触れるまで母指を頭側へ移動する。母指を坐骨結節の底面に置き、その高さを確認する（図12.27）。

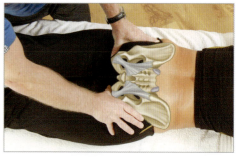

図12.27　対称性評価のための殿溝と坐骨結節の触診

仙結節靱帯

坐骨結節を触診した後、仙結節靱帯が触診できるまで、母指を内側かつ頭側へ移動する（図12.28）。仙結節靱帯は仙腸関節および腸仙関節の機能異常に関連する可能性があるため、仙結節靱帯を軽く触診することにより緊張や弛緩の程度を把握する。

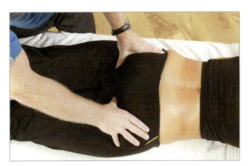

図12.28　仙結節靱帯の触診

仙骨の下外側角

次に、仙結節靱帯の近位に向かって坐骨結節を軽く触診すると、通常では仙骨の下外側角に触れることができる。仙骨の下外側角を見つけるための別法として、仙骨裂孔を探し、その0.8インチ（約2cm）外側を触診することにより仙骨の下外側角を見つけることができる。さらに、仙骨の下外側角の後面を母指で触れることにより、非対称性の有無を確認することができる（図12.29）。

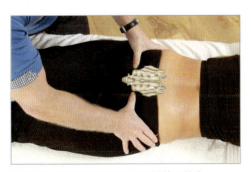

図12.29　対称性評価のための下外側角の触診

上後腸骨棘

仙骨の下外側角から両側の上後腸骨棘に触れるまで、母指を頭側に移動する（図12.30〔a〕）。上後腸骨棘上にある左右の母指の位置から、非対称性の有無を確認する。

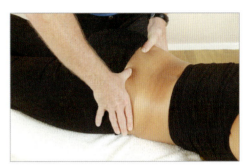

図12.30(a)　対称性評価のための上後腸骨棘の触診

腸骨稜

上後腸骨棘から腸骨稜の先端に軽く手指を置き、その高さを確認することが望ましい（図12.30〔b〕）。

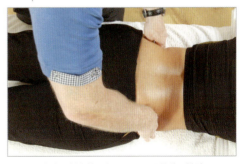

図12.30(b)　対称性評価のための腸骨稜の触診

第12章　骨盤の評価

仙骨溝

仙骨溝は、一般的には仙骨底と腸骨との接合部により形成されている。仙骨溝に重なっている左右の小さな凹みは、「ヴィーナスのえくぼ」として有名である。

上後腸骨棘から仙骨底に触れるまで、両母指をL5とS1の椎間に向けて45度の角度で内側に移動させる。正確に触診するために、事前に周囲組織が緊張しないように配慮することが重要である。

また、仙骨溝（仙骨底と上後腸骨棘の間に位置する）の深さを評価する際、通常0.4～0.6インチ（約1.0～1.5cm）の深さであるが、大抵では仙骨溝の上に覆われる軟部組織により浅く感じられる。正常の所見では、左右の仙骨溝と仙骨底が等しい高さにある（図12.31）。

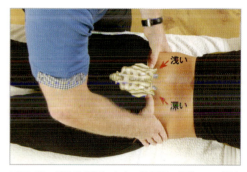

図12.32 対称性評価のための仙骨溝の触診。この場合では右母指は深く沈み込み、左母指は浅い

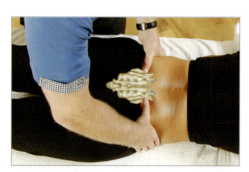

図12.31 対称性と深さを評価するための仙骨溝の触診

仙骨の回旋

例えば、右母指が仙骨底で深く沈み込み、左母指では沈み込みが浅いような、左右の仙骨溝が非対称な位置にあると仮定する。この所見は、右側での仙骨底の前傾、左側での仙骨底の後傾のいずれかを示している可能性があり、どちらの場合でも、仙骨は左方向へ回旋していることを示唆している（図12.31）。

Jordan（2006）による"Sacroiliac joint mechanics revisited"では、仙骨溝の深さを特定するための触診の領域に関する記述が特に興味深い。彼は、仙骨を触診し、相対的な仙骨溝の深さを確認すると、それが小柄な患者であったとしても仙骨の位置ではなく多裂筋の厚さが仙骨溝の深さに影響すると述べている。さらに、多裂筋を覆うのは腰仙筋膜と非常に硬く分厚いコラーゲン結合組織であり、骨組織と誤ってしまう可能性がある。片側の多裂筋が反対側よりも収縮している場合には、その断面積が大きくなり、結果的に仙骨溝が浅く評価されることもある。

実際には、このような所見が観察される可能性があるものの、仙骨溝の触診は評価過程の一つの要素に過ぎないことを覚えておこう。つまり、このような評価過程はジグソーパズルのようなものであり、仙骨溝の触診はパズルのピースの一つに過ぎない。以前にも説明したように、パズルには他にも多くのピースがあり、一つのピースのみに頼らないほうが良い。

仙骨溝の相対的な深さを評価対象としているが、寛骨の位置も考慮しなければならない。例えば右仙骨溝が浅い場合、これは寛骨の右前方回旋（仙骨に対する腸骨の機能異常であり、一般的な所見である）を示唆している可能性がある。同様に、他の種類の回旋アライ

メント不良も反対側での所見に関連している。あまり一般的ではないが、もし右仙骨溝が深い位置にあるのであれば、右寛骨が後方回旋していることを示唆している可能性がある。

寛骨の回旋アライメント不良は最も一般的な所見であり、そのなかでも最も典型的な所見は、右寛骨の前方回旋およびその代償運動による左寛骨の後方回旋である。このような所見が認められるとき、仙骨溝の深さを触診する際には、たとえ仙骨が相対的に中間位であったとしても、右母指は浅く、左母指は深く感じられるはずである。

この場合には、腸仙関節の構造上の機能異常を有しており、たとえ仙骨が右回旋していなかったとしても、実際には右回旋しているように感じられるかもしれない。その理由は、左寛骨が後方回旋していることにより、触診の際に仙骨溝で深く沈み込むように感じるためである。

第2章（p.26）および第4章（p.78）において、仙骨の側屈には回旋運動が伴うことを説明しており、この現象は歩行中に一方の下肢から反対側へ体重を移動させることによって引き起こされる。仙骨の運動はタイプ1の運動に準じており、仙骨の側屈や回旋は反対側の運動と連動している。そのため、例えば左仙骨底が後方に位置している場合には、仙骨の左回旋や右側屈、もしくは左方向への傾斜が生じているはずである。

また、腹臥位での下外側角の位置の評価と同様の方法で仙骨底を触診する際に、左右の仙骨底と下外側角の非対称性を同時に見つけた場合、それは明らかに仙腸関節の機能異常が生じており、仙腸関節の可動性不良が存在している。

次のような質問に答えてほしい。
「固定されているのは左右のどちら側であるかをどのように判断しますか？」

その答えの一部は、すでに明らかになっているはずである。なぜなら、すでに座位体前屈検査を実施しており、この検査により機能異常が生じている場所が示唆されているためである。

例えば、座位体前屈検査の際に左側で陽性であった場合（左母指が右母指と比較して頭側に移動した場合）、もしくは左仙骨溝を触診したときに左母指が右母指よりもさらに沈み込むように感じられたと仮定する。このとき仙骨は左側で前傾位となっているはずであり、その理由は仙骨が右回旋および左側屈しているためである。この肢位は、仙骨右捻転右傾斜軸と呼ばれている（図12.33）。

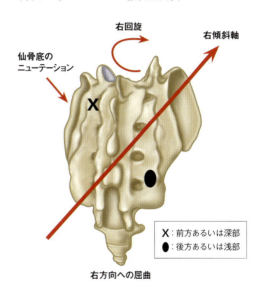

図12.33　仙骨右捻転右傾斜軸の前方捻転

さらに、もう一つの仮説について考えてみよう。座位体前屈検査では、左側で陽性の結果を示しており、このときに左仙骨溝が浅く感じられると仮定する。この所見は、おそらく仙骨の左側が後傾していると解釈することができるだろう。このとき仙骨は左回旋および右側屈しており、この肢位は仙骨左捻転右傾斜軸と呼ばれている（図12.34）。

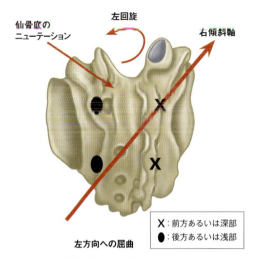

図12.34 仙骨左捻転右傾斜軸

仙骨後方捻転（後傾）位での固定

次の評価に移るが、ここでは仙骨の捻転に関する説明を継続する。ここまで、患者に体幹を前屈または後屈させたときの仙骨溝の深さの変化を触診することで、仙骨の機能異常や捻転の有無を評価もしくは推定した。

通常の状態で、左仙骨底が後方に偏位しているという前述の例をもとに、さらに検討を続けていく。

この肢位から、患者に体幹を前屈させるよう指示すると、両母指が水平になり、仙骨の機能異常が消失しているように感じ取れる。

また、患者に体幹を後屈させる（後述するスフィンクス検査）ように指示したときには、仙骨の回旋が増大しているように感じ取れる。このときには仙骨溝を触診している左母指が浅く、もしくは右母指が深く沈み込むように感じられ、これは仙骨底の位置が不良であることを意味している。さらに、この所見は仙骨底の左側が後方で固定されていることを確かめるものであり、この肢位は仙骨左捻転右傾斜軸と呼んでいる。それはなぜか。その理由について、少し考えてみたい。

患者が腰椎を伸展している間、仙骨では腰椎の動きと反対の動きが生じていると考えると、仙骨の両側がともに前傾していなければならない。もし仙骨底の左側が後方で固定されている場合には、左仙骨が後傾位にあり、それはつまり左仙骨が前傾することができないことを意味している。

この所見を確認するための別法は、体幹後屈時に左仙骨底が後方で固定された肢位に留まるかどうかを評価することである。しかし、体幹を後屈するにつれて、右仙骨底はさらに前傾位へと動き、それによって仙骨の回旋が増悪しているようにも観察される。

患者が体幹を前屈したときには、右仙骨は後方へ回旋（後傾）し続けるため、左仙骨底は後方に固定された肢位（後傾位）となる。このとき、左右の仙骨溝は水平であるように見えるため、仙骨の回旋は消失したようにも感じる。

スフィンクス検査／体幹伸展

仙骨の後方への捻転の有無を確認するための評価として、筆者は特にスフィンクス検査を患者に行うことが多い。

まず、患者はベッド上で腹臥位となる。施術者は患者の隣に立ち、骨盤を見ながら左右の仙骨底上に母指または示指を置く。

この検査は、比較的簡単に実施することができる。患者は、本を読むときの姿勢のように両肘で身体を支えながら体幹を挙上する（スフィンクス位）。仙骨の後方への捻転がある場合、仙骨溝は非対称（浅い側で仙骨が後傾する）になるはずである。左側の仙骨溝が浅い（もしくは右側の仙骨溝が深い）場合には、仙骨左捻転右傾斜軸を示している（図12.35）。同様に、右側の仙骨溝が浅い（もしくは左側の仙骨溝が深い）場合には、仙骨右捻転左傾斜軸を示している。

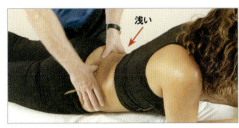

図12.35 スフィンクス検査。仙骨右捻転左傾斜軸の後方捻転（この場合には、左母指が浅くなる）

注意

スフィンクス検査の際、仙骨溝が消失もしくは正常化（左右水平）した場合、仙骨が前方捻転していることを示している。このときの仙骨の前方捻転は、仙骨右捻転右傾斜軸もしくは仙骨左捻転左傾斜軸の両方で起こり得る。なお、仙骨右捻転右傾斜軸および仙骨左捻転左傾斜軸に関しては、前頁の「仙骨後方捻転（後傾）位での固定」のパラグラフで説明した。

腰椎屈曲検査

仙骨左捻転右傾斜軸の後方捻転の場合について検討を続けていく。

患者はスフィンクス位となり、左右の仙骨溝が水平となったことを確認した後、体幹を前屈（腰椎屈曲）させる。この例では、左仙骨底が後方で固定されているため、通常では右仙骨が後方捻転（後傾）して正常に戻ってくる。このとき仙骨の回旋が消失するため、左右の仙骨溝が水平であるように見える（図12.36）。

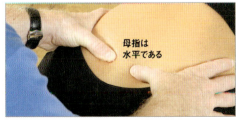

図12.36(a) 腰椎前屈検査。仙骨左捻転右傾斜軸の後方捻転により、仙骨が元の位置に戻る（両母指が水平となる）

座位ではなく腹臥位から腰椎を屈曲させる場合には、殿部を踵に接するよう座らせるように、両上肢を前方へ伸ばすように指示する（図12.36〔b〕）。

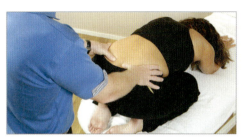

図12.36(b) 腰椎前屈検査の別法。仙骨左捻転右傾斜軸の後方捻転により、仙骨が元の位置に戻る（両母指が水平となる）

仙骨前方捻転（前傾）位での固定

ここでは、仙骨前方捻転の例について説明する。まず仙骨中間位（腹臥位）で左仙骨溝を触診するとき、母指が左側で深く沈み込むように感じたと仮定する。このとき、座位体前屈検査が左側で陽性である。これらの2つの所見により、大抵では仙骨右捻転右傾斜軸の前方捻転が存在することが考えられる。体幹前屈時には、両母指で仙骨溝を軽く触診することによって、この所見を確認するこができる。左仙骨底は、座位での体幹前屈位でさらに深く沈み込むように感じ（図12.37）、スフィンクス位では水平になる（図12.38）。

この所見は、仙骨前方捻転位（仙骨右捻転右傾斜軸）の左側での固定を有することを意味している。その理由は、患者が体幹を前屈したとき、左仙骨底が前傾位で固定され続けるが、右仙骨底はさらに後方捻転（後傾）する方向へ動くため浅くなるように感じられ、仙骨の捻転は悪化している（左母指がさらに深く沈み込む）ように感じられる。

患者が体幹を後屈したときには、左仙骨底は前傾位で固定され続けるが、右仙骨底は正

常の前方捻転（前傾）位に戻される。このとき、仙骨回旋の機能異常が消失しているように見え、両側の仙骨溝は水平であるように感じられる。

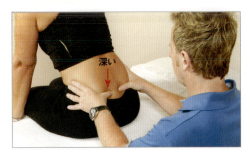

図12.37　仙骨右捻転右傾斜軸の前方捻転（左母指が深くなる）を示す腰椎前屈検査

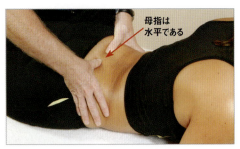

図12.38　仙骨右捻転右傾斜軸の前方捻転（両母指が水平となる）を示すスフィンクス検査

腰椎スプリング検査

患者はベッド上で腹臥位となり、施術者は患者に対面して立つ。施術者は、患者の腰椎が平背位（屈曲位）、過前弯位（伸展位）、中間位のいずれかであるかを観察する。腰椎平背位であった場合、腰椎が屈曲位にあり、仙骨が相対的に後傾している可能性がある。腰椎過前弯位であった場合、腰椎が伸展位にあり、仙骨が相対的に前傾している可能性がある。

腰椎と仙椎の位置を観察した後、施術者は利き手の付け根をL5の上に直接置き、ベッドの方向に向けてゆっくりと強く圧迫する（図12.39）。

L5に加えた圧力に対して強い抵抗感があり、下層組織に明らかな動きが見られない場合には、陽性と判断される。強い抵抗感は、L5の椎間関節が屈曲位であり、締まりの肢位にあることを示唆している。この所見は、両側の仙骨後傾もしくは片側の後方捻転（仙骨左捻転右傾斜軸もしくは仙骨右捻転左傾斜軸）が生じていることを示している。

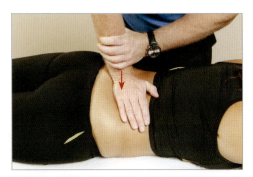

図12.39　腰椎スプリング検査。仙骨の後方捻転もしくは前方捻転のいずれかが示される

スプリング検査が陰性であり、腰椎が過前弯しているように見える場合には、両側の仙骨前傾、もしくは片側の仙骨前方捻転（仙骨左捻転左傾斜軸もしくは仙骨右捻転右傾斜軸）のいずれかが存在している。

注意

腰椎前弯により、腰椎中間位である場合にもスプリング検査が陰性になる可能性がある。

L5の位置─中立位

潜在的な仙骨捻転の有無を確認するために、仙骨底の正確な位置を決めたら母指で触診し、L5棘突起の高さに移動させる。さらに母指を移動し、L5棘突起から水平かつ外側方向に1～1.4インチ（約2.5～3cm）の位置に置く。このときL5の位置を正確に把握するために、左右の横突起に沿うように母指を置くべきで

ある。浅い面が右側で触診された場合には、L5が右回旋していることを示している。

しかし、第6章の知識に戻って検討してみると、L5は右回旋しているため、L5/S1の右椎間関節が締まりの肢位で固定されているのか、もしくはL5/S1の左椎間関節が緩みの肢位であるのかについては判別することができない。また、すでに第6章で説明しているが、患者に体幹伸展および屈曲運動を行わせることにより、L5/S1の椎間関節の位置を確認する必要がある（p.106〜119）。

注意
一般的には、L5は仙骨底の位置から推測することができる。L5の椎体は、以前の章で述べた4つの仙骨捻転位のそれぞれで異なる位置にある。

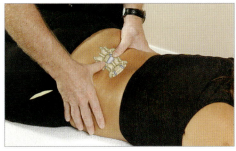

図12.40(a) L5の触診。左右の横突起を比較して、浅い面が右側で確認できたのであれば、それはL5の右回旋を示している

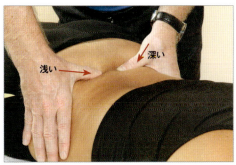

図12.40(b) L5への触診の拡大像（右側では浅く、左側では深く沈み込むように触診される）

仙骨左捻転左傾斜軸と仙骨右捻転右傾斜軸での仙骨の動きは、歩行中の典型的なタイプ1の脊柱力学（側屈と回旋が反対側にて連動する）を生じさせる正常な仙骨の生理学的運動として分類されていることを思い出してほしい。しかし、非常に長い間、仙骨が前方捻転（前傾）位（例1・例2）もしくは後方捻転（後傾）位（例3・例4）で固定されている場合、正常に起こり得る代償運動を通して何らかの方法で腰椎の肢位を変化させ、可能であればタイプ2の脊柱力学に適応させなければならないと考えている。この場合には、以下の例で説明するように、側屈と回旋が同側の屈曲もしくは伸展のいずれかの動きと連動している。

《例1》
一般的に、仙骨左捻転左傾斜軸は、L5の椎体を左側屈に伴う右回旋のタイプ1の脊柱力学（中立位）に適応させる。しかし、仙骨の機能異常が慢性的なものである場合、仙骨の位置の変化は、L5の椎体の位置を変化させる可能性がある。これは、ERS（R）（伸展右回旋右側屈）として知られており、L5/S1の椎間関節は右側で締まりの肢位になっていることを示している。

それはなぜか。L5の椎体の動きは、左仙骨の前傾に対して反対（右）方向となり、L5の椎体は、ERS（R）の肢位である伸展、右側屈、右回旋位になっていることを意味している。簡潔に言えば、左仙骨は前傾方向へ回旋しているため、L5は右後方へ回旋している。このような腰椎の右回旋は、部分的には正常のタイプ1の脊柱力学として分類されているが、仙骨の前方捻転（前傾）により腰痛前弯が増加する場合には、L5の椎体は、タイプ2の脊柱力学に強制的に変化し、それに伴ってERS（R）の肢位となる。

《例2》
　仙骨右捻転右傾斜軸は、潜在的にL5の椎体をERS（L）（伸展左回旋左側屈）の肢位に変化させる。これにより、L5／S1の左椎間関節は締まりの肢位となる。L5の動きは、仙骨と反対の動きになるため、L5の椎体はERS（L）の肢位となる。
　その理由を簡潔に言うと、仙骨が前傾し、右回旋しているためである。これはつまりL5が後方へ左回旋していることを意味している。

《例3》
　仙骨左捻転右傾斜軸の仙骨捻転は、潜在的にL5の椎体をFRS（R）（屈曲右回旋右側屈）の肢位に変化させる。これにより、L5／S1の左椎間関節（仙骨の回旋方向とは反対側であることに注意する）は緩みの肢位となるL5の動きは、仙骨の動きとは反対となるため、椎体はFRS（R）の肢位となる。
　その理由を簡潔に言うと、仙骨が後傾し、左回旋しているためであり、これはつまりL5が前方へ右回旋していることを意味している。

《例4》
　仙骨右捻転左傾斜軸は、潜在的にL5の椎体をFRS（L）（屈曲左回旋左側屈）の肢位に変化させる。これにより、L5／S1の左椎間関節（仙骨の回旋方向とは反対側であることに注意する）は緩みの肢位となる。L5の動きは、仙骨の動きとは反対となるため、椎体はFRS（L）となる。
　それはなぜか。その理由を簡潔に言うと、仙骨が後傾し右回旋しているためであり、これはつまりL5が前方へ左回旋していることを意味している。

《例外》
　第6章の脊柱力学に関する考察から、例外としてL5の椎体の動きが仙骨捻転と同側の方向の可能性があることを考慮しなければならない。
　例えば、極めて慢性的な腰椎と骨盤の機能異常では、仙骨の右回旋と同側へのL5の回旋を示すことが一般的である。同様に、仙骨の左回旋はL5の椎体を同側へ回旋（左回旋）させる可能性がある。
　上記の例（第10章p.197〜198）では、仙骨を同側へ回旋させる主要な腰椎機能異常が存在する部位を示している。そのため、この例ではまず初めに腰椎機能異常を治療しなければならない。

腸骨稜─後面像
　両側の腸骨稜の先端を把持し、その正確な位置を確認する。左右を比較して高いほうの腸骨稜は、腰方形筋の短縮、骨盤の回旋、もしくは腸仙関節アップスリップの存在を示唆している（図12.41）。

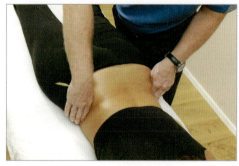

図12.41　腸骨稜の触診。右腸骨稜が高位にあることを示している

大腿骨大転子

腸骨稜の触診をした後、左右の大腿骨大転子に向かって両手を移動し、その正確な高さを確認する（図12.42）。

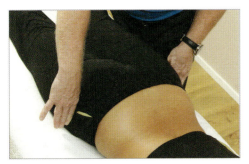

図12.42 大腿骨大転子の触診

触診評価—背臥位

患者はベッド上で背臥位となり、施術者は患者の横に立ち、以下の領域の高さを目視しながら確認する。

- 上前腸骨棘
- 腸骨稜
- 恥骨結節
- 鼠径靱帯
- 内果

なお付録1の表A1.6は、背臥位での触診の際に、各ランドマークの非対称性を評価するために役立つだろう。

上前腸骨棘

最初に上前腸骨棘の高さを観察した後、上前腸骨棘の下面を触診し、その位置を確認する。

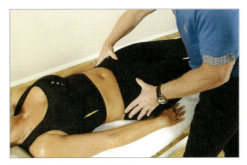

図12.43 上前腸骨棘の触診

腸骨稜—前面像

上前腸骨棘から腸骨稜の先端に両手を移動し、腸骨稜の位置を確認する（図12.44）。

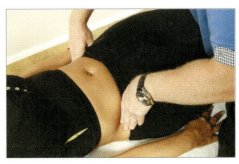

図12.44 腸骨稜の触診

恥骨結節と鼠径靱帯

患者に安静位となるように指示し、評価方法を説明したうえで、同意を得る。まず手の付け根での軽い触診により、腹部から恥骨結節が手掌で感じ取れるまでゆっくりと尾側へ

移動する。次に、母指もしくは示指を両側の恥骨結節の上に置き、その位置を確認する(図12.45(a))。左右の恥骨結節の位置を比較して、どちらかが上方もしくは下方に位置している場合、陽性と判定される。

に正す(この動作には、骨盤を水平に正す効果がある)(図12.46(a))。その後、患者の足関節をつかみ、どちらの下肢のほうが長いか短いか、もしくは水平かどうかを判定する(図12.46(b))。

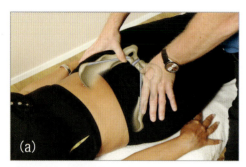

図12.45(a)　恥骨結節の触診

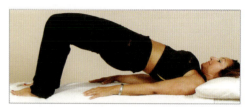

図12.46(a)　骨盤を水平に正すために、患者はベッドから2〜3回骨盤を挙上する

両側の恥骨結節を触診した後、鼠径靱帯(恥骨結節と上前腸骨棘に付着している)に触れるまで両母指を上外側に移動する。

触診により鼠径靱帯の軟部組織が柔らかく感じ取れる場合には、陽性所見であると判定される(図12.45(b))。

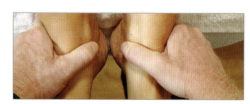

図12.46(b)　内果(脚長)の触診

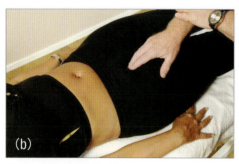

図12.45(b)　鼠径靱帯の触診

内果(脚長)

内果(脚長)の位置を確認する前に、患者の足関節上で両下肢を把持し、膝関節を約90度屈曲するように指示する。次に、骨盤を2〜3回ベッドから挙上させ、両下肢をまっすぐ

《背臥位から長座位検査》

この検査の目的は、仙腸関節と真性のLLDとの関連を明らかにすることである。

患者は背臥位となり、施術者は左右の内果の位置を比較し、違いがあるかを観察する。例えば、図12.46(c)では、患者が背臥位でいるとき、左内果が短く右内果が長い位置にあるように見える。

患者は座位となり、両下肢を伸展した肢位で保持する。図12.46(d)のように左右の内果の位置に違いがあるかどうかを確認するために、再度左右の内果の位置を比較する。左寛骨が後方回旋している場合には患者が座位となることで左下肢が長くなるはずで、右寛骨が前方回旋している場合には座位で右下肢が短くなるはずである。

長座位から背臥位へと姿勢を変え、この動きの間に内果がどのようになるかを観察する。

位になる）

　ここで少し検討が必要になる。Schamberger（2013）は、背臥位から長座位検査ではなく、この検査を「座位臥位検査」と呼んでいる。Schambergerが述べた座位臥位検査は、基本的には背臥位から長座位検査と同じであるが、実際には反対のことを示している。

　彼は、初めに長座位での患者の内果の位置を観察し、患者が背臥位となったとき、左右のどちらの内果が長くなっているかを観察する。例えば、もし右内果が左内果と比較して長い位置にある場合（図12.46〔e〕）、5つのLの法則に従うと、右寛骨は前方回旋位（左寛骨は後方回旋位）で固定されていると推測することができる。

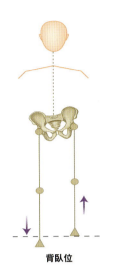

図12.46(c)　背臥位で、左内果が短く、右内果が長い位置にあるように見える

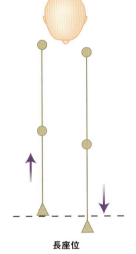

図12.46(d)　背臥位から長座位検査後の内果（脚長）の位置の観察。右寛骨の前方回旋および左寛骨の後方回旋により、右下肢は短く、左下肢は長くなっていることが観察できる

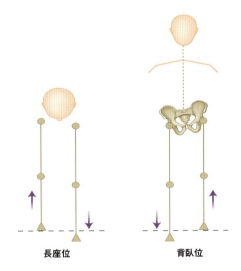

図12.46(e)　内果の位置の観察。長座位では右下肢が短く、背臥位では長く見える。この所見は、右寛骨の前方回旋を示唆している

　長座位で右下肢が左下肢よりも短く、背臥位で右下肢が左下肢よりも長い場合、右寛骨の前方回旋および左寛骨の後方回旋が生じている可能性がある。

　Schamberger（2013）は、この評価手順を理解するための法則を示している。これは、寛骨の前方回旋に関連する5つの"L"の法則である。

　"Leg Lengthens Lying, Landmarks Lower"（下肢は長くなり、ランドマークは低

《真性のLLD》

　真性のLLDが存在する場合、右下肢は背臥位と長座位の両方で長く見える（図12.46（f））。図12.46（f）で分かるように、すべての骨盤のランドマークは立位でのみ長いほうの下肢が高い位置となり、座位と臥位では水平となる。

《アップスリップ》

　例えば右骨盤がアップスリップしていると、背臥位では右下肢が短く、長座位では長くなっているように見える（図12.46（g））。このとき、すべての骨盤のランドマークは左側と比較して右側で頭側に位置しており、この所見は右腸仙関節がアップスリップしている可能性を示唆している。

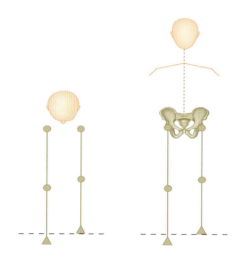

図12.46（f）　内果の位置の観察、長座位および臥位の両方の姿勢で右下肢が長い場合、真性のLLDがあることが示唆される

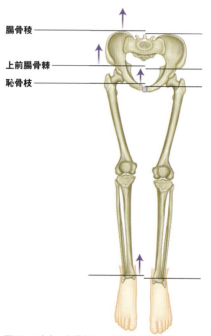

図12.46（g）　右骨盤が上方偏位しているときの内果の位置の観察。右下肢は、背臥位と長座位で短く見える

《アウトフレアとインフレア》

　アウトフレアもしくはインフレアの機能異常があるとき、背臥位もしくは長座位での内果の位置に違いは見られない。

　この検査は、真性のLLDと仙腸関節または腸仙関節の機能異常を区別するために役立つ。背臥位から長座位検査と背臥位に戻る検査を行うべき理由は、寛骨臼が坐骨結節に対して前方に位置しており、背臥位から長座位に移動するときに坐骨結節を軸にして骨盤が前方に回旋するためである。この動きの結果、骨

盤の機能異常がない場合には両下肢の長さは同程度となる。しかし、骨盤回旋の機能異常が存在する場合、左右の骨盤が独立して動くため、下肢の長さは短く、もしくは長くなる。

Schamberger（2013）は、長座位から背臥位検査で評価された下肢の長さの変化は、回旋アライメント不良の存在を示唆しており、解剖学的な、真性のLLDと骨盤のアップスリップを判別するために有用であると言及している。

それにもかかわらず、解剖学的なLLDと骨盤のアップスリップ、もしくはその両方が共存する可能性を否定することはできない。また、この検査は、左右のどちらが前方回旋もしくは後方回旋しているかを容易に判別する方法としても有用である。写真を少し見ても、本当かどうかは分かりにくい（その点については謝罪しなければならない）。

Schamberger（2013）は、「立位のときに腸骨稜が高い位置にあるという所見から、長座位や背臥位でも下肢の長さが長くなることを推測することはできない。さらに、左右どちらの骨盤が前方回旋もしくはアップスリップしているかを判断することにも有用ではない」とも言及している。実際に、長座位から背臥位に変わるとき、両下肢の0.8〜1.6インチ（2〜4cm）程の長さの違いが観察される可能性がある。そのような場合であっても、アライメント不良を修正すると、多くの患者の両下肢は同程度の長さに戻るのである！

ArmourとScott（1981）およびSchamberger（2013）によって立証されたように、我々の6〜12%は実際に0.2インチ（5mm）以上の解剖学的な真性のLLDを有することを覚えておく必要がある。

骨盤帯の機能異常

筆者自身を含む複数の著者によると、少なくとも14種類の潜在的な機能異常は骨盤帯のなかで生じている。また、3つの領域（腸仙、仙腸、および恥骨結節）に共存し、そのすべてが同時に存在する筋骨格系の機能異常を見つけることも重要である。

腸仙関節機能異常（可動性不良）

以下の6種類の腸仙関節の機能異常もしくは可動性不良が存在する可能性がある。

- 寛骨の前方回旋
- 寛骨の後方回旋
- 寛骨のアップスリップ
- 寛骨のダウンスリップ
- 寛骨のアウトフレア（前方閉鎖）
- 寛骨のインフレア（後方閉鎖）

表12.1 および表12.2は、6種類の腸仙関節機能異常についての全検査および触診所見の要約である。

表12.1　腸仙関節機能異常（左側）

機能異常	左/右側	立位体前屈検査	内果	上前腸骨棘	上後腸骨棘	仙骨溝	坐骨結節	仙結節靱帯
前方回旋	左側	左側	長くなる	低くなる	高くなる	浅くなる	高い	弛緩
後方回旋	左側	左側	短くなる	高くなる	低くなる	深くなる	低い	緊張
アウトフレア	左側	左側	変化なし	外側に位置する	内側に位置する	狭くなる	変化なし	変化なし
インフレア	左側	左側	変化なし	内側に位置する	外側に位置する	広くなる	変化なし	変化なし
アップスリップ	左側	左側	短くなる	高くなる	高くなる	変化なし	高い	弛緩
ダウンスリップ	左側	左側	長くなる	低くなる	低くなる	変化なし	低い	緊張

表12.2　腸仙関節機能異常（右側）

機能異常	左/右側	立位体前屈検査	内果	上前腸骨棘	上後腸骨棘	仙骨溝	坐骨結節	仙結節靱帯
前方回旋	右側	右側	長くなる	低くなる	高くなる	浅くなる	高い	弛緩
後方回旋	右側	右側	短くなる	高くなる	低くなる	深くなる	低い	緊張
アウトフレア	右側	右側	変化なし	外側に位置する	内側に位置する	狭くなる	変化なし	変化なし
インフレア	右側	右側	変化なし	内側に位置する	外側に位置する	広くなる	変化なし	変化なし
アップスリップ	右側	右側	短くなる	高くなる	高くなる	変化なし	高い	弛緩
ダウンスリップ	右側	右側	長くなる	低くなる	低くなる	変化なし	低い	緊張

寛骨の前方／後方回旋

　筆者は世界中で講義をしているが、いつも骨盤の前方回旋および後方回旋の専門用語について盛り上がる。当然のように、私たちは骨盤の回旋のアライメント不良が一般的な骨盤の機能異常の結果であると考えている。今やあなたは、回旋のアライメント不良は仙骨に対して寛骨が回旋しているため、（腸骨に対する仙骨ではなく）仙骨に対する腸骨の機能異常として分類されることを知るだろう。

　表12.1および表12.2より、寛骨の前方回旋および後方回旋は、上前腸骨棘、上後腸骨棘、内果（脚長）の位置を変化させることが分かる。こうした仙骨に対する腸骨の機能異常は、観察による所見や他の検査の結果と同様に、

立位体前屈検査によって最初に見つけることができる。例えば、立位体前屈検査において、触診により右側と比較して左側で陽性であると判断された場合、左上前腸骨棘は上方、左上後腸骨棘は下方に位置し、さらに左内果（脚長）が短くなることから、寛骨が左後方回旋していることが分かる。この機能異常は、左側での仙骨に対する腸骨の後方回旋として分類される（図12.47）。

　一方で、立位体前屈検査において、右側で陽性であると判断された場合、右上前腸骨棘が下方、右上後腸骨棘が上方に位置し、さらに右内果（脚長）が長くなることから、右側での仙骨に対する腸骨の前方回旋が生じていると考えられる。これは非常に一般的な所見である（図12.48）。

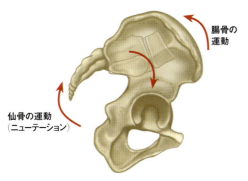

図12.47　寛骨の後方回旋

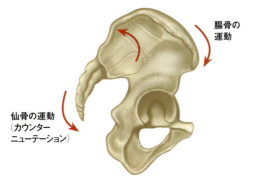

図12.48　寛骨の前方回旋

ることにより回旋のアライメント不良を代償している、③腰椎も同様に凸側へ左回旋することによって代償している、である。

最も一般的な所見である右寛骨の前方回旋と左寛骨の後方回旋では、患者が右足趾に向かって手を伸ばすと、この動作を制限なく行うことができる（図12.49（b））。しかし、左足趾に触れようとするときには、明らかに制限されているような動きに見える（図12.49（c））。

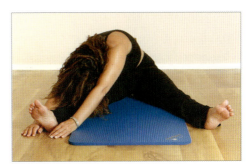

図12.49(b)　正常な右側へのリーチ動作

最も一般的な所見である右寛骨の前方回旋と左寛骨の後方回旋を有し、それにより図12.49(a)のように右仙腸関節の可動性不良が生じていると仮定して、考察を深めてみる。

図12.49(a)から、次の3つの所見を観察することができる。それは、①右寛骨が左寛骨と比較して下方（尾側）に位置している、②仙骨が左斜軸（仙骨左捻転左斜軸）上で左回旋す

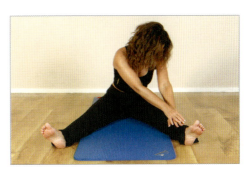

図12.49(c)　異常な左側へのリーチ動作

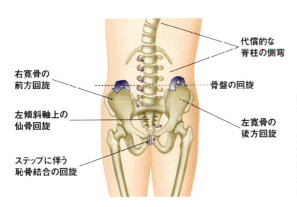

図12.49(a)　一般的な回旋アライメント不良の所見。右寛骨の前方回旋および左寛骨の後方回旋。恥骨結合と左斜軸上で左回旋している仙骨（仙骨左捻転左斜軸）の両方で代償運動が生じており、腰椎も同様に脊柱の凸側へ左回旋している

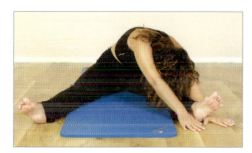

図12.49 (d)　右寛骨のアライメントの修正後、左方向へのリーチが可能となる

　図12.49 (d) は、リアラインテクニック（第13章）後の効果を示している。左方向へのリーチが制限されている理由は、左寛骨が後方回旋位で固定されているが、図12.49 (d) のような前方へのリーチ動作には寛骨の前方への動きが必要となるためである。

　第13章で説明する治療技術は、左寛骨の後方回旋ではなく、右寛骨の前方回旋を修正することを可能にする。この治療技術は、寛骨が中間位となるまで、右寛骨の前方回旋の代償として左寛骨の後方回旋を誘発させることができる。

ケーススタディ

　Schamberger (2013) のアライメント不良に関する優れた著書を読んだとき、彼が優秀なマラソンランナーであり、長年の間、彼は右踵部痛に苦しんでいたことに興味を持った。足関節と足部は過回内位にあり、特に右側で著明であった。そこで、彼は装具療法を試みたが、アライメント不良を修正することができなかった。毎回走るたびに、踵接地と離地時に右踵部痛が生じており、右下肢のすべての筋肉に疲労を感じ始めていた。さらに、右大腿部周囲筋群（特に大腿四頭筋）には痛みを有していた。右踵部痛のある部位に局所麻酔薬を注射したが、即時効果でさえも得ることができなかった。時間が経っても、踵部痛は持続していた。

　あるとき、彼は医学系の学会に参加した。そこで発表者の一人が下肢（特に踵）の痛みの原因となる仙結節靭帯と仙棘靭帯について説明していた（図12.49 (e)）。その日の午後、彼はオステオパスによる診察を受けた。そのオステオパスは「アライメント不良があり、寛骨が右前方回旋している」といい、右寛骨の前方回旋を修正するために、MET（第13章参照）を施行した。その治療法は非常に簡単なものではあるが、Schambergerのアライメント不良は改善し、不思議なくらい完全に踵部痛は消失した。さらにその日のうちに約20kmを走り、ここ数年で初めて、右大腿部や踵部の痛みを感じることなく完走することができたという。

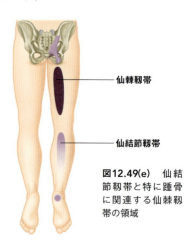

図12.49 (e)　仙結節靭帯と特に踵骨に関連する仙棘靭帯の領域

上方と下方剪断―アップスリップとダウンスリップ

　仙骨に対する腸骨のアップスリップは、一般的にはいくつかの種類の外傷や事故に関連している。特に自動車事故、階段からの転落、片側の坐骨結節から着地した際などに引き起こされる可能性が高く、単純にランニングやウォーキングでの着地を踏み外したときにも起こり得る。さらに、床から重い荷物を持ち上げる際、腰方形筋の緊張が持続したときにも、アップスリップが引き起こされる可能性がある。

WilliamsとWarwick(1980)は、正常の仙腸関節は仙骨に対して寛骨が上方(頭側)と下方(尾側)へ約2度偏位していることを明らかにした。仙骨に対する腸骨のアップスリップやダウンスリップは、寛骨の回旋アライメント不良を持つ患者では約80％に存在するのに対して、慢性腰痛や骨盤痛のある患者では約10〜20％にしか生じない傾向にある。このような機能異常は、患者自身で修正することは極めて難しいため、治療によって改善させる必要がある(この効果的な治療法は、第13章で説明する)。

　最初の診断は、立位体前屈検査によって行われる。立位体前屈検査の陽性側では、坐骨結節、上前腸骨棘、上後腸骨棘、腸骨稜、恥骨(潜在的に0.08〜0.12インチ〔2〜3mm〕の階段状変形が恥骨結合で触診される可能性がある)の解剖学的なランドマークが頭側もしくは上方に位置しているように観察することができる(図12.50〔a〕)。また、両側を比較して高位であったほう(機能異常側)では仙結節靱帯が欠如しており、内果(脚長)が短いように見える。

もしくはいずれか一方が共存している可能性がある。これは、いくつかのランドマークが「隠されている」ことを意味しており、そのために仙骨に対する腸骨のアップスリップが明瞭に観察できないかもしれない(図12.50〔b〕)。特に、外傷による症状が持続しているとき、患側の膝関節が伸展位にあり、股関節が中間位ではない場合には、寛骨のアップスリップを誘発するとともに寛骨回旋を引き起こすため、このような機能異常を誘発する可能性がある。

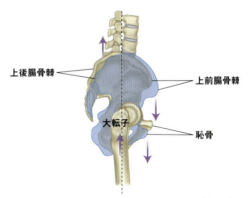

図12.50(b)　アップスリップは、寛骨の前方回旋に隠れている

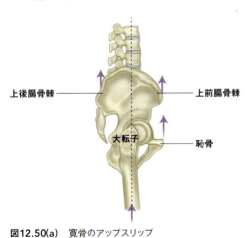

図12.50(a)　寛骨のアップスリップ

　仙骨に対する腸骨の上方偏位には、寛骨の前方回旋とアウトフレアとインフレアの両方、

　Schamberger(2013)は自身の経験から、立位と座位において骨盤が高い側は、常にアップスリップをしているとは限らないということを発見した。例えば、立位、座位、腹臥位では右腸骨稜が高いが、左寛骨のアップスリップが存在していると腹臥位で左腸骨稜が高くなり、大抵では立位と座位で右腸骨稜が高くなる。これらの所見は、アップスリップが骨盤の回旋に関連している可能性を示唆するものである。言い換えると、右寛骨のアップスリップに加えて、前方回旋と左寛骨の後方回旋が存在している場合には、いくつかの解剖学的なランドマークの位置が変化している可能性がある。その変化とは、恥骨結合の階

段状変形が消失し、上前腸骨棘は反対側と比較して水平になり、右側の上後腸骨棘は左側と比較して明瞭になることである。Schambergerは、回旋アライメント不良を修正することによりすべてのランドマークが上方に位置している状態であり、右骨盤のアップスリップが存在していることを明らかにできると言及している。

仙骨に対する腸骨のダウンスリップがある場合には、最初の診断として立位体前屈検査が実施される。立位体前屈検査の陽性側では、上前腸骨棘、上後腸骨棘、腸骨稜、坐骨結節の解剖学的なランドマークが尾側もしくは下方に（反対側と比較して）位置しているように見える。

このような機能異常側では、仙結節靱帯が緊張しており、内果（脚長）が長くなっているように見える（図12.51）。この機能異常は、歩行中に患者自身で修正することができる。論理的に考えると、右寛骨がダウンスリップしているのであれば、歩行中に重心が右下肢の位置しているときに、右骨盤が自然に中間位へ戻るように自然に修正される。そのため、実際には治療を行う必要はない。

寛骨のアウトフレアとインフレア

骨盤のアウトフレアとインフレアは、それぞれ外側と内側への寛骨の開きを示している。アウトフレアは寛骨の前方回旋、インフレアは寛骨の後方回旋との複合運動であると考えられている。その理由は、歩行中には、体幹前屈動作時と同様に寛骨の回旋運動が生じる必要があるためである。

DonTigny（2007）は、仙腸関節の機能異常は特に仙骨に対する相対的な寛骨の前方回旋と後方回旋によって引き起こされていると言及している。さらに寛骨のアウトフレアは、仙骨に対する寛骨の相対的な後方回旋と仙椎前傾が複合して生じていると言われている。Kapandji（1974）は、起立時の体幹前屈の際、動作開始時の50〜60度の間に仙椎が前傾し、腸骨の後方回旋および外側への広がりが見られることを報告している。

前述した上前腸骨棘の触診では、筆者は2つのランドマークの対称性を両母指で確認し、非対称性が認められた場合には、ノートに記録しておくことが重要であると述べた。両側の上前腸骨棘の位置に違いが認められた場合、まず身体の中心に真っ直ぐの線を引くようにイメージすることが必要である。この線は、一般的には臍を通る。そして、各母指が臍を通る中心線からどのくらい離れているかを比較する。患者の右上前腸骨棘に置かれた左母指が、反対側と比較して遠く離れているのであれば、おそらくインフレアもしくはアウトフレアが存在している（図12.52（a））。

どのような種類の骨盤の機能異常が存在するかについて、どうやって判断すればよいのだろうか。その答えは、立位体前屈検査とストーク検査を行うと推測できるだろう。例えば、患者の右骨盤でこれらの2つの検査が陽性であったのであれば、腸骨のアウトフレアを見つけることができる（図12.52（b））。反対

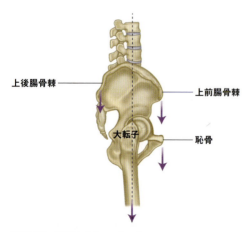

図12.51　寛骨のダウンスリップ

に、左骨盤でこれらの検査が陽性であったのであれば、腸骨のインフレアを見つけることができる(図12.52〔c〕)。

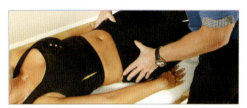

図12.52(a)　アウトフレアとインフレアが生じていることを明らかにするために、上前腸骨棘から臍までの触診を行う

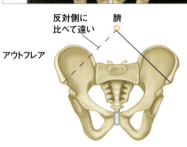

図12.52(b)　寛骨のアウトフレア

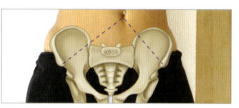

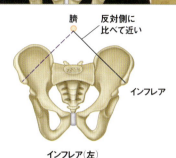

図12.52(c)　寛骨のインフレア

　DeStefano(2011)の論文は、特に興味深い内容であり、以下のような要約を含んでいる。「寛骨のアウトフレアとインフレアの2つの機能異常は極めて稀あり、仙腸関節における凹凸の関係について考慮すると、これらは第2仙椎において仙骨側で凸面、腸骨側で凹面を有する仙腸関節でのみ引き起こされる。さらに、寛骨回旋の機能異常が改善した後にのみ、アウトフレアとインフレアが存在しているかが明らかとなる」

表12.3　仙骨の前方捻転(正常の生理的運動)

	仙骨左捻転左傾斜軸での仙骨前方捻転	仙骨右捻転左傾斜軸での仙骨前方捻転
仙骨溝の深さ	右側で深い	左側で深い
仙骨溝の浅さ	左側で浅い	右側で浅い
仙骨の下外側角	左側が後方に位置する	右側が後方に位置する
L5の回旋	右- 伸展回旋屈曲(右)	左- 伸展回旋屈曲(左)
座位体前屈検査	右側で陽性	左側で陽性
腰椎スプリング検査	陰性	陰性
スフィンクス(伸展)検査	水平となる	水平となる
腰椎屈曲検査	右仙骨溝が深くなる	左仙骨溝が深くなる
腰椎前弯	増加する	増加する
内果(脚長)	左脚長が短縮する	右脚長が短縮する

第12章 骨盤の評価

仙腸関節機能異常

　以下のような仙腸関節機能異常が引き起こされる可能性がある。

- ・仙骨左捻転左傾斜軸での仙骨前方捻転
- ・仙骨右捻転右傾斜軸での仙骨前方捻転
- ・仙骨左捻転右傾斜軸での仙骨後方捻転
- ・仙骨右捻転左傾斜軸での仙骨後方捻転
- ・両側性の仙骨前方捻転
- ・両側性の仙骨後方捻転

表12.4　仙骨の後方捻転（正常ではない生理的運動）

	仙骨左捻転右傾斜軸での仙骨後方捻転	仙骨右捻転左傾斜軸での仙骨後方捻転
仙骨溝の深さ	右側で深い	左側で深い
仙骨溝の浅さ	右側で深い	左側で深い
仙骨の下外側角	左側で浅い	右側で浅い
L5の回旋	右 - 屈曲回旋側屈（右）	左 - 屈曲回旋側屈（左）
座位体前屈検査	左側で陽性	右側で陽性
腰椎スプリング検査	陽性	陽性
スフィンクス（伸展）検査	左仙骨溝が浅くなる（右仙骨溝が深くなる）	右仙骨溝が浅くなる（左仙骨溝が深くなる）
腰椎屈曲検査	水平となる	水平となる
腰椎前弯	減少する	減少する
内果（脚長）	左脚長が短縮する	右脚長が短縮する

表12.5　両側性の仙骨前方捻転および後方捻転

	両側性の仙骨前方捻転	両側性の仙骨後方捻転
立位体前屈検査	陰性	陰性
座位体前屈検査	両側で陽性	両側で陽性
ストーク（ジレ）検査	両側で陽性	両側で陽性
仙骨底	両側で前方に位置する	両側で後方に位置する
仙骨の下外側角	両側で後方に位置する	両側で前方に位置する
腰椎スプリング検査	陰性	陽性
腰椎前弯	増加する	減少する
内果（脚長）	左右で等しい	左右で等しい

ここで、少しだけ総括してみたい。

本書のこの段階に入るまでに、仙腸関節の機能異常は、寛骨か仙骨にどのような影響を与えるか、また反対に仙骨が寛骨にどのような影響を与えるかを理解しておくべきである。もし仙腸関節の可動性不良がある場合、以前の章で説明されているように、私たちはそれを「腸仙関節機能異常」と呼んでいる。また、仙骨が骨盤に固定されている場合には、それを「仙腸関節機能異常」と呼んでいる。

ここで、筆者がすでに説明している内容とは異なる方法（これは上手くいくと簡単な方法である）を用いて仙骨の捻転を見つけられるように試みよう。患者が腹臥位（可能であれば中立位）となり、施術者は左右の仙骨溝を正確に触診する。右母指では浅く、左母指では深く感じると仮定する。

この所見は何を意味しているのか。それについて考える前に、右仙骨底が後方に位置し、さらに右回旋しているか、もしくは左仙骨底が前方に位置しているが右回旋している場合について検討しなければならない。安静位で仙骨底が回旋している場合には、機能異常が存在しており、右仙骨底が後方で固定されているか（後傾位）、左仙骨底が前方で固定されているか（前傾位）のいずれかを示している。

可動性不良をどのように判断するか？

患者は引き続き腹臥位のままで、施術者は両母指で左右の仙骨溝を触診し、患者に後屈し（肘で支えて、読書をするような姿勢となる）、その後さらに前屈するように指示する（患者には骨盤を後方に傾ける、もしくは前述した腰椎前屈検査を行うように伝える）。仙骨回旋が後屈位で増加（悪化）する（右母指が浅くなり、左母指が深くなる）場合と仙骨の回旋が前屈位で消失する場合には、仙骨右捻転左傾斜軸の仙骨捻転のように右仙骨が後方で

固定されており、仙骨が右回旋しているはずである。

この理由は、患者が後屈したとき、正常なら仙骨が前傾しなければならないが、その運動が制限されているためである。つまり、右仙骨が支点として固定されており、右仙骨底が後方に位置しているため、右仙骨の前傾が妨げられている。その結果、仙骨の回旋が増加（悪化）しているように見える。これらの可動性不良があると、腰椎前弯が減少（平背位）し、腰椎スプリング検査では、圧迫を加えたときに硬く感じる（陽性所見となる）。

左仙骨底が前方位で固定（仙骨前傾）されているような、別の事例を見てみよう。再度、患者に体幹の後屈運動と前屈運動を行うように指示する。しかし、このときには体幹前屈位では仙骨の回旋が増加し、後屈位では左右の仙骨底が水平となっているように見える。

この理由は、前屈運動の間、左仙骨底が前方で固定されており、仙骨の後方へ移動が制限されるためである。つまり、前屈運動では、左仙骨が支点として固定されており、右仙骨底がさらに後方へ移動するため、仙骨の回旋が増加（悪化）しているように見える。このような機能異常は、仙骨右捻転右傾斜軸と呼ばれている。

これらの可動性不良があると腰椎前弯が増加し、腰椎スプリング検査では圧迫を加えたときにバネのような感覚を得る（陰性所見となる）。

ヒント

左右のどちら側が固定されているかを判断するための簡単な方法は、次の通りである。もし仙骨回旋が後屈位で増加するのであれば、それは仙骨が回旋している方向（仙骨溝が浅い側）で、仙骨が後方位に固定されていることを示している。この機能異常は、仙骨左捻

転右傾斜軸もしくは右捻転左傾斜軸の仙骨後方捻転である。

しかし、仙骨回旋が後屈位で消失している（仙骨溝が水平となっている）場合、回旋方向の反対側が前方位で固定されていることを示している。この機能異常は、「仙骨右捻転右傾斜軸もしくは左捻転左傾斜軸の仙骨前方捻転」である。

筆者は、DeStefano（2011）によって報告された方法がお気に入りである。これには仙骨捻転に関する以下のような記述が含まれている。

「体幹前屈時には仙骨前傾が非対称となり、後屈時には対称となる。仙骨後傾ではその反対であり、後屈時にはさらに非対称となり、前屈時には対称となる」

両側性の仙骨前傾と後傾

両側性の仙骨前傾と仙骨後傾についての説明を最後に残しておいた。このケースは非常に稀にしか起こらず、しばしば検査者はその所見を見逃してしまう。

両側性の仙骨前傾と仙骨後傾が存在しているとき、初期段階での検査（立位体前屈検査

など）の多くは陰性と判定され、仙骨底と下外側角の高さは水平となる。しかし、ストーク検査では両側寛骨での制限を示すため、全体的な検査を通して診断することが有益である。両側性の仙骨前傾と仙骨後傾の機能異常は、たいてい L5 の椎体に関連している。例えば、両側の仙骨が前傾している場合には L5 の伸展が生じていることを示しており、その一方で両側の仙骨が後傾している場合には L5 は屈曲位で固定されていることを示している。この結果は、仙骨前傾と後傾により腰椎前弯の程度が変化していることを示し、腰椎スプリング検査では陽性または陰性所見になりやすい。

恥骨結合の機能異常

左右の恥骨は上方または下方のいずれかにずれている傾向があるが、何人かの研究者はこれらとは異なる種類の恥骨結合の機能異常について論じている。そこで、私たちは恥骨結合に着目して検討する。表12.6および表12.7は恥骨結合の機能異常についての全検査および触診所見の要約である。

率直に言うと、骨盤帯は最も評価されるこ

表 12.6　恥骨結合の機能異常（左側）

	上方恥骨結合機能異常	下方恥骨結合機能異常
立位体前屈検査	左側で陽性	左側で陽性
恥骨結節	上方	下方
鼠径靱帯	硬い	硬い

表12.7　恥骨結合の機能異常（右側）

	上方恥骨結合機能異常	下方恥骨結合機能異常
立位体前屈検査	右側で陽性	右側で陽性
恥骨結節	上方	下方
鼠径靱帯	硬い	硬い

とが少なく、結果的に最も治療法が乏しい領域であると感じている。さらに、これは筆者自身が患者を治療しているときにも当てはまっている。少なからぬ治療家が問題の一部が潜在的に別の領域に存在していることに気がつかず、痛みの領域のみに注目する傾向が強い。

Ida Rolf 博士の「痛みがある領域には、問題はない」という言葉を思い出してほしい。この言葉は、恥骨結合にある機能異常を探すときには、当てはまらないかもしれない。

ケーススタディ

優秀な理学療法士であり友人でもあるGordon Bosworthが初期のオステオパシーの研究で筆者の指導をしてくれていたとき、彼がオリンピックのボブスレーチームの一員であった若い男性に対して行っていた評価をよく覚えている。患者は、鼠径部に典型的な内転筋の緊張を有しており、チームドクターはステロイド注射により治療を行うことを推奨していた。しかし、患者はステロイド注射を打たないことを決め、代わりにチームの理学療法士であるGordonが治療することになったのだ。

筆者は、本章で説明した内容と同様の方法を用いて評価されている患者を実際に見学した。Gordon は、この患者が右側の仙骨に対する腸骨の機能異常を抱えていると判断し、第13章で実証するテクニックを使ってこの機能異常を改善させた。その後、Gordonは恥骨結合を評価し、恥骨結合にも機能異常が存在していることを見つけ、第13章で説明されるMETを使ってこの機能異常を修正し続けた。アライメントの修正を行った後、彼は内転筋抵抗検査を行い、痛みのある領域を再評価した。すると、驚くべきことに、その痛みは完全に消失していた。

そのときから、恥骨結合は骨盤全体の問題を解決するための鍵になるかもしれないと考え、筆者はこの関節に対してもう少しだけ興味を持ち、注意を払う必要があることを理解した。

左右のどちらの恥骨結合に機能異常があるかを判断しようとするとき、最初に行うべき検査は立位体前屈検査である。この検査において左側で陽性であったのであれば、特に左側に機能異常が存在していることが明らかとなる。

そして、実施するべき次の検査は、骨のランドマークの触診である。もし恥骨結節を触診し、反対側と比較して頭側(上方)に位置していると判断されたのであれば、立位体前屈検査が同側で陽性であった場合にのみ、恥骨のアップスリップが存在していると判断できる。

そして、診断を確定するための3番目の検査は、触診による鼠径靭帯の柔軟性の評価である。

左右どちらに機能異常があるかを判別する方法

筆者が説明したすべての検査のなかで、立位体前屈検査と座位体前屈検査は特に重要であると考えている。その理由は、これらの検査は特に左右のどちらに機能異常が存在するかを明らかにできるからである。

立位体幹前屈を行い、左上後腸骨棘が右側よりも上方に移動しているのであれば、左側での腸仙関節機能異常もしくは恥骨結合の機能異常のどちらか存在すると考えられる。しかし、立位体前屈検査が陰性(すなわち前屈したときに母指が対称的に動く)だが、座位体前屈検査で右母指よりも左母指が多く頭側へ移動するのであれば、それは左側の仙腸関

節機能異常が存在していることを示唆している。

実際に機能異常が存在しているかという観点では、立位体前屈検査と座位体前屈検査を行うことでどのように不良であるのかは分からないが、左右のどちら側に機能異常が存在するかについて情報を部分的に明らかにすることができる。そのため、立位体前屈検査と座位体前屈検査で陽性であった側を治療することは、初期段階としては有益である。

また、評価過程で可動性不良があると思われた部位は、実際に疼痛のある部位とは異なっている可能性がある。それはつまり、痛みを訴えている部位では全可動域の動きを有しており（いわゆる過可動性）、可動性不良のある部位の動きを代償している可能性があると考えることができる。

筆者が伝えようとしていることを正確に理解してもらうために、総括として以前の段落で述べたことについて考えてみよう。

立位体前屈検査が左側で陽性であり、機能異常が同側に存在していたのであれば、一般的には腸仙関節機能異常または恥骨結合の機能異常が引き起こされている可能性が示唆される。立位体前屈検査は、その機能異常の原因を明らかにし、治療の計画の立案に役立てるための評価の一つである。しかし、座位体前屈検査が陽性であれば、仙腸関節機能異常や恥骨結合の機能異常ではなく、同側の腸仙関節機能異常が引き起こされている可能性が示唆される。立位体前屈検査での左側の腸仙関節とSPD（恥骨結合機能異常）の陽性所見と、座位体前屈検査での右側の仙腸関節機能異常の陽性所見の両方が同時に認められていることを示しており、この問題は少し複雑に感じる。

残念ではあるが、それは簡単な事例ではない。Schamberger（2013）が述べたことを思い出してほしい。

「独立して引き起こされている仙骨に対する腸骨のアップスリップと真性の脚長差は、立位体前屈検査と相関しない」

例えば、右側でアップスリップしている場合、立位もしくは座位のいずれかで行われた前屈運動の全可動範囲を通して、右上後腸骨棘が左側と比較して高位に位置している。基本的には、右上後腸骨棘の動きにより、偽陽性であるように見えるが、左上後腸骨棘は同程度の高さに移動しているため、検査結果は陰性となる。このことは、腰椎骨盤の構成体に関する記述を読むときには念頭に置いておくべきであり、特に患者やアスリートを評価するときには、偏見を持たないように注意するべきである。

次の段階

本書のこの段階まで達して、読者の心のなかでジグソーパズルのピースがそろい、綺麗な写真が形作られていることを期待している。もしかすると写真はまだ不鮮明であるかもれないが、もし筆者が伝えたことを理解しているのであれば、少なくともあなたの心のなかにあるイメージができてきているはずである。正直なことを言えば、各章の内容を十分に理解していないのであれば、第13章に進んで骨盤の機能異常に対する治療を始める前に、再度前章までを読み直すことを推奨する。

もし骨盤帯の概念と基本的な生体力学を正確に理解していなかったとしたら、患者に対して効果的に治療するためにはどうすればよ

いだろうか。次章で説明されるテクニックは、大部分は軟部組織へのテクニック、特にMETであり、実施するには非常に安全である。そのため、実際に症状を抱える患者に使用する前には、まず同僚に協力してもらって練習することを推奨する。あなたが治療効果を出せる治療家であると断言する前に、患者に生じている機能異常を十分に理解しておくべきであり、その治療計画を立てることは患者にとって有益になるだろう。

第12章 骨盤の評価

第13章 骨盤の治療

Chapter 13　Treatment of the Pelvis

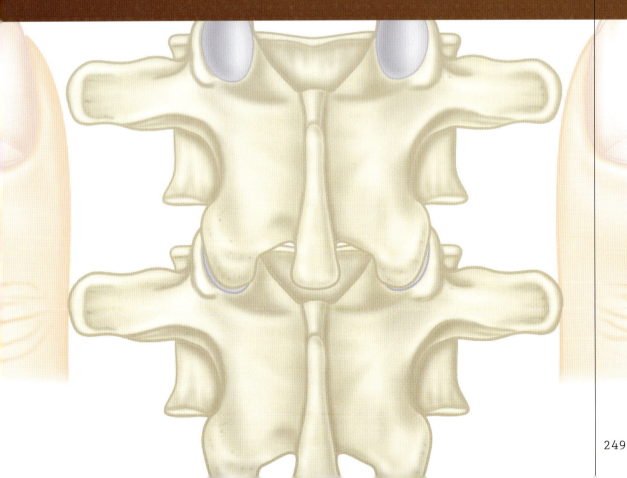

治療戦略

ご推察の通り、これが本書の最終章となる。これまでのすべての章を読んでいただき感謝する。治療における最も重要な領域について書かれた本章を読めば、つまりこれまで本書で説明し検討してきたさまざまなタイプの骨盤帯および腰椎の機能異常に対する治療について、完全な知識を身につけて本書を読み終えることができると思う。

この章では、骨盤における3つの治療領域、つまり恥骨結合と腸骨関節、仙腸関節における機能異常に対する治療に対する特殊なリアラインテクニックの応用について説明していく。これらはアスリートや患者を評価すると非常に一般的に診られる機能異常である。

本章の最後には、腰椎領域における治療を含めることにする。というのは、腰椎は骨盤と自然に連結した症状を呈することがあるからである。筆者の生徒にはいつも次の通り説明している。もし骨盤帯の機能異常があれば、その代償機構の一部により腰椎全体、さらに胸椎や頚椎まで及ぶことがある。筆者がこれから治療として示す骨盤帯に対するリアラインテクニックについて、本章の最後に示した適切な治療プロトコールを適用することにより、腰椎の代償機構に対してもよい効果が得られるものと考えている。

これまでの章において、3つの骨盤帯の領域におけるいかなるマルアライメント症候群に関する検証方法について、具体的にどのように評価すべきかについて説明してきた。これより初期評価あるいはスクリーニングの過程において発見されるさまざまな筋骨格機能異常を修正し、正常化させる治療手技について説明をしていく。

徒手医学のこの複雑な領域における多くの熟練者は、まず腰椎の位置を修正することから治療戦略を始める。そして、腸仙領域に進み、仙腸領域、最終的に恥骨結合における機能異常に対する治療を行うことが多いようである。

DeStefano (2010) によると、Greenmanの治療順の推奨は恥骨結合、股関節剪断 (アップスリップ)、仙腸関節、腸仙関節における機能異常であると報告している。筆者がオステオパシーを学んだときに徒手医学の原理として教えられたことは、Greenmanのアプローチに類似しているものと考えている。そのうえで、筆者の現在の考えは恥骨結合、すなわち結合組織に対する治療より始め、腸仙機能異常つまりアップスリップ、そして仙腸関節における機能異常に対する治療へと続けることを推奨している。そして最終的には、必要に応じて腰椎の領域における補償的な機能異常に対する治療を行う。

DeStefano (2010) によるGreenmanの治療順序として、評価の過程の早い時期に恥骨結合を治療することを推奨している。その理由は、仙腸関節機能異常は患者が腹臥位にて見つけられることが多いからである。つまり、SPD (恥骨結合機能異常) が背臥位で見つけられたとしても2つの上前腸骨棘と恥骨結合により構成される三脚構造において、腹臥位で対称であるとは限らないためである。

さらにGreenmanは、上方への剪断力に問題がある場合にはすべての仙腸関節の運動に影響を及ぼすため、恥骨結合に対する治療を

まず実施したうえで、上方への剪断力である
アップスリップを治療することを推奨してい
る。

患者を評価および治療するときには、
Greenmanと類似した筆者のコンセプト、ア
プローチを意識する。筆者が骨盤および仙腸
関節に対する講義を学生にするときには、『グ
リーンマンのマニュアル・メディスンの原理』
(DeStefano 2011)を読むことを勧めている。
学生がこの領域における学習を深める良書だ
からである。しかしながら、筆者は、学生に
はさらに他の理学療法、つまり他の熟練者で
あるLeeやVleeming、そしてSchambergerら
が執筆した書籍を読むことも推奨している。
それと同時に、理学療法の学生がこれらのう
ちのいくつか、あるいはすべての書籍を読む
のであれば、彼らはきっと自らクリニックに
おいて患者やアスリートに対して上手く評価
し、確機診断を行い、そして治療することが
できるものと考えている。

注意

本章におけるリアライメントの技術は主に
第7章で説明したMETによる軟部組織に対す
るものである。しかしながら、筆者はオステオ
パスであり脊椎マニピュレーションにおける
技能を習得しているので、スラストあるいは高
速度スラスト(High velocity thrust：HVT)
という用語を用いている。これらの治療手技に
ついては、実施するための十分なトレーニング
を受けていて質が担保された者だけが治療方
法に組み入れることができる高度な手技であ
る。

筆者がこれから説明する多くの技術は、あ
なたが自分のクリニックで安全に実施できる
ものばかりである。もしあなたが実際に自身
の治療技術とその質という観点で、どの治療
手技が自分の患者に適切であるか迷うときに
は、まずは軟部組織に対するMETアプロー
チを行うべきである。そして徐々にこれらの
技術を適切に行うことで、ほとんど無害で効
果的にマルアライメントに対する修正ができ
る。しかしながら、スラストを行うべきであ
ると考える時期が来る可能性がある。そして、
オステオパシーやカイロプラクティックなど
の徒手療法を修得するか、脊柱マニピュレー
ションの技能を持った有能で適切な実践者に
患者を紹介するか、ということである。

第13章

骨盤の治療

パート1：SPDに対する治療プロトコール

SPDはとても一般的であるが、理学療法士の治療において見逃されることが多い。その原因は、恥骨結合に対する症候痛に対する意識の欠如にあると考えている。恥骨は上方あるいは下方にずれてしまう傾向があり、さらに多くの研究者によりその他の潜在的な機能異常についても議論されている。本書では、次の3つに焦点を当てる。

- 上方あるいは下方のSPD
- 左上方SPD
- 右下方SPD

診断：上方あるいは下方のSPD

治療：METあるはスラスト（ショットガンテクニック）
姿勢：背臥位

患者は、膝と股関節を屈曲して足底を接地した背臥位となる。施術者はベッドの側方に立ち、患者の膝の両外側に手を当てる。患者に、図13.1（a）に示したように、抵抗に対して10秒間、股関節を外転するように指示する。これにより股関節内転筋にRI効果が生じる。そして、この等尺性収縮をおよそ3回反復する。

施術者は患者の両膝の間にしっかりと握りしめた拳を当て、患者に股関節を力強く内転して、図13.1（b）に示した通り、その拳を圧搾するように指示する。この内転運動は一般的には恥骨結合をリアライメントさせるのに十分であり、関節からリリースを意味するキャビテーションによる音が聞かれることがしばしばある。これは、直接的なスラストを含まない手技ではあるので、非常に安全である。

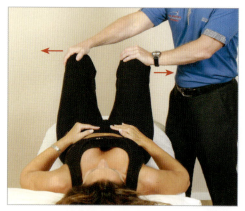

図13.1（a） 患者は施術者による力に抗して股関節を外転させる

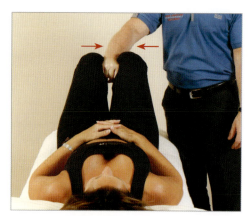

図13.1（b） 施術者は握りしめた拳を患者の両膝の間に当て、患者に力強く内転させる

この手技によりキャビテーションの兆候がないにもかかわらず、この関節に機能異常があると考えるならば、スラストやHVTが適切である。患者が、図13.1（a）に示した通り

に股関節を3回外転した後、施術者は患者の両膝の内側に両手を図13.2(a)に示す通り当てる。あるいは、施術者は前腕を患者の膝に、図13.2(b)に示す通りに当てる。患者は素早く、力強く股関節を内転させる。図13.3に示す通り、患者に股関節を内転させ、施術者は素早く外転運動を行う。SPDがある場合には、この特殊手技により恥骨結合によるキャビテーションを生じるため、この技術は「ショットガン」と呼ばれる。

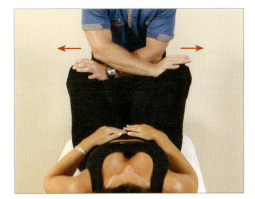

図13.3 施術者は患者に内転を維持させながら、患者の両膝をすばやく引き離す。恥骨結合にキャビテーションが生じることによる音が聞かれることがある

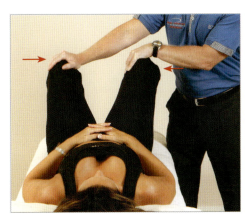

図13.2(a) 施術者は両手で患者の両膝に当て、しっかりと内転させる

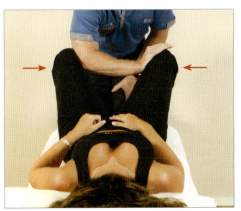

図13.2(b) 施術者は前腕を患者の両膝の内側に当て、しっかりと内転させる

診断：左上方SPD

治療：MET
姿勢：背臥位

　患者はベッドの端に背臥位となり、両手で身体を固定させる。施術者は機能異常側である患者の左側に立ち、左下肢を治療台から下ろす。施術者は左手で患者の骨盤の右側を固定し、右手で患者の左膝蓋骨上部に当て、患者の左下肢を固定する（図13.4）。

第13章　骨盤の治療

253

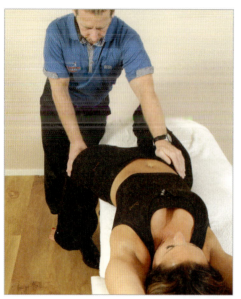

図13.4 施術者は患者を支え、左下肢をベッドから下ろす

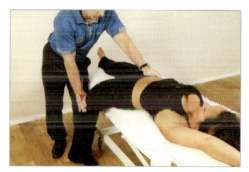

図13.6 10秒間の収縮後、施術者は左下肢をさらに伸展させ、左恥骨結合を下方に動かす

図13.5に示すように、この姿勢から施術者は患者に抵抗に打ち勝つように10秒間股関節屈曲するように指示する。休んでいる間に、施術者は患者の左下肢を伸展させ、この運動により恥骨結合の左側を下方へ促通する（図13.6）。

診断：
右下方SPD

治療：MET
姿勢：背臥位

患者はベッドの端に背臥位となり、両手で身体を固定させる。施術者は機能異常とは反対側に立つ。

施術者は患者の右股関節を屈曲内転させ、わずかに内旋させる。これにより患者の右恥骨結合が上方向の運動となる。患者の下肢をてことして、施術者は患者の骨盤の右側をベッドから離し、左手を患者の右上後腸骨棘と坐骨結節に当てる（図13.7）。

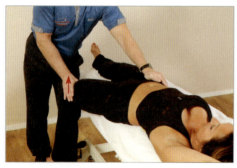

図13.5 患者は施術者による抵抗に対して左股関節を屈曲する

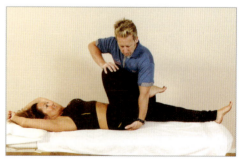

図13.7 患者の右股関節を屈曲内転内旋させる

図13.8に示すように、施術者は自分の手で骨盤を下げながら、患者には10秒間抵抗に対して股関節を伸展するように指示する。休んでいる間に、施術者は患者の右下肢をさらに屈曲させ、この運動時に坐骨結節に力を加える(図13.9)。この方法により、右恥骨結合を上方へ促通する。

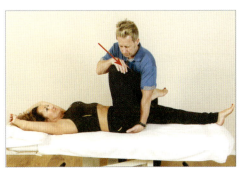

図13.8　患者は施術者による抵抗に対して股関節を伸展させる

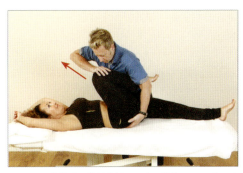

図13.9　施術者は坐骨結節への力を維持させながら、患者の下肢をさらに屈曲させる

パート2：腸仙機能異常に対する治療プロトコール

次の腸仙機能異常が考えられる。

- 寛骨前方回旋
- 寛骨後方回旋
- 寛骨アップスリップ
- 寛骨ダウンスリップ
- 腸仙アウトフレア(寛骨外旋)
- 腸仙インフレア(寛骨内旋)

診断：右寛骨前方回旋(最も一般的)

治療：マッスルエナジーテクニック
姿勢：側臥位

《治療1》
　患者は側臥位となり、施術者は機能異常と同じ側に立つ。患者の股関節と膝関節は約90度屈曲させて、ベッドの端に持っていく。図13.10に示す通り、施術者は患者の右寛骨を左手で固定し、右手で上後腸骨棘を触診する。
　施術者は右手で上後腸骨棘を触診しながら患者の股関節を屈曲させ、上後腸骨棘にてバリアの位置を微調整する。この姿勢で約20%の努力により、患者に施術者の抵抗に対して股関節を10秒間伸展するように指示する(図13.10(b))。

収縮後に完全に力を抜かせて、施術者は患者の股関節と膝関節は屈曲位を保持しながら、左手で患者の右寛骨を後方回旋させる（図13.10（c））。この動作は、新しいバリアが達成されるまで通常3回反復する。

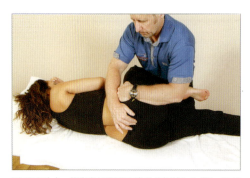

図13.10(a) 施術者は患者の寛骨を保持しながら、股関節と膝関節を90度屈曲させる

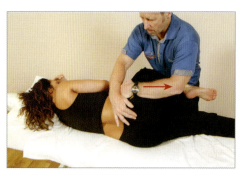

図13.10(b) 患者は施術者による抵抗に対して股関節を伸展させる

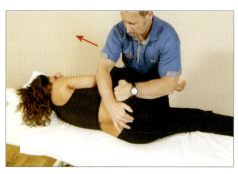

図13.10(c) 施術者は患者の股関節と膝関節を屈曲させたまま、寛骨を後方回旋させる

診断：左寛骨前方回旋（一般的ではない）

治療：MET
姿勢：側臥位

《治療2（左寛骨前方回旋を修正する方法）》

いくつか修正があるものの、この手技は先に示した説明と類似している。今回の機能異常は右寛骨ではなく、左寛骨の前方回旋偏位である。

患者は右側臥位、施術者は患者は側臥位となり、施術者は患者の顔のほうに立つ。患者の体幹は右回旋させることにより、腰仙関節移行部を緊張させ、腰椎に不必要な動きを防ぐ。

次に、施術者は患者の左股関節を屈曲させ、患者の左大腿後面を施術者の腰部に当ててフックさせるようにする（図13.11（a））。なお、患者の右下肢は伸展位とする。

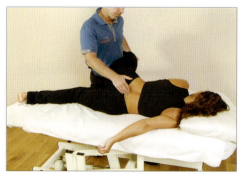

図13.11(a) 患者は側臥位より、体幹が右回旋位となる。施術者は患者の左股関節を90度屈曲させ、左上後腸骨棘を触診する

施術者は上後腸骨棘を触診しながら、左の仙腸関節の動きがなくなるまで、左股関節を屈曲させる。この姿勢で約20％の努力により、患者は施術者の抵抗に対して股関節を10秒間伸展するように指示される（図13.11〔b〕）。

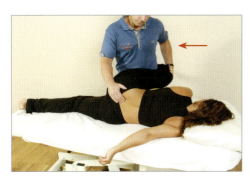

図13.11（b） 施術者は左上後腸骨棘を触診しながら、患者は10秒間股関節を伸展させる

収縮後に完全に力を抜かせて、施術者は患者の股関節と膝関節は屈曲位を保持しながら、右手で患者の左寛骨を後方回旋させる（図13.11〔c〕）。この動作は新しいバリアに達するまで通常3回反復する。

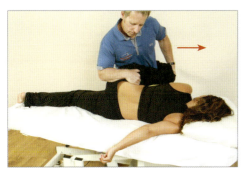

図13.11（c） 施術者は患者の股関節と膝関節を屈曲位で保持しながら、寛骨を後方回旋させる

診断：右寛骨前方回旋（一般的）

治療：MET
姿勢：側臥位

《治療3（右寛骨前方回旋を修正する変法）》

次の手技は、右寛骨前方回旋を修正するもう一つの代替法である。施術者は患者の背後に立ち、患者は股関節屈曲90度を保持しながら、両手で右寛骨を把持する。この姿勢から、腸仙関節が硬くなる位置から独立させるために、施術者は寛骨を後方回旋方向に微調整する。患者は施術者による抵抗に対して10秒間股関節を伸展する（図13.12）。

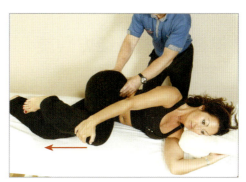

図13.12 施術者は患者の寛骨を把持する。患者は機能障害がある股関節を90度屈曲させる。患者は自身の手による抵抗に対して股関節を伸展させる

10秒間の収縮後完全にリラックスさせ、患者はゆっくりと右股関節を徐々に最終屈曲させると同時に、図13.13に示す通り、施術者は右寛骨を後方回旋させる。

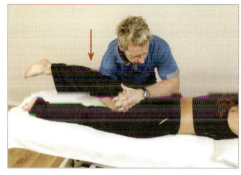

図13.14 施術者は患者の下肢を支えて、前腕で寛骨をコントロールする。患者は施術者の抵抗に対して股関節を屈曲させる

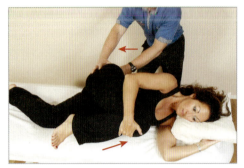

図13.13 施術者は患者の寛骨を後方回旋させ、患者は徐々に股関節を屈曲させる

患者が完全にリラックスした後、施術者は伸展した下肢をさらに伸展および内転させ、両手により骨盤を前方回旋させる。この股関節と骨盤の複合的な運動により、図13.15に示す通り、寛骨の前方回旋を誘導する。この動作は新しいバリアが達成されるまで通常3回反復する。

診断：左寛骨後方回旋（一般的）

治療：MET
姿勢：腹臥位

《治療1》

患者は腹臥位となり、施術者は機能異常側と同側である左側に立つ。患者に左下肢を数インチ挙上するように指示し、施術者は右腕を患者の左大腿の下に当てる。そして、施術者は両手の指先を組み、患者の左上後腸骨棘に前腕を当てる。

施術者はバリアが感じられるまで患者の股関節をゆっくり伸展および内転させながら微調整する。図13.14に示す通り、患者に、このバリアより異常側の股関節を10秒間抵抗するようにゆっくりと屈曲させるように指示する。

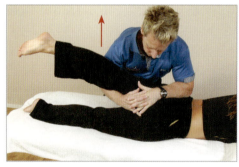

図13.15 施術者は股関節を伸展と内転させると同時に、寛骨を前方回旋方向に誘導する

診断：右寛骨後方回旋（一般的ではない）

治療：MET
姿勢：腹臥位

《治療2（一般的ではない右寛骨後方回旋に対する代替法）》

患者によっては下肢を伸展させることが特に重く感じることがあり、そのような場合には、次のような代替法を行うことを検討する。

施術者は、機能異常がある右側は後方に固定して、それとは反対側である左側に立つ。患者に少しだけ右下肢を挙げるように指示し、それにより施術者は右手を患者の右膝の下に、左手を患者の右上後腸骨棘に当てる。バリアが感じられるまで右股関節をゆっくりと伸展および内転させ、微調整を行う。このバリアから、図13.16に示された通り、施術者の抵抗に対して10秒間右股関節を弱い力で屈曲するよう患者に指示する。

完全にリラックスした後、施術者は左手により患者の上後腸骨棘に力を加えながら、施術者は患者の右下肢をさらに伸展および内転させる。この複合的な運動により、図13.17に示す通り、右寛骨の前方回旋を誘導する。この動作は新しいバリアに達するまで通常3回反復する。

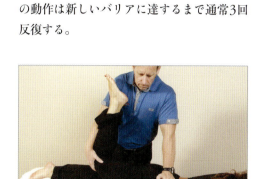

図13.17 施術者は患者の股関節を伸展および内転させながら、患者の寛骨を前方回旋方向に誘導する

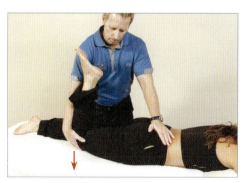

図13.16 施術者は患者の下肢を支え、手で寛骨をコントロールする。患者は施術者による抵抗に対して股関節を屈曲させる

診断：右寛骨アップスリップ

治療：MET、モビライゼーション、スラスト
姿勢：腹臥位

　患者は腹臥位となり、施術者は機能異常側と同側に立つ。患者は膝がベッドから落ちるくらいまで、足の方向に下がるように指示する。そして、患者はどちらか一方に顔を向けて、ベッドにつかまらないようにする。施術者は右の下肢を抱えて股関節を内旋し、図13.18に示すように股関節を閉鎖運動連鎖の位置にする。

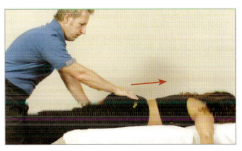

図13.19　腰方形筋を用いて、患者は10秒間骨盤を頭側、つまり上方に挙上する

　図13.20の通り、この収縮後リラックスしている間に、下肢を尾側、つまり下方に牽引することにより、新しいバリアが見つかる。この手技は3回反復する。さらにこの位置より、モビライゼーションあるいはスラストを行い、右寛骨に対して尾側、下方への動きを促通する。

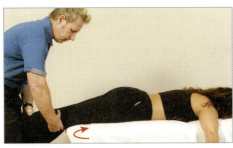

図13.18　施術者は患者の右の下肢を抱えて股関節を内旋し、股関節を閉鎖運動連鎖の位置にする

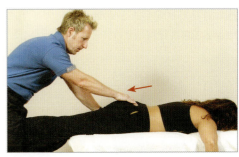

図13.20　METの後に、施術者は尾側方向に牽引、モビライゼーション、あるいはスラストを行う

　施術者の右手は患者の右上後腸骨棘を触診し、左手で仙骨あるいは左大腿を固定する。施術者の大腿により、患者の右下肢をゆっくりと把持し始めて、バリアに到達するまで尾側方向への牽引により下肢全体を引く。バリアの位置で、施術者の両下肢で挟みながら、患者に腰方形筋を用いて10秒間股関節を挙上するように指示して、METを行う。

診断：左寛骨アップスリップ

治療：MET、モビライゼーション、スラスト
姿勢：背臥位

　患者は背臥位となり、右膝関節を90度屈曲する（これにより不必要な右寛骨の動きを防ぐ）。施術者は機能異常と同側に立ち、左股関節を内旋させて閉鎖運動連鎖の位置にする。施術者は両手で患者の下腿をつかみ、バリアまで左下肢を牽引する。バリアの位置では、図13.21に示す通り、モビライゼーションまたはMET、スラストを行い、寛骨を尾側、下方へ誘導する。

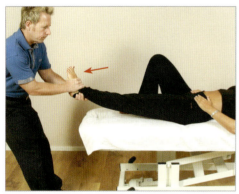

図13.21　施術者は、この特異的な位置にてMETまたはモビライゼーション、スラストのいずれかを行うことができる

診断：右腸仙アウトフレア（寛骨外旋）

治療：MET
姿勢：背臥位

　患者は背臥位となり、施術者は機能異常と同側に立つ。施術者は患者の右股関節と膝関節を屈曲させ、下肢をてことして骨盤を挙上し、手を患者の右上後腸骨棘に当てる。施術者は手の上でしっかり支えられるまで、患者の骨盤を下げる。そして、寛骨の内旋に対するバリアが感じられるまで、右手にて患者の股関節を内転させる。

　この位置から、図13.22に示す通り、患者に股関節を10秒間外旋、外転するように指示する。

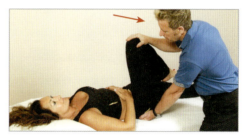

図13.22　施術者は患者の右股関節を屈曲させて、手を患者の上後腸骨棘に当てる。そして、患者は施術者による抵抗に対して外旋させる

　患者をリラックスさせて、内旋の新しいバリアに到達したら、図13.23に示す通り、施術者は右上後腸骨棘に対して牽引する。

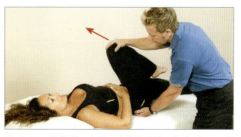

図13.23　施術者は患者の上後腸骨棘に牽引を加えて寛骨を中立位になるように促しながら、患者の寛骨を内旋に誘導する

診断：左腸仙インフレア（寛骨内旋）

治療：MET
姿勢：背臥位

　患者は背臥位となり、施術者は機能異常と同側に立つ。施術者は患者の左股関節を外旋し、屈曲させる。患者の左足は施術者の右膝の少し上に当てる。施術者の右手で患者の右骨盤、左手で患者の左膝を固定し、バリアに到達するまで左股関節を外旋する。

　この位置から、図13.24に示す通り、患者に股関節を10秒間内旋するように指示する。

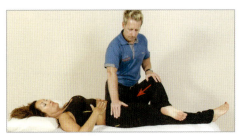

図13.24　施術者は患者の左股関節を外旋させ、患者の左足部を対側の膝の上に載せる。そして、患者は施術者による抵抗に対して内旋する

　患者をリラックスさせて、図13.25に示す通り、外旋の新しいバリアに到達する。

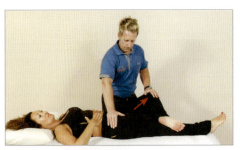

図13.25　施術者は寛骨を中立位になるように促しながら、寛骨を外旋に誘導する

パート3：仙腸関節機能異常に対する治療プロトコール

仙腸関節機能異常は以下の通りである

- 仙骨左回旋左傾斜軸（前方）仙骨捻転
- 仙骨右回旋右傾斜軸（前方）仙骨捻転
- 仙骨左回旋右傾斜軸（後方）仙骨捻転
- 仙骨右回旋左傾斜軸（後方）仙骨捻転
- 両仙骨前方位（ニューテーション）
- 両仙骨後方位（カウンターニューテーション）

診断：仙骨左回旋左傾斜軸（前方）仙骨捻転

治療：MET、モビライゼーション、スラスト
姿勢：シムズ位

　この機能異常では仙骨は左傾斜軸上を左回旋（右側屈）し、図13.26に示す通り、右仙骨底は前方にニューテーションしている。

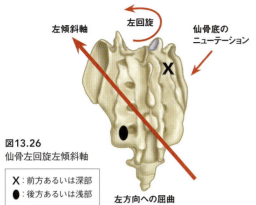

図13.26 仙骨左回旋左傾斜軸
X：前方あるいは深部
●：後方あるいは浅部

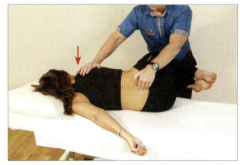

図13.28 施術者は患者のL5が左回旋するまで姿勢を微調整する

患者はベッドに腹臥位となり、施術者はベッドの右に立ち、患者の両膝関節を90度まで屈曲させる。図13.27に示す通り、施術者は左股関節に患者の下肢を載せて、シムズ位にする。患者の左上肢は後方、右上肢は前方とする。

この姿勢より、施術者は右手で腰仙移行部と右仙骨底を触診し、図13.29に示す通り、患者の下肢をてことして、バリアが感じられるまで体幹を屈曲させる。

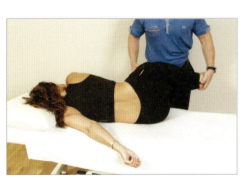

図13.27 施術者は患者の両膝関節を90度まで屈曲させて、シムズ位にする

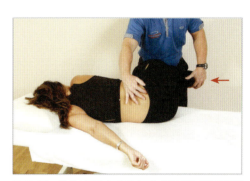

図13.29 患者の下肢をてことして、施術者は腰仙移行部にてバリアが感じられるまで患者の体幹を屈曲する

施術者の左大腿に患者の両膝を載せて、左手で腰仙移行部を触診しながら、図13.28に示す通り、L5が左回旋するまで患者の体幹を左回旋させる。

施術者による抵抗に対して10秒間天井に向かって押し上げるよう、患者に指示する（図13.30）。

患者をリラックスさせたら、施術者は患者の右仙骨底が後方に動くまで、図13.31に示す通り、患者の下肢を床方向に戻す。

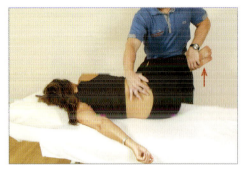

図13.30 患者に右梨状筋を用いて、下肢を天井に向かって押し上げるように指示する

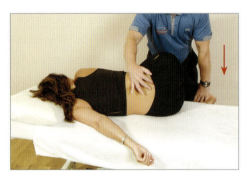

図13.31 施術者は患者の下肢を床方向に戻しながら、右仙骨底を触診し、後方に動くことを感じる

診断：仙骨右回旋 右傾斜軸（前方）仙骨捻転

治療：MET
姿勢：シムズ位

この機能異常では仙骨は右傾斜軸上で右回旋（左側屈）し、図13.32に示す通り、左仙骨底は前方にニューテーションとしている。

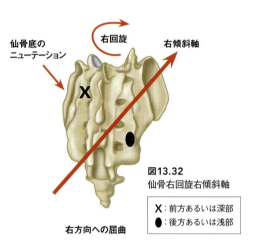

図13.32
仙骨右回旋右傾斜軸

X：前方あるいは深部
●：後方あるいは浅部

患者はベッドに腹臥位となり、施術者はベッドの左に立ち、患者の膝関節を90度屈曲する。施術者は、患者の右骨盤を中心に左上肢を前方、右上肢を後方にして、図13.33に示す通り、シムズ位にする。

メモ

シムズ位における手技は上手くいくが、仙骨の位置を修正するために、腰椎の動きと下肢の動きによる促通にて達成される。例えば、仙骨左回旋左傾斜軸では右仙骨底が前方に運動し、ニューテーションの位置で動かなくなるので、制限は右仙骨底がカウンターニューテーションしないことに起因する。手技の1相は、腰椎を屈曲させることで仙骨を伸展させることであり、さらに2相として、腰椎の左回旋により仙骨が制限されている右回旋を促通する。そして、3相は、運動とMETとのコンビネーションを行う。これは、仙骨の位置を回復するために右梨状筋を活用する。

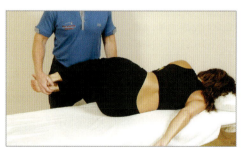

図13.33 施術者は患者の膝を90度屈曲させて、患者をシムズ位にする

患者の両膝を施術者の右大腿に載せて、右手にて患者の腰仙移行部を触診しながら、図13.34に示す通り、L5が右回旋すると感じるまで体幹を右回旋させる。

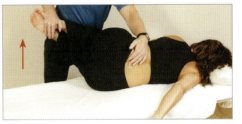

図13.36 患者は左梨状筋により、下肢を天井に向かって挙上させる

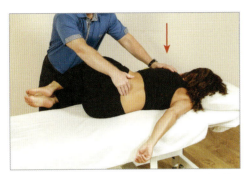

図13.34 施術者は姿勢を微調整しながら、L5を右回旋させる

この姿勢より、施術者は腰仙移行部を触診しながら左手で左仙骨底を触診し、図13.35に示す通り、患者の下肢をてことして、バリアが感じられるまで体幹を屈曲させる。

患者をリラックスさせてから、施術者は左仙骨底が後方への動きが感じられるまで、図13.37に示す通り、患者の下肢を床に戻す。

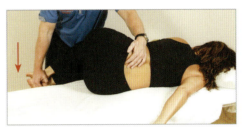

図13.37 施術者は患者の下肢を床方向に戻しながら、左仙骨底を触診し、後方に動くことを感じる

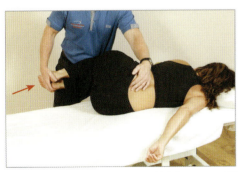

図13.35 患者の下肢をてことして、施術者はバリアが腰仙移行部で感じられるまで患者の体幹を屈曲する

施術者による抵抗に対して、10秒間天井に向かって、図13.36に示す通り、左梨状筋を用いて挙上するよう患者に指示する。

メモ

仙骨右回旋右仙骨軸は仙骨左回旋左傾斜軸と同様な概念で治療することができる。シムズ位における手技はうまくいくが、仙骨の位置を修正するために、腰椎の動きと下肢の動きによる促通にて達成される。例えば、仙骨右回旋右傾斜軸では、左仙骨底が前方に運動し、ニューテーションの位置で動かなくなるので、制限は左仙骨底がカウンターニューテーションしないことに起因する。手技の1相は、腰椎を屈曲させることで仙骨を伸展させることであり、さらに2相として、腰椎の右回旋により仙骨が制限されている左回旋を促通する。そして、3相は、運動とMETとのコンビネーションを行う。これは、仙骨の位置を回復するために左梨状筋を活用する。

第13章 骨盤の治療

診断：仙骨左回旋
　　　右傾斜軸（後方）仙骨捻転

治療：MET
姿勢：側臥位

　この機能異常では、仙骨は右傾斜軸に上で左回旋（右側屈）し、図13.38に示す通り、左仙骨底は後方にカウンターニューテーションしている。

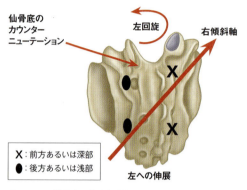

図13.38　仙骨左回旋右傾斜軸

　患者は右側臥位となり両膝は最初約45度屈曲させ、施術者は患者の顔側に立つ。右手で腰仙移行部を触診しながら、L5が左回旋するまで、図13.39に示す通り、施術者は患者の右上肢を尾側方向に牽引することにより、腰椎を伸展させ、体幹を右側屈左回旋させる。

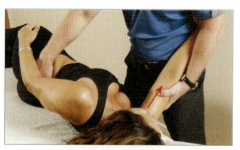

図13.39　施術者は患者の姿勢を調整しつつ、L5を触診しながら左回旋させる

　この姿勢より、施術者は右手で患者の右下肢を伸展させ、図13.40に示す通り、仙骨底が前方運動するのを感じるまで左手で左仙骨底の動きをモニターする。

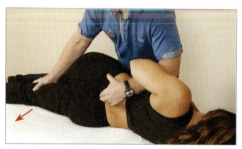

図13.40　施術者は患者の下肢を伸展させながら、左仙骨底の前方運動を触診する

　次に、施術者は患者の上側にある左下肢に対して、大腿遠位に力を加えてベッドに下げながら、図13.41に示す通り、L5を触診する。

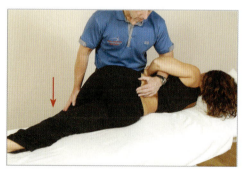

図13.41　施術者は患者の左下肢を床方向に誘導しながら、L5を触診する

　そして、上側にある左下肢を天井に向かって、施術者の抵抗に対して、図13.42に示す通り、10秒間、挙げるように患者に指示する。リラックスさせてから、次の2つを行う。まず、施術者は患者に左下肢を治療台に対して数秒間押しつけさせ、図13.43に示す通り、次に左仙骨底をモニターしながら、患者の下側にある右下肢をさらに伸展させる。

この抵抗とリラックスの方法は、左仙骨底の前方運動が感じられるまで、3〜5回反復させる。

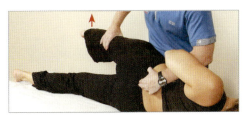

図13.42　患者は施術者の抵抗に対して、仙骨の位置を回復させるために、左梨状筋を用いて左下肢を挙上させる。リラックスさせて、患者は下方向の力を加える

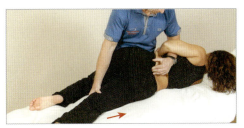

図13.43　左仙骨底をモニターしながら、施術者は患者の下側にある右下肢をさらに伸展させるように指示する

メモ

仙骨の位置を修正するために、腰椎の動きと下肢の動きによる促通にて達成される。例えば、仙骨左回旋右傾斜軸では、左仙骨底が後方に運動し、カウンターニューテーションの位置で動かなくなるので、制限は左仙骨底が前方にニューテーションしないことに起因する。手技の1相は、腰椎を伸展させることで仙骨を前方にニューテーションさせることであり、さらに2相として、腰椎の左回旋により仙骨が制限されている右回旋を促通する。そして、3相は、運動と上側にある下肢に10秒間のMETとのコンビネーションを行う。これは仙骨の位置を回復させるために、左梨状筋と腰椎の右側屈を活用する。さらに下肢の伸展は左仙骨底のさらなるニューテーションを促し、機能異常を改善する。

診断：仙骨右回旋 左回旋軸（後方）仙骨捻転

治療：MET
姿勢：側臥位

この機能異常では、仙骨は左傾斜軸上を右回旋（左側屈）し、図13.44に示す通り、右仙骨底は後方にカウンターニューテーションする。

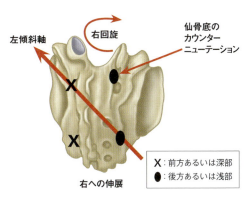

図13.44　仙骨右回旋左傾斜軸

患者は左側臥位となり、両膝は最初約45度屈曲させ、施術者は患者の顔側に立つ。左手で腰仙移行部を触診しながら、L5が左回旋するまで、図13.45に示す通り、施術者は患者の左上肢を尾側方向に牽引することにより、腰椎を伸展させ、体幹を左側屈右回旋させる。

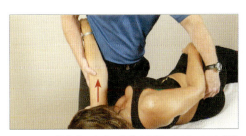

図13.45　施術者は患者の姿勢を調整しながら、L5を触診しながら右回旋させる

この姿勢より、施術者は右手で患者の右下肢を伸展させる。図13.46に示す通り、仙骨底が前方運動するのを感じるまで、左手で左仙骨底の動きをモニターする。

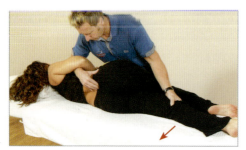

図13.46　施術者は患者の下肢を伸展させながら、左仙骨底の前方運動を触診する

次に、施術者は患者の上側にある左下肢に対して、大腿遠位に力を加えてベッドに下げながら、図13.47に示す通り、L5を触診する。

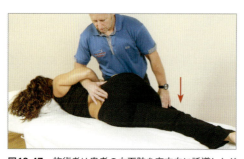

図13.47　施術者は患者の左下肢を床方向に誘導しながら、L5を触診する

そして、図13.48に示す通り、上側にある右下肢を天井に向かって施術者の抵抗に対して10秒間挙げるように、患者に指示する。リラックスさせてから、次の2つを行う。まず、施術者は、患者に右下肢をベッドに対して数秒間押しつけさせる。図13.49に示す通り、次に右仙骨底をモニターしながら、患者の下側にある左下肢をさらに伸展させる。

この抵抗とリラックスの方法は、右仙骨底の前方運動が感じられるまで、3〜5回反復させる。

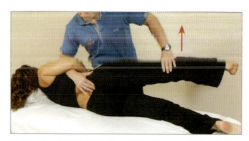

図13.48　患者は施術者の抵抗に対して、仙骨の位置を回復させるために、右梨状筋を用いて右下肢を挙上させる。リラックスさせて、患者は下方向の力を加える

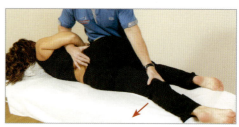

図13.49　右仙骨底をモニターしながら、施術者は患者の下側にある左下肢をさらに伸展させるように指示する

メモ

仙骨の位置を修正するために、腰椎の動きと下肢の動きによる促通にて達成される。例えば、仙骨右回旋左傾斜軸では、右仙骨底が後方に運動し、カウンターニューテーションの位置で動かなくなるので、制限は右仙骨底が前方にニューテーションしないことに起因する。手技の1相は、腰椎を伸展させることで仙骨を前方にニューテーションさせることであり、さらに2相として、腰椎の右回旋により仙骨が制限されている左回旋を促通する。そして、3相は、運動と上側にある下肢に10秒間のMETとのコンビネーションを行う。これは仙骨の位置を回復させるために、右梨状筋と腰椎の左側屈を活用する。さらに下肢の伸展は右仙骨底のさらなるニューテーションを促し、機能異常を改善する。

診断：両仙骨前方位（ニューテーション）

治療：MET
姿勢：座位

図13.50に示す通りこの機能異常では、仙骨は両側にニューテーションしている。

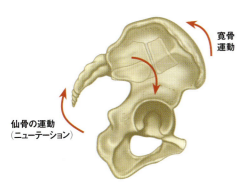

図13.50 両仙骨のニューテーション

患者はベッドに座位となり両足を離して、施術者は患者の背中側に立つ。施術者は右手で仙骨尖を触診し、左手で仙骨が動き始めるのを感じながら、図13.51に示す通り、患者の体幹を屈曲させる。

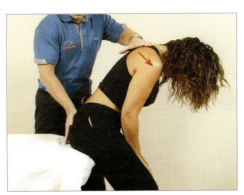

図13.51 施術者は患者の体幹を屈曲させながら、仙骨尖を触診して運動をモニターする

図13.52に示す通り、患者は施術者の抵抗に対して、この位置から上背部を天井に向かって挙上する。

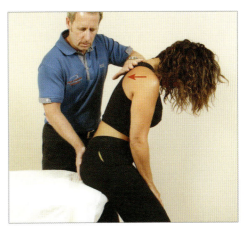

図13.52 患者は施術者の抵抗に対して体幹を伸展する

10秒間リラックスさせたら、施術者は右手で仙骨後方運動（カウンターニューテーション）を促通させながら、図13.53に示す通り、体幹をさらに屈曲させる。

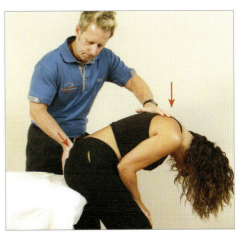

図13.53 施術者はさらに屈曲させながら、仙骨をカウンターニューテーションさせる

診断：両仙骨後方位（カウンターニューテーション）

治療：MET
姿勢：座位

図13.54に示す通りこの機能異常では、仙骨は両側にカウンターニューテーションしている。

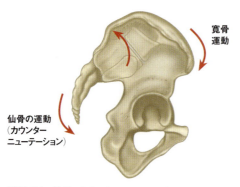

図13.54 仙骨のカウンターニューテーション

患者はベッドで座位となり両足を離して、施術者は患者の背中側に立つ。施術者は右手で仙骨底を触診して、左手で仙骨が動き始めるのを感じながら、図13.55に示す通り、患者の体幹を伸展させる。

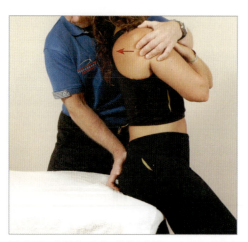

図13.55 施術者は患者の体幹を伸展させながら、仙骨底を触診して運動をモニターする

図13.56に示す通り、患者は施術者の抵抗に対して、この位置から体幹を屈曲する。

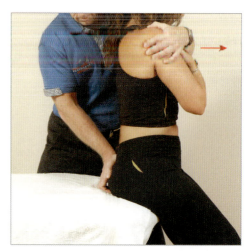

図13.56 患者は施術者の抵抗に対して体幹を屈曲する

10秒間リラックスさせてから、施術者は右手で仙骨ニューテーションを促通させながら、図13.57に示す通り、体幹をさらに伸展させる。

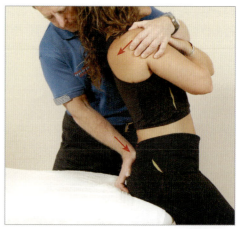

図13.57 施術者はさらに体幹を伸展させながら、仙骨をニューテーションさせる

パート4：
腰椎機能異常に対する治療プロトコール

筆者は以前から、腰椎機能異常が骨盤のマルアライメントによる補償機構によるもので、骨盤帯による機能異常による二次的なものであると考えている。したがって、腰椎は最後に治療することにしている。もちろん腰椎が二次的ではなく主原因である場合は、このルールは適用されない。いずれにしても、腰椎のなかで一般的に診られる機能異常を改善するための、有効なリアラインテクニックを呈示する。

まず、読者がより理解しやすくなるように努めるが、この部位の問題と治療を理解することは全く簡単なわけではない。例えば、筆者が「椎間関節が締まりの位置で固定されている」と述べる場合、下椎間関節が直下の椎体にある上椎間関節面に対する伸展、側屈、回旋（一般的には一側）に関して特異的な位置となっている（腰椎機能については第6章を再確認してほしい）。この場合、伸展位で回旋と同側の側屈がカップルし、伸展回旋側屈であるタイプ2機能異常（非中立力学）に分類され、左伸展回旋側屈あるいは右伸展回旋側屈がある。

次の例だが、反対の運動として椎間関節が緩みの位置で固定された場合、運動は下椎間関節面が直下の椎体にある上椎間関節面に対して、屈曲、側屈、回旋（一般的には一側）に関して特異的な位置となる。このタイプの脊椎機能は、屈曲位で回旋と同側の側屈がカップルし、タイプ2機能異常（非中立力学）に分類され、左伸展回旋側屈あるいは右伸展回旋

側屈がある。

メモ

椎間関節の緩みの位置に関連して、以前の章で示した通り、関節は対側で開いている。例えばFRS（L）は、屈曲、回旋、左側屈が椎間関節は右で緩みの位置であることを示す。

次の腰椎機能異常について検討する。

・L5伸展左回旋左側屈（ERS〔L〕）
・L4伸展右回旋右側屈（ERS〔R〕）
・L5屈曲左回旋左側屈（FRS〔L〕）

診断：L5伸展左回旋左側屈（ERS〔L〕）

治療：MET
姿勢：側臥位

この特異的脊椎機能異常は、L5椎体の下椎間関節面が、S1椎体の上椎間関節面において伸展、回旋、左側屈の位置で固定されていることに関連している。図13.58に示す通り、これは基本的に、L5/S1の左椎間関節が締まりの位置で固定されている。この運動の制限は、対側の運動、つまり屈曲、右回旋、右側屈に影響する。

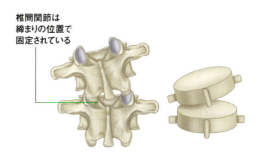

図13.58　S1上におけるL5伸展左回旋左側屈（ERS〔L〕）

患者は施術者のほうを向いた側臥位（機能異常側を下にする。この場合、左側臥位）となり、機能異常があるL5横突起後方がベッドに向く。施術者は左手でL4/L5の椎間関節間を触診しながら患者の左手をつかみ、図13.59に示す通り、関連する腰椎レベルまで患者の体幹を屈曲、右回旋させる。

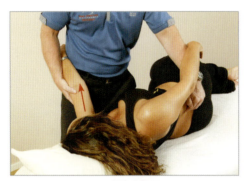

図13.59 施術者はL4/L5の椎間関節を触診して、オーバーロックを防ぎながら、L5/S1をそのレベルまで腰椎を屈曲と右回旋させる

施術者は患者の両下肢をつかみ、左手でL5/S1の椎間関節間の動きを触診しながら、図13.60に示す通り、股関節を屈曲させる。

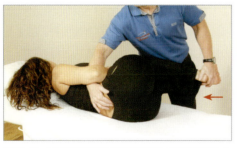

図13.60 施術者はL5/S1の椎間関節間の動きを触診しながら、両下肢を屈曲させる

この姿勢より患者に、図13.61にある矢印の通り、最大の10〜20％の強さで、10秒間（左側屈して）両足部で床に押させる。

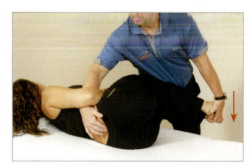

図13.61 患者は10秒間両足部を床に押しつける

収縮後にリラックスさせて、施術者は患者の両下肢を天井に挙げさせ、図13.62に示す通り、この運動により腰椎の右側屈を促す。この運動は、締まりの位置で固定されている左L5/S1椎間関節を開くことができる。

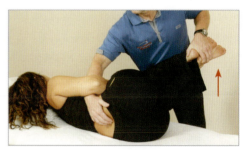

図13.62 収縮後、施術者は両下肢を天井に挙げる運動による右側屈により、左の椎間関節を開くように促す

診断：L4伸展右回旋右側屈（ERS〔R〕）

治療：MET、スラスト
姿勢：側臥位

この特異的脊椎機能異常は、L4椎体の下椎間関節面がL5の上椎間関節面上で伸展、右回旋、右側屈の位置で固定されていることに関連している。これは基本的に、L4/L5の右椎間関節が、図13.63に示す通り、締まりの位置で固定されている。この運動の制限は対側の運動、つまり屈曲、左回旋、左側屈に影響する。

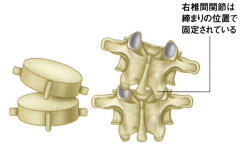

図13.63　L5上におけるL4伸展右回旋右側屈 ERS（R）

患者は施術者のほうを向いた側臥位（機能異常側を上にした場合、左側臥位）となり、機能異常があるL4横突起後方が天井に向く。施術者は左手でL3/L4の椎間関節間を触診しながら、患者の右手をつかみ、図13.64に示す通り、関連する腰椎レベルまで患者の体幹を屈曲させ、右回旋させる。

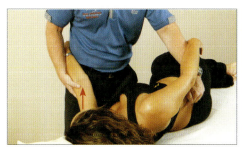

図13.64　施術者はL3/L4の椎間関節間を触診し、L4までの腰椎を屈曲および右回旋させる

次に、患者の右手は位置を固定するために右股関節を固定する。施術者は右手にてL4/L5の椎間関節間を触診し、患者の下側の下肢が屈曲するときの運動を感じる。患者の上側の下肢は屈曲し、足部は左膝の上に載せる。施術者は右手を患者の右手の肘と体幹との間に通して、L4/L5の椎間関節間を触診する。患者の体幹は施術者の左手により前方の床方向に誘導され、図13.65に示す通り、左手は患者の右寛骨に当てて、運動をコントロールする。

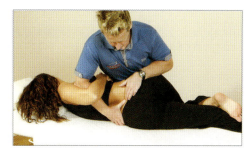

図13.65　施術者はL4を触診しながら、患者の上側の下肢により運動を微調整する

位置が微調整されたら、図13.66に示す通り、患者に施術者の抵抗に対して股関節を10秒間外転するよう指示する。

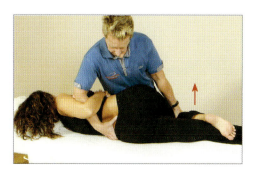

図13.66　患者は右股関節を10秒間外転する

収縮後にリラックスさせたら、施術者は患者の上側の下肢を天井に挙げさせ、図13.67に示す通り、この運動により腰椎の右側屈を促す。この運動は、締まりの位置で固定されている右L4/L5椎間関節を開くことができる。

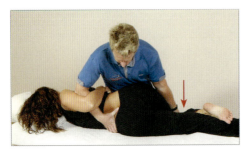

図13.67　収縮後、施術者は腰椎の右側屈を誘導し、右L4/L5の椎間関節を開く

図13.68に示す通り、もし上手になれば、施術者は上記の微調整された姿勢より、大腿を長いてことして床向きに、スラストを適用することができる。この素早い運動はL4/5において右側屈をもたらし、関節からキャビテーションが聞かれる可能性がある。

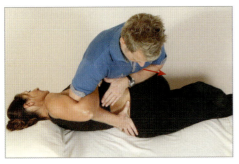

図13.68　微調整された姿勢より、施術者は腰椎に対して右側屈を生じさせるスラストを行うことができる。その結果、右L4/L5椎間関節よりキャビテーションが聞かれる可能性がある

診断：L5屈曲左回旋左側屈（FRS〔L〕）

治療：軟部組織治療
姿勢：腹臥位

この特異的脊椎機能異常は、L5椎体の下椎間関節面がS1の上椎間関節面上で屈曲、左回旋、左側屈の位置で固定されていることに関連している。これは基本的に、L5/S1の右椎間関節が、図13.69に示す通り、緩みの位置で固定されている。この運動の制限は対側の運動、つまり伸展、右回旋、右側屈に影響する。

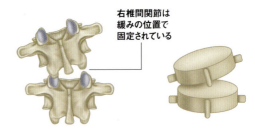

図13.69　S1上におけるL5屈曲左回旋左側屈 FRS（L）

患者は腹臥位となる。施術者は、L5の左の横突起は浅く、右の横突起は深くなっていることが母指で触診できる。このことによりL5は左回旋していることが判明する。患者は伸展すると左の横突起はさらに浅くなり、右の横突起がさらに深くなる。これによりL5が屈曲左回旋左側屈していて、図13.70に示した通り、右椎間関節は緩みの位置で固定されている。

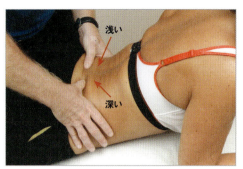 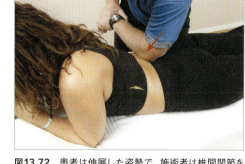

図13.70 患者は伸展した姿勢で、左母指は浅く、右母指は深くなり、屈曲左回旋左側屈を示している

図13.72 患者は伸展した姿勢で、施術者は椎間関節を締めるために、L5右横突起に肘で補強して力を加える

　この脊椎機能異常を修正することは、伸展位にて治療できるなど、いくつかの観点から言って非常に簡単である。施術者は2〜4kgの強さでL5右横突起を押し、図13.71に示す通り、母指で補強する。あるいは図13.72に示す通り、肘で補強する。そして、組織が柔らかくなるのを待ち、位置を再検査する。

　屈曲右回旋右側屈の場合には、これとは反対の手技により治療される。

　あなたが本書を楽しんで読むことができ、骨盤帯に対する理解を深める旅を続けることを希望するならば、次の書籍を読むことを勧める。

　それは、Schamberger (2002年と2013年)、Vleeming, Mooney and Stoeckart (2007年)、Lee (2004) である。そしてDeStefano (2011) を挙げる。筆者は、この魅力的な領域での研究と実践において、あなたが成功することを祈っている。

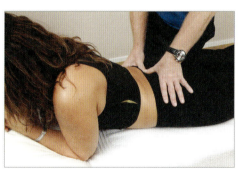

図17.71 患者は伸展した姿勢で、施術者は右椎間関節を締めるために、L5右横突起に母指で補強して力を加える

付録1：機能異常検査表

読者は以下の表を臨床で活用してほしい（複製使用可）。

股関節伸展発火パターン

表A1.1 左側の股関節伸展発火パターン

	1st	2nd	3rd	4th
大殿筋	○	○	○	○
ハムストリングス	○	○	○	○
反対側の脊柱起立筋	○	○	○	○
同側の脊柱起立筋	○	○	○	○

表A1.2 右側の股関節伸展発火パターン

	1st	2nd	3rd	4th
大殿筋	○	○	○	○
ハムストリングス	○	○	○	○
反対側の脊柱起立筋	○	○	○	○
同側の脊柱起立筋	○	○	○	○

初診─立位

表A1.3 立位における各ランドマークの評価記録

ランドマーク	右側	左側
腸骨稜（後方観察）		
上後腸骨棘		
大腿骨大転子		
腰椎		
殿溝		
膝窩溝		
下肢、足部、足関節肢位		
腸骨稜（後面像）		
上前腸骨棘		
恥骨結節		

骨盤の機能異常所見

表A1.4 骨盤の機能異常評価のための検査表

検査名	左側	右側
パトリック自動下肢伸展挙上検査		
後屈検査		
座位体前屈検査		
ストーク（ジレ）検査―上部ボール		
ストーク（ジレ）検査―下部ボール		
股関節伸展検査		
腰椎側屈検査		
骨盤回旋検査		

骨盤の機能異常所見

表A1.5 腹臥位の触診所見

触診部位	左側	右側
殿溝		
坐骨結節		
仙骨結節靱帯		
仙骨の下外側角		
上後腸骨棘		
仙骨溝—中立位		
仙骨溝—伸展（スフィンクス検査）		
仙骨溝—屈曲		
腰椎スプリング検査 （陰性もしくは陽性）		
L5の位置		
腸骨稜		
大腿骨大転子		

表A1.6 背臥位の触診所見

触診部位	左側	右側
上前腸骨棘		
腸骨稜		
恥骨結節		
鼡径靱帯		
内果（脚長）		
背臥位から長座位検査		
長座位から背臥位検査		

腸仙関節機能異常のまとめ

表A1.7 腸仙関節機能異常（左側）

機能異常	左側	立位体前屈検査	内果	上前腸骨棘	上後腸骨棘	仙骨溝	坐骨結節	仙結節靱帯
前方回旋	左側	左側	長くなる	低くなる	高くなる	浅くなる	高い	弛緩
後方回旋	左側	左側	短くなる	高くなる	低くなる	深くなる	低い	緊張
アウトフレア	左側	左側	変化なし	外側に位置する	内側に位置する	狭くなる	変化なし	変化なし
インフレア	左側	左側	変化なし	内側に位置する	外側に位置する	広くなる	変化なし	変化なし
アップスリップ	左側	左側	短くなる	高くなる	高くなる	変化なし	高い	弛緩
ダウンスリップ	左側	左側	長くなる	低くなる	低くなる	変化なし	低い	緊張

表A1.8 腸仙関節機能異常（右側）

機能異常	右側	立位体前屈検査	内果	上前腸骨棘	上後腸骨棘	仙骨溝	坐骨結節	仙結節靱帯
前方回旋	右側	右側	長くなる	低くなる	高くなる	浅くなる	高い	弛緩
後方回旋	右側	右側	短くなる	高くなる	低くなる	深くなる	低い	緊張
アウトフレア	右側	右側	変化なし	外側に位置する	内側に位置する	狭くなる	変化なし	変化なし
インフレア	右側	右側	変化なし	内側に位置する	外側に位置する	広くなる	変化なし	変化なし
アップスリップ	右側	右側	短くなる	高くなる	高くなる	変化なし	高い	弛緩
ダウンスリップ	右側	右側	長くなる	低くなる	低くなる	変化なし	低い	緊張

仙骨異常のまとめ

表A1.9　仙骨の前方捻転（正常の生理学的運動）

	仙骨左捻転左傾斜軸での仙骨前方捻転	仙骨右捻転右傾斜軸での仙骨前方捻転
仙骨溝の深さ	右側で深い	左側で深い
仙骨溝の浅さ	左側で浅い	右側で浅い
仙骨の下外側角	左側が後方に位置する	右側が後方に位置する
L5の回旋	右側―ERS（R）（伸展右回旋右側屈）	左側―ERS（L）（伸展左回旋左側屈）
座位体前屈検査	右側で陽性	左側で陽性
腰椎スプリング検査	陰性	陽性
スフィンクス(伸展)検査	水平となる	水平となる
腰椎屈曲検査	右仙骨溝が深くなる	左仙骨溝が深くなる
腰椎前弯	増加する	増加する
内果(脚長)	左脚長が短縮する	右脚長が短縮する

表A1.10　仙骨の後方捻転（正常でない生理学的運動）

	仙骨左捻転右傾斜軸での仙骨後方捻転	仙骨右捻転左傾斜軸での仙骨前方捻転
仙骨溝の深さ	右側で深い	左側で深い
仙骨溝の浅さ	右側で深い	左側で深い
仙骨の下外側角	左側で浅い	右側で浅い
L5の回旋	右側―FRS（R）（屈曲右回旋右側屈）	左側―FRS（L）（屈曲左回旋左側屈）
座位体前屈検査	左側で陽性	右側で陽性
腰椎スプリング検査	陽性	陽性
スフィンクス(伸展)検査	左仙骨溝が浅くなる（右仙骨溝が深くなる）	右仙骨溝が浅くなる（左仙骨溝が深くなる）
腰椎屈曲検査	水平となる	水平となる
腰椎前弯	減少する	減少する
内果(脚長)	左脚長が短縮する	右脚長が短縮する

付録1

機能異常検査表

表A1.11　両側性の仙骨前方捻転および後方捻転

	両側性の仙骨前方捻転	両側性の仙骨後方捻転
立位体前屈検査	陰性	陰性
座位体前屈検査	両側で陽性	両側で陽性
スプリング(ズレ)検査	両側で陽性	両側で陽性
仙骨底	両側で前方に位置する	両側で後方に位置する
仙骨の下外側角	両側で後方に位置する	両側で前方に位置する
腰椎スプリング検査	陰性	陽性
腰椎前弯　増加する	増加する	減少する
内果(脚長)	左右で等しい	左右で等しい

SPD(恥骨結合機能異常)のまとめ

表A1.12　SPD(左側)

	上方SPD	下方SPD
立位体前屈検査	左側で陽性	左側で陽性
恥骨結節	上方	下方
鼡径靱帯	硬い	硬い

表A1.13　SPD(右側)

	上方SPD	下方SPD
立位体前屈検査	右側で陽性	右側で陽性
恥骨結節	上方	下方
鼡径靱帯	硬い	硬い

付録2：アウターコア安定化エクササイズシート

臨床にてアウターコアの安定化を図るエクササイズを行う際、以下の表を活用してほしい。各エクササイズの横の空欄には、セット数と反復回数を記録できる。

エクササイズ	セット数	反復回数
1.プッシュ		
2.プル		
3.屈曲から伸展		
応用1:ダンベル把持		

エクササイズ	セット数	反復回数
応用2:コアボールなしでのダンベル把持		
4.回旋を伴う屈曲からの伸展		

付録2 アウターコア安定化エクササイズシート

エクササイズ	セット数	反復回数
5.片脚一立位		
外側スリングと後斜走スリング		
6.回旋		
後方回旋		

エクササイズ	セット数	反復回数
エクササイズのバリエーション プッシュとプルの組み合わせ		
片脚立位でのプッシュと プルの組み合わせ		
ランジを伴うプッシュ		
ランジを伴うプル		

エクササイズ	セット数	反復回数
不安定な支持面上でのプッシュ		
不安定な支持面上でのプル		
不安定な支持面上での回旋を伴う屈曲からの伸展		
手の位置が高位から低位となる屈曲（まき割り）		

エクササイズ	セット数	反復回数
手の位置が低位から高位となる屈曲（反まき割り）		
手の位置が低位から高位となる屈曲（片手）		
斜走スリング―不安定な支持面上での前方回旋		
斜走スリング―片脚立位での前方回旋		

付録 2 アウターコア安定化エクササイズシート

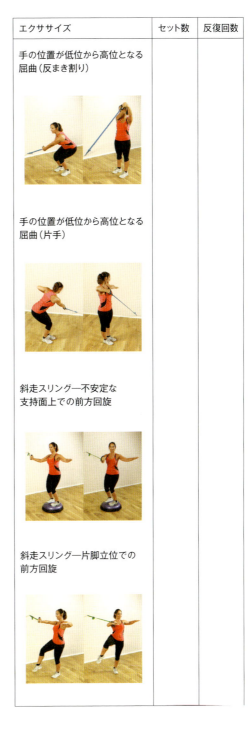

付録2 アウターコア安定化エクササイズシート

エクササイズ	セット数	反復回数
膝立て位での前方回旋		
膝立て位での後方回旋		

参考文献一覧

Abernethy, B., Hanrahan, S., Kippers, V., et al. 2004. The Biophysical Foundations of Human Movement, Champaign, IL: Human Kinetics.

Armour, P.C., and Scott, J.H. 1981. "Equalization of limb length," J Bone Joint Surg 63B, 587-592.

Basmajian, J.V., and De Luca, C.J. 1979. Muscles Alive: Their Functions Revealed by Electromyography, 5th edn, Baltimore, MD: Williams & Wilkins, 386-387.

Bullock-Saxton, J.E., Janda, V., and Bullock, M.I. 1994. "The influence of ankle sprain injury on muscle activation during hip extension," Int J Sports Med 15, 330-334.

Chaudhry, H., Schleip, R., Ji, Z., et al. 2008. "Three-dimensional mathematical model for deformation of human fasciae in manual therapy," JAOA 108(8), 379-390.

Chek, P. 1999. "The outer unit," C.H.E.K. Institute, Vista, CA.

Chek, P. 2009. An Integrated Approach to Stretching, Vista, CA: C.H.E.K. Institute.

Cohen, S.P. 2005. "Sacroiliac joint pain: A comprehensive review of anatomy, diagnosis, and treatment," Anesth & Analg 101, 1440-1453.

DonTigny, R.L. 2007. "A detailed and critical biomechanical analysis of the sacroiliac joints and relevant kinesiology: The implications for lumbopelvic function and dysfunction," in Vleeming et al. (2007), 265-278.

DeStefano, L. 2011. Greenman's Principles of Manual Medicine, 4th edn, Baltimore, MD: Lippincott Williams & Wilkins. (翻訳書『グリーンマンのマニュアル・メディスンの原理Ⅳ』全日本オステオパシー協会,2013)

Egund, N., Olsson, T.H., Schmid, H., et al. 1978. "Movement of the sacroiliac joint demonstrated with roentgen stereophotogrammetry," Acta Radiol Diagn 19, 833-846.

Farfan, H.F. 1973. Mechanical Disorders of the Back, Philadelphia, PA: Lea and Febiger.

Fortin, J.D., and Falco, F.J.E. 1997. "The Fortin finger test: An indicator of sacroiliac pain," Am J Orthop 24(7), 477-480.

Fortin, J.D., Dwyer, A.P., West, S., and Pier, J. 1994. "Sacroiliac joint: Pain referral maps upon applying a new injection/arthrography technique. Part 1: Asymptomatic volunteers. Part 2: Clinical evaluation," Spine 19(13), 1475-1489.

Friel, K., McLean, N., Myers, C., and Caceras, M. 2006. "Ipsilateral hip abductor weakness after inversion ankle sprain," J Athl Train 41, 74-78.

Fryette, H.H. 1918. "Physiological movements of the spine," J Am Osteopath Assoc 18, 1 2.

Fryette, H. 1954. Principles of Osteopathic Technic, Indianapolis, IN: The Academy of Applied Osteopathy, 16.

Gibbons, J. 2011. Muscle Energy Techniques: A Practical Guide for Physical Therapists, Chichester, UK: Lotus Publishing.

Gibbons, J. 2014. The Vital Glutes: Connecting the Gait Cycle to Pain and Dysfunction, Chichester, UK/Berkeley, CA: Lotus Publishing/North Atlantic Books.（翻訳書『強める！殿筋』医道の日本社,2017）

Gracovetsky, S. 1988. The Spinal Engine. New York: Springer-Verlag.

Grieve, G.P. 1983. "Treating backache—a topical comment," Physiother 69, 316.

Hall, T.E. 1955, in Wernham, S.G.J. (ed.), Year Book 1956. Maidstone, UK: The Osteopathic Institute of Applied Technique.

Hammer, W.I. 1999. Functional Soft Tissue Examination and Treatment by Manual Methods: New Perspectives, 2nd edn, Gaithersburg, MD: Aspen.

Inman, V.T., Ralston, H.J., and Todd, F. 1981. Human Walking, Baltimore, MD: Williams & Wilkins.

Janda, V. 1983. Muscle Function Testing, London: Butterworth-Heinemann.

Janda, V. 1987. "Muscles and motor control in low back pain: Assessment and management," in Twomey, L.T. (ed.), Physical Therapy of the Low Back,

New York: Churchill Livingstone, 253-278

Janda, V. 1992. "Treatment of chronic low back pain," J Man Med 6, 166-168.

Janda, V. 1996. "Evaluation of muscular imbalance," in Liebenson, C. (ed.), Rehabilitation of the Spine: A Practitioner's Manual, 1st edn, Baltimore, MD: Lippincott, Williams & Wilkins, 97-112.

Jordan, T.R. 2006. "Conceptual and treatment models in osteopathy. II. Sacroiliac mechanics revisited," AAOJ, 11-17.

Kampen, W.U., and Tillmann, B. 1998. "Age-related changes in the articular cartilage of human sacroiliac joint," Anat Embryol 198, 505-513.

Kapandji, I.A. 1974. The Physiology of the Joints: III. The Trunk and Vertebral Column, 2nd edn, Edinburgh: Churchill Livingstone/Elsevier.（翻訳書『カパンディ 関節の生理学III』医葉薬出版, 1986）

Kendall, F.P., McCreary, E.K., Provance, P.G., et al. 2010. Muscle Testing and Function with Posture and Pain, 5th edn, Baltimore, MD: Lippincott, Williams & Wilkins.

Kiapour, A., Abdelgawad, A.A., Goel, V.K., et al. 2012. "Relationship between limb length discrepancy and load distribution across the sacroiliac joint—a finite element study," J Orthop Res 30, 1577-1580.

Klein, K.K. 1973. "Progression of pelvic tilt in adolescent boys from elementary through high school," Arch Phys Med

Rehabil 54, 57-59.

Koushik physio 2011. "Fryette's Laws," Truth about Fitness (blog), November 19. http://koushikphysio.blogspot.co.uk/2011/11/fryettes-laws.html.

Lee, D.G. 2004. The Pelvic Girdle: An Approach to the Examination and Treatment of the Lumbopelvic-Hip Region, Edinburgh: Churchill Livingstone.

Lee, D.G., and Vleeming, A. 2007. "An integrated therapeutic approach to the treatment of the pelvic girdle," in Vleeming et al. (2007), pp. 621-638.

Lovett, R.W. 1903. "A contribution to the study of the mechanics of the spine," Am J Anat 2, 457-462.

Lovett, R.W. 1905. "The mechanism of the normal spine and its relation to scoliosis," Boston Med Surg J 13, 349-358.

Maitland, J. 2001. Spinal Manipulation Made Simple: A Manual of Soft Tissue Techniques, Berkeley, CA: North Atlantic Books.

Martin, C. 2002. Functional Movement Development, 2nd edn, London: W.B. Saunders Co.

Mens, J.M., Vleeming, A., Snijders, C.J., et al. 1997. "Active straight leg raising test: A clinical approach to the load transfer of the pelvic girdle," in Vleeming et al. (1997), 425-431.

Mens, J.M., Vleeming, A., Snijders, C.J., et al. 1999. "The active straight leg raising test and mobility of the pelvic joints," Eur Spine J 8, 468-473.

Mens, J.M., Vleeming, A, Snijders, C.J., et al. 2001. "Reliability and validity of the active straight leg raise test in posterior pelvic pain since pregnancy," Spine (Phila Pa 1976) 26, 1167-1171.

Mens, J.M., Vleeming, A, Snijders, C.J, et al. 2002. "Validity of the active straight leg raise test for measuring disease severity in patients with posterior pelvic pain after pregnancy," Spine (Phila Pa 1976) 27, 196-200.

Mitchell, B., McCrory, P., Brukner, P., et al. 2003. "Hip joint pathology: Clinical presentation and correlation between magnetic resonance arthrography, ultrasound, and arthroscopic findings in 25 consecutive cases," Clin J Sport Med 13, 152-156.

Mitchell, F.L., Sr. 1948. "The balanced pelvis and its relationship to reflexes," Academy of Applied Osteopathy Year Book 1948, 146-151.

Nelson, C.R. 1948, Calvin R. Nelson Papers, MS15, University Archives, UTHSC Libraries, The University of Texas Health Science Center at San Antonio.

Ober, F.R. 1935a. "Back strain and sciatica," JAMA 104(18), 1580-1581.

Ober, F.R. 1935b. "The role of the iliotibial band and fascia lata as a factor in the causation of low-back disabilities and sciatica," J Bone Joint Surg Am 18(1), 105-110.

Osar, E. 2012. Corrective Exercise Solutions to Common Hip and Shoulder Dysfunction, Chichester, UK: Lotus Publishing.

Richardson, C., Jull, G., Hodges, P., and

Hides, J. 1999. Therapeutic Exercise for Spinal Segmental Stabilization in Low Back Pain: Scientific Basis and Clinical Approach, Edinburgh: Churchill Livingstone. (翻訳書『脊椎の分節的安定性のための運動療法・腰痛治療の科学的基礎と臨床』エンタプライズ,2002)

Richardson, C.A., Snijders, C.J., Hides, J.A., et al. 2002. "The relationship between the transversely oriented abdominal muscles, sacroiliac joint mechanics and low back pain," Spine 27(4), 399-405.

Sahrman, S. 2002. Diagnosis and Treatment of Movement Impairment Syndromes, 1st edn, St. Louis, MO: Mosby Inc. (翻訳書『運動機能障害症候群のマネジメント:理学療法評価・MBSアプローチ・ADL指導』医歯薬出版,2005)

Schamberger, W. 2002. The Malalignment Syndrome: Implications for Medicine and Sport, Edinburgh: Churchill Livingstone, 127-128.

Schamberger, W. 2013. The Malalignment Syndrome: Diagnosing and Treating a Common Cause of Acute and Chronic Pelvic, Leg and Back Pain, Edinburgh: Churchill Livingstone, Elsevier.

Schmitz, R.J., Riemann, B.L., and Thompson, T. 2002. "Gluteus medius activity during isometric closed-chain hip rotation," J Sport Rehabil 11, 179-188.

Shadmehr, A., Jafarian, Z., Talebian, S., et al. 2012. "Changes in recruitment of pelvic stabilizer muscles in people with and without sacroiliac joint pain during the active straight-leg-raise test," J Back Musculoskelet Rehabil 25, 27-32.

Sherrington, C.S. 1907. "On reciprocal innervation of antagonistic muscles," Proc R Soc Lond [Biol] 79B, 337.

Slipman, C.W., Jackson, H.B., Lipetz, J.S., et al. 2000. "Sacroiliac joint pain referral zones," Arch Phys Med Rehab 81(3), 334-338.

Snijders, C.J., Vleeming, A., and Stoeckart, R. 1993a. "Transfer of lumbosacral load to the iliac bones and legs. Part 1. Biomechanics of self-bracing of the sacroiliac joints and its significance for treatment and exercise," Clin Biomech 8(6), 285-295.

Snijders, C.J., Vleeming, A., and Stoeckart, R. 1993b. "Transfer of lumbosacral load to the iliac bones and legs. Part 2. The loading of the sacroiliac joints when lifting in a stooped posture," Clin Biomech 8(6), 295-301.

Stoddard, A. 1962. Manual of Osteopathic Technique, 2nd edn, London: Hutchinson. (翻訳書『オステオパシー手技教本』科学新聞社,1981)

Sturesson, B., Selvik, G., and Uden, A. 1989. "Movements of the sacroiliac joints: A roentgen stereophotogrammetric analysis," Spine 14(2), 162-165.

Sturesson, B., Uden, A., and Vleeming, A. 2000a. "A radiostereometric analysis of the movements of the sacroiliac joint in the reciprocal straddle position," Spine 25(2), 214-217.

Sturesson, B., Uden, A., and Vleeming, A. 2000b. "A radiostereometric analysis of the movements of the sacroiliac during the standing hip flexion test," Spine

25(3), 364-368.

Thomas, C.L. 1997. Taber's Cyclopaedic Medical Dictionary, 18th edn, Philadelphia, PA: F.A. Davis.

Tenney, H.R., Boyle, K.L., and DeBord, A. 2013. "Influence of hamstring and abdominal muscle activation on a positive Ober's test in people with lumbopelvic pain," Physiother Can 65(1), 4-11.

Umphred, D.A., Byl, N., Lazaro, R.T., and Roller, M. 2001. "Interventions for neurological disabilities," in Umphred, D.A. (ed.), Neurological Rehabilitation, 4th edn, St. Louis, MO: Mosby Inc., 56-134.

Vleeming, A., Stoeckart, R., and Snijders, D.J. 1989a. "The sacrotuberous ligament: A conceptual approach to its dynamic role in stabilizing the sacroiliac joint," Clin Biomech 4, 200-203.

Vleeming, A., Van Wingerden, J.P., Snijders, C.J., et al. 1989b. "Load application to the sacrotuberous ligament: Influences on sacroiliac joint mechanics," Clin Biomech 4, 204-209.

Vleeming, A., Stoeckart, R., Volkers, A.C.W., et al. 1990a. "Relation between form and function in the sacroiliac joint. Part 1: Clinical anatomical aspects," Spine 15(2), 130-132.

Vleeming, A., Volkers, A.C.W., Snijders, C.J., and Stoeckart, R. 1990b. "Relation between form and function in the sacroiliac joint. Part 2: Biomechanical aspects," Spine 15(2), 133-136.

Vleeming, A., Snijders, C.J., Stoeckart, R., et al. 1995. "A new light on low back pain," Proc 2nd Interdisc World Congr Low Back Pain, San Diego, CA.

Vleeming, A., Mooney, V., Dorman, T., et al. (eds) 1997. Movement, Stability and Lower Back Pain: The Essential Role of the Pelvis, Edinburgh: Churchill Livingstone, 425-431.

Vleeming, A., and Stoeckart, R. 2007. "The role of the pelvic girdle in coupling the spine and the legs: A clinical-anatomical perspective on pelvic stability," in Vleeming et al. (2007), 113-137.

Vleeming, A., Mooney, V., and Stoeckart, R. (eds) 2007. Movement, Stability and Lumbopelvic Pain: Integration of Research and Therapy, Edinburgh: Churchill Livingstone.

Vrahas, M., Hern, T.C., Diangelo, D., et al. 1995. "Ligamentous contributions to pelvic stability," Orthoped 18, 271-274.

Willard, F.H., Vleeming, A., Schuenke, M.D., et al. 2012. "The thoracolumbar fascia: Anatomy, function and clinical considerations," J Anat 221(6), 507-36.

Williams, P.L., and Warwick, R. (eds) 1980. Gray's Anatomy, 36th British edn, Edinburgh: Churchill Livingstone, 473-477.

索 引

【アルファベット】

CT 99, 187

ERS 32, 106, 109, 111-113, 119, 229, 230, 271, 273, 281

FABER検査 160, 164, 167, 201, 202,

FADIR検査 164

FAI(大腿臼蓋インピンジメント) 169, 170

FAIR検査 160, 164

FRS 32, 108, 114, 116-119, 230, 271, 274, 281

Fryetteの脊柱力学の法則 88, 98, 100, 103, 105, 106

HVT(高速スラスト) 251, 252

LLD(脚長差) 82-91, 94, 96

L5回旋 32, 198

PIR(等尺性収縮後弛緩)124-128, 131, 134, 146, 154, 155

RI(相反抑制) 124-128, 132, 142, 155, 252

ROM(可動域) 105, 119, 127, 130

SPD(恥骨結合機能異常) 24, 244, 246, 250, 252-254, 282

【あ】

圧縮検査 202, 203

一連の中立機能異常 119

ヴィーナスのえくぼ 224

上横断軸 27

運動連鎖 27, 35, 37, 74, 79, 98, 101, 176, 189, 193, 260, 261,

横断面における腹部クランチ 49

横突起 15, 20, 46, 106-114, 117, 129, 153, 193, 198, 228, 229, 272-275

オーバー検査 145, 146

【か】

外側スリング 47, 57, 58, 79, 80, 174, 178, 284

カウンターニューテーション 22, 23, 25, 26, 29, 30-32, 34, 36, 37, 78, 80, 90, 135, 211, 237, 262, 264-270

過回内症候群 86, 91, 93, 96

顎関節 89

下後腸骨棘 218

下前腸骨棘 12, 13, 133, 192

片脚立位 24, 36, 57, 58, 61, 69, 95, 96, 174, 284, 285

寛骨臼の関節唇 168, 170

環軸関節 105

関節唇損傷 167-170, 182

関節突起間関節 196

環椎後頭関節 89, 105

ぎっくり腰 194

機能的LLD 91, 93

機能的脊柱側弯症 88, 89

基本的な反射弓 124

脚長測定 82, 83

胸鎖乳突筋 41, 89, 187

胸椎 78, 103-106, 108, 196, 250

胸腰筋膜 20, 25, 35, 46-48, 53, 77, 102, 181, 186, 189

距骨下関節 75, 77, 86, 87, 90-93, 176

筋骨格系劣化の悪化サイクル 44

筋電図 42, 78, 101

筋膜連結 75

クワドラント検査 160, 163

傾斜軸 26, 27, 30

頚椎 78, 89, 103, 105, 106, 122, 187, 250

ゲンスレン検査　202, 204

コアボールスクワット　54, 55

後（深）縦走スリング　47, 54, 56, 67, 75, 76, 101

後　屈　18, 22, 23, 25, 26, 36, 105-108, 110-113, 115-119, 213, 214, 226, 227, 243, 244

後斜走スリング　47, 48, 51, 53, 54, 56, 58, 67, 70, 77, 102, 181, 182, 186, 210

長後仙腸靱帯（後仙腸靱帯）　17-20, 23, 37

構造的LLD　84

後方回旋（寛骨）　19, 20, 23, 24, 37, 77, 78, 87, 88, 90, 91, 93, 130, 134, 161, 165, 166, 198, 200, 202, 209, 211, 214, 217, 221, 222, 225, 232, 233, 235-240, 255-259, 280

股関節伸展発火パターン検査　182, 183, 188

骨関節靱帯システム　35

骨増殖　197

骨盤回旋検査　206, 221, 278

骨盤帯　12-14, 16, 20, 22, 25, 34, 36, 47, 79, 158-161, 172, 174, 176, 179, 186, 193, 197, 209, 211, 235, 244, 246, 250, 271, 275

骨盤帯痛　209

骨盤帯の機能異常　20, 161, 235, 250

ゴルジ腱器官　123-125,

【さ】

座位体前屈検査　206, 214, 216, 225, 227, 241, 242, 245, 246, 278, 281, 282

坐骨　12-14, 158, 169

磁気共鳴画像法（MRIスキャン）　99, 168, 169, 187, 193

姿　勢　39, 40, 42, 44, 45, 72, 193, 210, 211

姿勢（緊張）筋　40-44, 49, 125

下横断軸　27

下外側角　15, 27-32, 46, 75, 215, 222, 223, 225, 241, 242, 244, 279, 281, 282

自動下肢伸展挙上　209-211

重心位置　39

主要な運動パターン　51

上後腸骨棘　13, 18-20, 25, 26, 37, 46, 95, 96, 164, 200, 201, 206, 207, 212-217, 219, 220, 222-224, 236, 239, 240, 245, 246, 254-261, 277, 279, 280

踵接地　20, 74-78, 100-102, 174, 176, 181, 182, 238

上前腸骨棘　12, 13, 82, 83, 159, 202-204, 207, 208, 231, 232, 234, 236, 239, 240, 241, 250, 277, 279, 280

小殿筋　38, 41, 47, 57, 79, 174, 182

触　診　13, 14, 26, 45, 82, 83, 102, 106, 107, 126, 135, 137, 154, 169, 176, 177, 179, 183-185, 207, 209, 213, 217-220, 222-232, 235, 236, 239-241, 243-245, 255-257, 260, 263-270, 272-274

ジレ検査　216, 242, 278, 282

垂直軸　27

スクワット—屈曲から伸展　51, 54, 283

ストーク検査　206, 216-218, 240, 242, 244, 278, 282

ストレッチ前後の筋活動　42

スフィンクス検査　32, 226-228, 279

静的安定性　45

脊髄後角細胞　124

脊柱　15, 16, 20, 24, 46, 47, 49, 57, 71, 79, 80, 82, 95, 96, 98-108, 153, 175, 185, 192, 194, 196, 210, 212, 213, 220, 237

脊柱側弯症　88, 89, 103, 104

脊柱における原動力理論　100

セット数　50, 51, 283

前角細胞　124

仙結節靱帯の緊張　37

仙骨溝　28-32, 222, 224-228, 236, 241-244, 279-281

仙骨軸　27, 265

仙骨廻転　26, 30, 32, 88, 176, 178, 188, 228-230, 243, 244

仙骨の回旋および腰椎逆回旋　78, 79

仙骨の片側の運動　23

仙骨左捻転左傾斜軸　27-29, 31, 32, 76, 79, 87, 88, 176, 185, 186, 227-229, 241, 242, 281

仙骨左捻転右傾斜軸　27, 30-32, 225-228, 242, 281

仙骨右捻転左傾斜軸　27, 30-32, 226-228, 230, 241, 242, 243, 281

仙骨右捻転右傾斜軸　27, 29, 31, 32, 78, 79, 185, 186, 225, 227-230, 242-244, 281

前斜走スリング　47, 48, 51, 52, 57, 68, 69, 78, 79, 210

仙腸運動と腸仙運動の組み合わせ　25

仙腸関節機能異常　17, 82, 201-204, 214, 215, 242, 243, 246, 250, 262

仙腸関節の安定性　18, 19, 34, 35, 71, 182, 214

前方回旋（寛骨）　20, 23, 24, 25, 36, 37, 76-78, 84, 87, 88, 90-93, 102, 130, 134, 135, 161, 164, 182, 185, 192, 198, 200, 207, 209, 211, 214, 221, 222, 224, 225, 232, 233, 235-240, 255-259, 280

相動筋　40-44, 49, 71

【た】

体性脊柱機能異常　102

大腿筋膜張筋　41, 89, 94, 128, 130, 131, 144-147, 166, 167, 174-177

大腿スラスト検査　202, 203

大腿直筋　13, 38, 41, 128, 130, 133-135, 166, 182, 185, 188, 192, 209

大殿筋　15, 19, 35-38, 41, 42, 48, 53, 54, 57, 77, 102, 172, 174, 175, 180-189, 192, 211, 277

タイプ1の機能異常　103, 104, 119

タイプ2の機能異常　104, 109, 114, 271

多裂筋　19, 20, 37, 45-47, 75, 101, 186, 189, 224

恥骨　12-14, 16, 22, 45, 136, 158, 159, 239, 240, 244, 245, 252

恥骨結合　12, 14, 16, 19, 22, 24, 25, 79, 192, 237, 239, 244-246, 250, 252-255

中横断軸　27

中殿筋　38, 41, 47, 57, 79, 80, 85, 89, 90, 94-96, 138, 155, 172-179, 182, 188, 189

中殿筋後方線維筋力検査　178

中殿筋前方線維筋力検査　177

中立位における力学（タイプ1）26, 78, 88, 103-105, 178, 220, 225, 229

腸脛靱帯　41, 77, 89, 128, 130, 131, 144-147, 166, 167, 174-176, 180

腸骨稜　13, 45, 82, 85-88, 90, 94, 101, 144, 153, 159, 173, 175, 198, 203, 206-209, 214, 220, 222, 223, 230, 231, 234, 235, 239, 240, 277, 279

長座位検査　83, 232-234, 279

腸仙関節　25, 211-213, 216-219, 223, 225, 230, 234-236, 243, 245, 246, 250, 257, 280

腸腰筋　38, 90, 128-134, 162, 165, 166, 182, 185, 188, 192

椎間関節症候群　169, 197

椎間孔　193, 194,

椎間板　20, 46, 71, 100, 102, 103, 106, 129, 152, 154, 169, 178, 185, 194, 196

椎間板の退行性病変　196

椎間板の脱出　169, 194

椎間板ヘルニア　194, 196

手の位置が低位から高位となる屈曲（片手）
　67, 68, 285

殿筋群　41, 172, 174, 179, 182, 186, 189

動作を基礎とした運動　49

疼痛スパズムサイクル　39, 40

トーマス検査　160, 162, 165

トーマス検査変法　130, 131, 134, 135,
　160, 165, 166, 182, 186, 192

特発的LLD　85

【な】

内圧の増幅　46

内果　32, 82-85, 87, 231, 232-234, 236,
　239-242, 279-282

内転筋群　16, 38, 41, 47, 48, 57, 78-80,
　85, 94, 128, 130, 131, 136-138, 166,
　174, 182

ニューテーション　14, 19, 20, 22, 23-25,
　26, 28, 29, 31, 32, 34, 36, 37, 80, 90,
　202, 211, 225, 226, 237, 262-265,
　267-270

【は】

背部痛　158, 167

パトリック検査　164

ハムストリングス　14, 25, 35, 38, 42, 77,
　125, 128, 137, 139, 140-143, 146, 158,
　160, 167, 169, 181-185, 211, 213, 277

反復回数　50, 51, 283

尾骨　12, 14, 15, 18, 19, 22, 23, 159, 180

左傾斜軸　24, 27, 28, 30, 31, 76, 226,
　237, 262, 263, 267

非中立位における力学（タイプ2）　78, 104-
　106, 109-111, 114, 220, 229, 271

皮膚分節経路　195

フォースカップル　37, 38

フォースクロージャー　34-37, 46-50, 76,
　77, 101

フォーティンフィンガー検査　200, 201

フォームクロージャー　34, 35, 77, 102,
　209

腹横筋　37, 45-47, 186, 210

プッシュとプルの組み合わせ　60, 61, 284

プッシュ　51-53, 57, 60, 62-64, 283, 284

プル　51, 53, 57, 60-64, 283-285

歩行周期　22-24, 26, 27, 29, 36, 48, 74,
　76-78, 80, 89, 95, 100, 101, 174, 175,
　178, 181, 182, 185, 186, 188

【ま】

マッスルインバランスの影響　43

右傾斜軸　27, 29, 30, 225, 264, 266

メンズ自動下肢伸展拳上検査　206, 209,
210, 278,

【や】

腰椎屈曲検査　227, 241, 242, 281

腰椎スプリング検査　32, 228, 241-244,
　279, 281, 282

腰椎側屈検査　206, 220, 278

腰椎の負荷　32

腰方形筋　41, 47, 79, 80, 85, 86, 88, 89,
　94, 128, 147, 153, 154, 155, 174, 176,
　177-179, 213, 216, 230, 238, 260

【ら】

離開検査　202, 204

梨状筋　19, 37, 41, 90, 128, 148, 149-
　152, 164, 169, 174, 176, 177, 264,
　265, 267, 268

立位体前屈検査　206, 211-213, 216, 217,
　236, 239, 240, 242, 244-246, 280, 282

立位バランス検査　95, 96

著：John Gibbons

登録オステオパシー医、Bodymaster Method® 講師。オックスフォード大学のスポーツ・チームで、スポーツ外傷の評価、治療、リハビリテーションを専門とする。また、イギリスをはじめとした各国で有資格者向けの教育を行っている。「SportEx」「The Federation of Holistic Therapists」「Massage World」「Positive Health」「Sports Injury Bulletin」などの各誌で記事を執筆するほか、単著として本書以外に『Muscle Energy Techniques：A Practical Guide for Physical Therapists』（Lotus Publishing 刊）、『The Vital Glutes：Connecting the Gait Cycle to Pain and Dysfunction』（North Atlantic Books刊）がある。最新情報は公式ホームページ（http://www.johngibbonsbodymaster.co.uk/）を参照。

監訳：赤坂清和（あかさか・きよかず）

1990年	金沢大学医療技術短期大学部卒業
同年	整形外科米澤病院
1993年	米国カンザス州 Wichita State University 卒業
1994年	辰口芳珠記念病院
1995年	菅野愛生会緑が丘病院
1996年	東北医療福祉専門学校
1997年	古川市立病院
2000年	東北大学大学院医学系研究科博士課程障害科学専攻修了博士（障害科学）
同年	埼玉医科大学総合医療センター
2001年	埼玉医科大学総合医療センターリハビリテーション部主任
2003年	埼玉医科大学短期大学理学療法学科講師
2004年	埼玉医科大学短期大学理学療法学科助教授
2006年	埼玉医科大学短期大学理学療法学科教授
2007年	埼玉医科大学保健医療学部理学療法学科教授
2010年	埼玉医科大学大学院医学研究科理学療法学分野教授

日本理学療法士協会運動器認定・専門理学療法士、スポーツ専門理学療法士
日本徒手理学療法学会理事、日本運動器理学療法学会理事、日本スポーツ理学療法学会理事、理学療法科学学会理事・評議員、日本リハビリテーション医学会などの正会員

カバー、本文デザイン：株式会社 エステム

骨盤と仙腸関節の機能解剖　骨盤帯を整えるリアラインアプローチ

2019年 4 月20日　初版第1刷発行
2022年11月25日　初版第3刷発行

著　者　John Gibbons
監訳者　赤坂清和
発行者　戸部慎一郎
発行所　株式会社 医道の日本社
　　　　〒237-0068　神奈川県横須賀市追浜本町1-105
　　　　電話　046-865-2161　　FAX　046-865-2707

2019©IDO-NO-NIPPON-SHA,Inc
印刷：ベクトル印刷株式会社
ISBN978-4-7529-1162-3　C3047
本書の内容、イラスト、写真の無断使用、複製（コピー・スキャン・デジタル化）、転載を禁じます。